全国中等医药卫生职业教育"十二五"规划教材

专家指导委员会

全国中等医药卫生职业教育"十二五"规划教材

《中医护理》编委会

主　　编　韦绪性（安阳职业技术学院医药卫生学院）

副 主 编　王凤丽（甘肃省中医学校）

　　　　　　封银曼（郑州市卫生学校）

　　　　　　李慧杰（沈阳医学院）

　　　　　　施南华（佛山市南海区卫生职业技术学校）

　　　　　　孙宏伟（绍兴护士学校）

　　　　　　杨永庆（天水市卫生学校）

编　　委　（以姓氏笔画为序）

　　　　　　刘爱军（安阳职业技术学院医药卫生学院）

　　　　　　刘桂英（牡丹江市卫生学校）

　　　　　　连轩琪（贵州省人民医院护士学校）

　　　　　　张晓凤（西安市卫生学校）

　　　　　　张爱玲（安阳市中医药学校附属医院）

　　　　　　姚彩云（哈尔滨市卫生学校）

　　　　　　郭　梅（北京卫生职业学院）

学术秘书　刘爱军（安阳职业技术学院医药卫生学院）

前　言

　　"全国中等医药卫生职业教育'十二五'规划教材"由中国职业技术教育学会教材工作委员会中等医药卫生职业教育教材建设研究会组织，全国120余所高等和中等医药卫生院校及相关医院、医药企业联合编写，中国中医药出版社出版。主要供全国中等医药卫生职业学校护理、助产、药剂、医学检验技术、口腔修复工艺专业使用。

　　《国家中长期教育改革和发展规划纲要（2010－2020年）》中明确提出，要大力发展职业教育，并将职业教育纳入经济社会发展和产业发展规划，使之成为推动经济发展、促进就业、改善民生、解决"三农"问题的重要途径。中等职业教育旨在满足社会对高素质劳动者和技能型人才的需求，其教材是教学的依据，在人才培养上具有举足轻重的作用。为了更好地适应我国医药卫生体制改革，适应中等医药卫生职业教育的教学发展和需求，体现国家对中等职业教育的最新教学要求，突出中等医药卫生职业教育的特色，中国职业技术教育学会教材工作委员会中等医药卫生职业教育教材建设研究会精心组织并完成了系列教材的建设工作。

　　本系列教材采用了"政府指导、学会主办、院校联办、出版社协办"的建设机制。2011年，在教育部宏观指导下，成立了中国职业技术教育学会教材工作委员会中等医药卫生职业教育教材建设研究会，将办公室设在中国中医药出版社，于同年即开展了系列规划教材的规划、组织工作。通过广泛调研、全国范围内主编遴选，历时近2年的时间，经过主编会议、全体编委会议、定稿会议，在700多位编者的共同努力下，完成了5个专业61本规划教材的编写工作。

　　本系列教材具有以下特点：

　　1. 以学生为中心，强调以就业为导向、以能力为本位、以岗位需求为标准的原则，按照技能型、服务型高素质劳动者的培养目标进行编写，体现"工学结合"的人才培养模式。

　　2. 教材内容充分体现中等医药卫生职业教育的特色，以教育部新的教学指导意见为纲领，注重针对性、适用性以及实用性，贴近学生、贴近岗位、贴近社会，符合中职教学实际。

　　3. 强化质量意识、精品意识，从教材内容结构、知识点、规范化、标准化、编写技巧、语言文字等方面加以改革，具备"精品教材"特质。

　　4. 教材内容与教学大纲一致，教材内容涵盖资格考试全部内容及所有考试要求的知识点，注重满足学生获得"双证书"及相关工作岗位需求，以利于学生就业，突出中等医药卫生职业教育的要求。

　　5. 创新教材呈现形式，图文并茂，版式设计新颖、活泼，符合中职学生认知规律及特点，以利于增强学习兴趣。

　　6. 配有相应的教学大纲，指导教与学，相关内容可在中国中医药出版社网站

（www. cptcm. com）上进行下载。本系列教材在编写过程中得到了教育部、中国职业技术教育学会教材工作委员会有关领导以及各院校的大力支持和高度关注，我们衷心希望本系列规划教材能在相关课程的教学中发挥积极的作用，通过教学实践的检验不断改进和完善。敬请各教学单位、教学人员以及广大学生多提宝贵意见，以便再版时予以修正，使教材质量不断提升。

中等医药卫生职业教育教材建设研究会

中国中医药出版社

2013 年 7 月

编写说明

中医学有着独特的理论体系，蕴含着丰富的护理精华，历经数千年而不衰，对保障中华民族的繁衍昌盛作出了巨大贡献。中医护理同中医学一样有着悠久的历史，是在中医学基本理论指导下，理论与实践紧密结合的综合性学科。集预防、保健、治疗、康复为一体的中医护理，随着现代医学模式和人民健康观念的转变，以及中医护理事业的快速发展，其工作的范畴已由单纯的疾病护理向全面的预防保健护理拓展，中医护理学理论体系不断丰富和完善，中医学的整体观和辨证施护观以更符合人性化护理的优势，日益受到人们的广泛关注和推崇。

根据中等医药卫生职业教育要坚持"三基"（基础理论、基本知识、基本技能）、"五性"（思想性、科学性、先进性、启发性、实用性）、"三贴近"（贴近社会、贴近岗位、贴近学生）的原则，本教材编写恪守以服务为宗旨，以岗位需求为导向，以培养学生未来工作的职业能力和服务水平为目标。在内容取舍上，基本理论和基本知识以"必需，够用"为度，适当扩展、强化基本技能的培养。在编写中实施"精品战略"，针对中医护理教材特点，在继承与发扬、传统与现代、理论与实践等方面进行了重点论证，并在继承传统精髓的基础上择优吸收现代研究成果；在写作方法上，注重创新，力求使教材内容更为系统化、科学化、合理化，更利于学生系统掌握基本理论、基本知识和基本技能；注重体现素质教育与实践能力的培养，为学生知识、能力、素质的协调发展创造条件。

本教材编写在充分吸收以往相关教材、文献优点的同时，适度增加一些新的教学内容和研究成果，力求反映中医护理的时代新需要。编写内容按"三篇"布局，以期较好地体现出纲目分明、重点突出等特色。基础理论篇涵盖了中医基础理论等相关学科内容，既注重中医基础理论的系统性、科学性，又注重中医基础理论为"我"（中医护理）所用，突出中医护理特色。护理技能篇以中医临床护理实际需求为主线，突出基本知识、基本技能的应用。充分体现理论与实践相结合，知识传授与能力、素质培养相结合。同时，还适当融入了依据可靠、疗效确切、实用性强的中医护理新技术、新方法。病证护理篇选择内、外、妇、儿科24种常见病，简明扼要地介绍其护理原则和辨证施护。

本教材编写实行主编负责制，编写人员分工如下：第一章、第十一章第一节"毫针刺法"、第十二章、第十五章由韦绪性、刘爱军、张爱玲编写；第二章、第四章由连轩琪编写；第三章由李慧杰编写；第五章、第十一章第一节"腧穴"、"耳针法"、"其他针刺法"以及第二节由王凤丽、张晓凤编写，第六章、第十一章第七节由刘桂英编写；第七章由姚彩云编写；第八章由杨永庆编写；第九章由郭梅编写；第十章由封银曼编写；第十一章第三节至第六节由孙宏伟编写；第十三章、第十四章由施南华编写。

限于我们的水平和经验，书中失误、疏漏难免，恳请诸位同仁教正是幸。

《中医护理》编委会

2013 年 5 月

目　录

基础理论篇

基础理论篇

第一章 导 论

知识要点

1. 掌握中医护理的基本特点与护理程序。
2. 熟悉中医学理论体系的形成与发展、中医学的优势。
3. 了解中医护理者的人文素养。

中医学是以中医药理论与实践经验为主体，研究人类生命活动中健康与疾病转化规律及其预防、诊断、治疗、康复和保健的综合性学科。中医学理论体系是在中国古代哲学思想的影响和指导下，在中华民族传统文化的基础上，通过长期的生活、生产、医疗实践和思维而形成概念、判断，逐步上升为医学理论而形成的。中医学理论体系是以阴阳五行学说为哲学基础，以整体观念为指导思想，以脏腑经络的生理、病理理论为核心，以辨证论治为诊疗特点的独特医学理论体系。

第一节 中医学发展简史

中医学起源于先秦，其理论体系初步形成于春秋战国到秦汉时期，以秦汉时期的《黄帝内经》、《神农本草经》和东汉末年的《伤寒杂病论》等经典著作的相继问世为标志。其中，《黄帝内经》奠定了中医理论体系的综合基础，《神农本草经》创建了中药学的理论体系，《伤寒杂病论》则创建了中医辨证论治的理论体系。中医理论体系的形成和发展大致经历了以下 5 个时期。

一、秦汉时期

秦汉时期的《黄帝内经》（简称《内经》），是我国现存最早的一部以论述医学为主的百科全书，是奠定中医学理论基础的匡世巨著。该书包括《素问》和《灵枢》两部分，共18卷，计162篇。《内经》的具体内容包括阴阳五行、五运六气、摄生、藏象、经络、病因、病机、诊法、辨证、治则、治法、针灸、汤液，以及天人关系、形神关系、行医规范、医德要求等，并总结了内、外、妇、儿、伤、五官、针灸等各科的病证和治疗经验。可以说，《内经》建立了中医理论体系的基本框架，较为全面地阐述了中医学的学术思想和理论原则，奠定了中医学发展的基础，指导并促进了中医临床各科的发展，代表了当时中医学的最高成就。所以，该书一直是学习研究中医学的必读之书。中医学发展史上所出现的许多著名医家和医学流派，从其学术渊源来看，无一不是以《内经》理论体系为基础而发展起来的，故历代医家多尊之为"医家之宗"，成为学习中医学必读的经典医籍。

东汉末年，张仲景在《内经》、《难经》等的基础上，"勤求古训，博采众方"，全面地总结了前人和同时代医家的医学成就，结合自己的临床经验，著成在中医学发展史上具有划时代意义的《伤寒杂病论》一书。原书一度佚失，后经东晋医家王叔和收集整理，至宋代成为现存的《伤寒论》和《金匮要略》两书。《伤寒论》全书共10卷，22篇。内容包括辨太阳病、辨阳明病、辨少阳病、辨太阴病、辨少阴病、辨厥阴病脉证并治，主要论述了伤寒六经病的脉证治法，是《伤寒论》的主体。该书是一部论治外感热病的专著，作者全面总结了东汉以前诊治外感热病的经验，运用《素问·热论》的理论，结合自己的临床实践，对外感病的发生、发展、预后、治疗等进行了精辟的阐发，将外感疾病具有规律性的各种表现，归纳为太阳、阳明、少阳、太阴、少阴、厥阴六经病证，每经结合阴阳、表里、寒热、虚实进行辨证论治，既有"同病异治"，亦有"异病同治"，确立了严谨的治疗规范，创立了六经辨证体系，奠定了中医学辨证论治的原则。本书是我国第一部理论联系实践，理法方药兼备的临床医学巨著。书中按伤寒传变规律，以条文的形式逐一辨治，言简意赅，辨证严谨，治法灵活多变，制方药少而精，故被历代医家尊为"经典"，对后世临床医学的发展产生了深远的影响。实践证明，该书不仅为外感疾病的诊治奠定了基础，而且是指导其他临床各科治疗的准则。《金匮要略》以脏腑经络为纲，分述了痉病、湿病、喝病、百合病、狐惑病、阴阳毒等近40种疾病的辨证论治，并创立了辨病与辨证相结合的辨证论治体系。所载方剂多达262首，其理法精周，方药详备，形成了理、法、方、药比较系统的辨证论治体系，为内伤杂病的诊治奠定了基础。

二、晋隋唐宋时期

晋隋唐宋时期，是中医内科理论得以充实和系统化的时期。在对病证识别、病机分析、诊疗手段、医方创制等方面，都取得了较大的成就，出现了大量医学著作。如晋代王叔和所著的《脉经》，结合临床实践探讨了脉学的基础理论；皇甫谧所著的《针灸甲乙经》，系统总结了针灸经络学成就，厘定穴位已达654个，详论了各穴位的主治及禁忌。隋代巢元方编撰的《诸病源候论》，探讨疾病病源及证候特点，论述证候1700多条，涉及大量内科病证，成为中国历史上第一部病因病机及临床证候学专著。唐代孙思邈所著的《千金要方》、《千金翼方》和王焘所著的《外台秘要》，均为综合性论述基础理论和临床各科的巨著，在脏腑辨证、处方用药等方面有长足的进步。北宋的《太平圣惠方》、《圣济总录》，系国家颁行的大型方书，其中内科部分占很大比重。

宋代的另一大成，就是将内、外、妇、儿各科分开，内科始称为"大方脉科"。可见，在宋代以前并没有内科学方面的专著，有关内科疾病的论治多收入综合性医著和方书类著作中。因此，要了解宋代以前的中医内科文献，就必须学习、查阅丰富的综合性医著类、方书类、医案医话类著作。南宋陈无择的《三因极一病证方论》，在中医病因学方面提出了著名的"三因学说"，其以外感六淫为外所因，内伤七情为内所因，其他病因为不内外因，对后世的病因分类产生了深远影响。

三、金元时期

金元时期，受宋代医学理论与革新思想的影响，并随着临床医学的进一步发展，学术流派崛起，学术争鸣激烈，成为这一时期医学发展的显著特点，大大推动了中医内科学的充实和发展。最具代表性的医家有刘完素、张从正、李东垣和朱丹溪，他们被称为"金元四大家"。刘完素倡六气皆可从火化，善用寒凉药物，被后世称为寒凉派；张从正认为任何疾病都是由邪气所致，治病力主攻邪，善用汗、吐、下三法，使邪气去而人身的元气自然恢复，人称攻下派；李东垣强调"内伤脾胃，百病由生"，治疗上善于升发脾阳，人称补土派；朱丹溪创"阳常有余，阴常不足"之说，在治疗上提倡滋阴降火之法，人称滋阴派。这些医家的独到见解，虽各有侧重，但均有其实践基础和理论价值，对后世医家产生了极大影响，促进了中医学的发展。

四、明清时期

明清时期，在金元医学争鸣的基础上，对前期医学理论进行综合汇通，集其大成，并在分析评价的基础上提出一些新的创见，使大量内科类名著问世，促进了中医内科学的发展。明代温补学派颇为盛行，薛立斋、孙一奎、赵献可、张景岳、李中梓等医家俱重脾肾，善于温补，强调温补肾阳和滋养肾阴在养生康复与防治疾病中的重要性。张景岳提出了"阳非有余"、"真阴不足"的见解，主张补养肾阳与肾阴。赵献可在《医贯》中提出命门为人身之主，强调"命门之火"在养生、防病中的重要意义，对中医学理论和临床各科的发展产生了较大影响，尤其对养生防病以及慢性疾病和老年病的康复治疗，至今仍有重要的指导意义。李时珍的《本草纲目》记载药物1892种，系统总结了我国16世纪前药物学的成就。明代医家王肯堂的《证治准绳》、张景岳的《景岳全书》、秦景明的《症因脉治》、楼英的《医学纲目》等著作，对许多病证都有深刻的认识。清代的丛书更是琳琅满目，如《图书集成医部全录》、《医宗金鉴·杂病心法》、《张氏医通》、《沈氏尊生书》、《证治汇补》、《类证治裁》、《医醇賸义》、《医学实在易》

等。这些著作对疾病分门别类，多数含有疾病的概念、病因病机、辨证论治、治疗方药和医案等，使中医学术理论更臻成熟与完备，对后世中医临床医学的发展，产生了深远影响。

迨至清代，温病学得到进一步发展。如叶天士的《外感温热篇》，创立了卫气营血辨证，成为后世诊治温病的准绳；薛生白的《湿热病篇》对湿热病的辨证论治多有发挥，丰富了温病学的内容；王孟英的《温热经纬》以《内经》和仲景的理论为经，以叶天士、薛生白等诸家之说为纬，结合自己的临床实践，明确提出"新感"、"伏邪"两大辨证纲领，重视审同察异、灵活施治，充实并发挥了温病的发病机理和辨证施治理论；吴鞠通所著的《温病条辨》，"采集历代名贤著述，去其驳杂，取其精微，间附己意，以及考验，合成一书"，全书5卷，分温病为风温、春温、温疫、温毒、暑温、湿温、秋燥、冬温、伏暑等9种，按上、中、下三焦论述证治，治方多有独创，开温病证某些治新风。另外，王清任所著的《医林改错》勇于创新，力改古医籍在人体解剖方面的某些错误，并创立了多首活血化瘀的有效方剂，丰富和发展了中医学的气血理论。

五、近代与现代

鸦片战争爆发以后，西方现代科学技术逐渐传入中国，尤其是随着传教士的涌入，西方医学知识传入中国，对中医学的发展产生了深远的影响。中医学在这一时期的发展呈现出两大趋势：一方面从长期的中西医论争，逐渐发展到试图走中西医汇通之路，出现了影响较大的中西医汇通思潮。代表人物有唐容川、朱沛文、恽铁樵、张锡纯等。张锡纯所著的《医学衷中参西录》，就是一部很有价值的中西医学汇通专著。但是，由于这一时期旧政府对中医采取歧视、排斥政策，甚至要消灭中医，使中医学的发展处于生死存亡的危险时刻。旧政府废止中医这一反科学的做法虽以失败而告终，但严重影响了中医的生存和发展，中西医汇通的成就自然很有限。另一方面，近代医家注重发掘、整理前人的学术成果，对保存中医学遗产和维护中医学的发展起了积极的作用。如曹炳章所辑《中国医学大成》丛书，收辑医著128种，书中辑录了魏、晋至明、清历代重要医著及少数日本医家著作，分医经、药物、诊断、方剂、通治、外感、内科、妇科、儿科、针灸、医案、杂著共12类。每种均经校阅圈点，列有内容提要，便于学习，其中不少医著还有历代医家评注。

新中国成立之初，党和政府就制定了保障中医学发展的政策，并提出了中医、西医、中西医结合"三条腿走路"的卫生工作方针，把中、西医摆在同等重要的地位。新中国成立60余年来，经广大中医药、中西医结合工作者的不懈努力，我国的中医药事业有了很大的发展。在中医基础理论研究方面，立足于继承与发扬，注重整理、规范、充实与提高，取得了令人瞩目的成绩，诸如中医名词术语的规范和中医辞书的编纂，证候本质及具体证候规范的研究，在五行学说基础上推陈出新的"五脏相关学说"，以及中医基础理论学科的建立，藏象学、病机学、中医老年病学、中医预防医学、中医文献学等分支学科的建立及其学科内容的规范等，其间虽然没有创立引人瞩目的新学说、创造新理论，但亦确属前无古人的工作，把中医理论提高到一个崭新的高度。又如整体恒动观和辨证论治等学术概念的提出及其内涵的确立，从病机和证候角度阐明和确定"六气"（风、寒、火、热、燥、湿）的明晰概念，以及近年源于临床所见而提出的"血瘀生风"病机理论等，都是发前人之所未发，补前人之未备，也是对中医理论的发扬和创新。除运用文献方法研究中医学理论本源，进一步揭示学术内涵外，运用多学科知识和方法研究中医学理论，使中医学理论研究与当代前沿科学相沟通，具有强烈的时代特点和创新意识，这是当代中医学理论研究的重要特点。

中医临床研究硕果累累，取得了较快发展。如经大量的临床研究、实验研究和进一步学术理论研究，实现了由个案研究发展到大宗病例研究，研究者由个人转向群体，尤其是中医临床诊疗体系日趋标准化、规范化，对许多疾病的病因病机的认识已日益明确和深化。以中风病为例，新中国成立初期，中风病的临床研究仅仅是零星的个案报道，20世纪80年代以后逐渐转向大宗病例研究，由个人研究转向群体研究，并制定了"中风病诊断与疗效评定标准"。同时，中医急症研究也不断取得新成果，中医临床各专业队伍与学术团体建设不断加强，高水平的中医临床类专著和名老中医医案医话大量出版等。特别是近年来，随着医学模式的转变，中医临床研究的重点已从临床逐渐转向预防和养生保健等方面。以上诸方面，均标志着中医临床研究达到了新的水平。在中医新药研制与剂型改革方面，在筛选有效方药的前提下，注重运用现代科学技术和工艺，生产出多种新剂型，如片剂、浸膏、合剂、冲剂、气雾剂、针剂等，以及多途径的给药方式，特别是静脉给药，大大提高了临床疗效、缩短了疗程。尤其是使原来运用西药急救治疗的急性病也能用中药治疗，进一步提高了中医治疗急症的水平。

第二节　中医护理的基本特点

一、整体观念

中医学认为，人体是一个有机的整体，构成人体的各个组成部分之间，在结构上是不可分割的，在功能上是相互协调、相互为用的，在病理上是相互影响的。同时，也认识到人体与自然环境有密切关系，人体的生理功能和病理变化不断受到自然界的影响，人类在能动地改造自然的斗争中，维持着机体正常的生命活动。这种内外环境的统一性、机体自身整体性的思想，称为整体观念。这一思想贯穿到生理、病理、辨证和护理等各个方面。

1. 五脏一体观　人体是一个有机的整体，由若干脏腑、器官和组织所组成，在生理上以五脏为中心。各脏腑、器官和组织都有着不同的功能。如心主血脉、主神志；肺主气、司呼吸，主宣发和肃降，有通调水道和朝百脉之功能等。但五脏各自的功能又都是整体活动的组成部分，从而决定了人体各脏腑、器官和组织在生理上互相影响，以维持其生理活动的协调平衡。在病理上，也是相互影响的。如心与肾，心在五行属火，位居于上属阳；肾在五行属水，位居于下属阴。根据阴阳、水火升降理论，位于下者以上升为顺，位于上者以下降为和，所以，心火必须下降于肾，而肾水必须上济于心，这样心肾之间的生理功能才能协调，称为心肾相交或水火相济。反之，若心火不能下降于肾，而心火独亢，肾水不能上济于心，而肾水凝聚，就会出现以失眠为主症的，伴有心悸、怔忡、心烦、腰膝酸软等症状的病理表现，称为心肾不交或水火失济。又如心与肝的关系，只有心主血脉的功能正常，血运正常，肝才有所藏；若肝不藏血，心主血脉的功能也必然失常。

人体局部和整体也是辩证统一的。人体某一局部的病理变化，往往反映全身脏腑气血、阴阳的盛衰。因此，在护理患者过程中，必须从整体出发，通过观察病人的外在变化，了解机体内脏病变，从而提出护理问题和采用护理措施，使疾病早愈。如临床上见到口舌糜烂的局部病变，其实质是心火亢盛的表现。因心开窍于舌，心又与小肠相表里，病人除口舌糜烂外，还可有心胸烦热、小便短赤等证候表现。在护理上除局部给药外，还须嘱病人保持情志舒畅，不食油腻、煎炸、辛辣等助热生湿之品，宜食清淡泻火之物，如绿豆汤、苦瓜等。以通过泻小肠之火而清心火，使口舌糜烂痊愈。

2. 天人一体观 人类生活在自然界中，自然界存在着人类赖以生存的必要条件。同时，自然界的变化又可直接或间接地影响人体，而机体相应地产生生理性反应，若超越生理适应的范围，则产生病理变化。

(1) 季节气候对人体的影响 一年之中，有春温、夏热、秋凉和冬寒的气候变化规律。万物在这种气候变化的影响下就会有春生、夏长、秋收和冬藏等相应的变化。人体也不例外，必须与之相适应才能保持身体健康。如《灵枢·五癃津液别》曰："天暑衣厚则腠理开，故汗出……天寒则腠理闭，气湿不行，水下留于膀胱，则为溺与气。"说明春夏阳气发泄，气血易趋于体表，皮肤松弛，故疏泄多汗等；而秋冬阳气收敛，气血易趋于里，表现为皮肤致密，少汗多尿等。

(2) 昼夜黄昏对人体的影响 在昼夜黄昏的阴阳变化过程中，人体也必须与之相适应。如《素问·生气通天论》曰："故阳气者，一日而主外，平旦人气生，日中而阳气隆，日西而阳气已虚，气门乃闭。"《灵枢·顺气一日分四时》曰："以一日分为四时，朝则为春，日中为夏，日入为秋，夜半为冬。"人体阳气这种昼夜的变化，反映了人体生理活动能动地适应自然变化。昼夜晨昏的变化，同时也影响着疾病。如《灵枢·顺气一日分四时》曰："夫百病者，多以旦慧昼安，夕加夜甚……朝则人气始生，病气衰，故旦慧；日中人气长，长则胜邪，故安；夕则人气始衰，邪气始生，故加；夜半人气入脏，邪气独居于身，故甚也。"说明在一般情况下，疾病大多白天病情较轻，夜半加重，是因为早晨、中午、黄昏、夜半人体的阳气存在生、长、收、藏的变化规律，因而疾病也随之出现慧、安、加、甚的变化。

3. 形神合一观 从生命起源来看，是形俱而神生，即认为先有生命、形体，然后才有心理活动的产生。神是形的主宰，形是神的物质基础，两者既对立又统一。所谓形，指形体，即肌肉、血脉、筋骨、脏腑等组织器官，是物质基础；所谓神，是指情志、意识、思维为特点的心理活动现象，以及生命活动的全部外在表现，是功能作用。两者相辅相成共同维持着人体的整个生命活动。中医学所谓之"形神合一"乃是强调形与神的密切联系。只有当人的身体与精神紧密地结合在一起，即形与神俱、形神合一，才能保持与促进健康。《素问·上古天真论》曰："上古之人，其知道者，法于阴阳，和于术数，饮食有节，起居有常，不妄作劳，故形与神俱，而尽终其天年，度百岁乃去。"说明通过后天的养生调摄，能使形神共调合一而延年益寿。形神合一观为中医养生学奠定了坚实的理论基础，并长期有效地指导着中医的临床实践。

4. 整体护理观 指运用中医学的整体辨证观以指导临床护理的观念，并贯穿于护理过程的始终。护理对象是"整体人"，必须把病与病人视为整体，把生物学的病人与社会心理学的人视为一个整体，把病人与其所处的环境视为一个整体，强调人是由生理、心理、社会、文化等方面组成的不可分割的整体。人的一切均需要护理，护理人员要关心人的生命全过程。因此在护理患者时，要细心观察病人的五官、形体、色脉等外在变化，了解内脏病变，从而制定出相应的护理措施。同时还必须周密考虑具体情况，制定出因时、因人、因地制宜的护理方案。中医整体护理观的特色体现在以下几个方面：①强调人体是有机的整体，人和自然是统一的。②整体护理的原则符合治则的要求，即急则护标、缓则护本等。③重视情志对疾病的影响，强调情志护理。④重视饮食调理对疾病痊愈的重要性，强调饮食护理。⑤重视因人、因时、因地制宜护理。⑥重视预防保健、康复护理。如口腔溃疡，以补充维生素、口含消炎片等法治疗，往往收效欠佳。如从整体进行护理，应以"心开窍于舌"理论为指导，在疾病的初期，除选用清心泻火、导热下行的药物外，同时辅以苦瓜、竹叶、梨、西瓜等饮食护理之法，往往可收到较好的效果。

二、辨证施护

所谓辨证，就是将四诊（望、闻、问、切）所收集的资料，通过分析、综合，辨清疾病的原因、性质、部位及邪正关系，概括、判断为某种性质的证。辨证是决定施护法则的前提和依据，施护则是根据辨证的结果，确定相应的护理方法，通过施护的效果可以检验辨证的正确与否。辨证和施护，在护理过程中是相互联系不可分割的两个方面，又是理论联系实践的具体体现。

1. 证、症、病 "症"包括症状与体征。"证"即证候，是对疾病发展过程中某阶段病理本质的概括，如感冒所表现的风寒证、风热证等。由于"证"包括了病位、病因、病性及邪正关系等，因而比症状更能全面、深刻地揭示疾病的本质。"病"是对疾病全过程的特征与规律等本质所作的概括。"症"、"证"、"病"三者的含义各不相同，但都统一于"疾病"总概念之中。病代表疾病全过程的根本矛盾，证代表病变当前阶段的主要矛盾，病的全过程可以形成不同的证，而同一证又可见于不同的病之中。

2. 同病异护 指同一种病，由于发病的时间、地区以及患者机体的反应不同，或处在不同的发展阶段，所表现的证不同，而施护的方法各异。以感冒为例，由于发病季节不同，施护方法也不同。暑季感冒，由于容易感受暑湿之邪，护理应采用一些祛暑化湿的方法，饮食可给予清热利湿之品，如西瓜、绿豆汤、番茄、苦瓜等，忌生冷、油腻和辛辣等助湿生热之物；而冬季感冒，则宜采用中药温热服，辅之以辛温解表的生姜红糖葱白汤，以助药力。

3. 异病同护 指不同的病，在其发展过程中，由于出现了相同的病机，因而也可采用同一方法护理。如脱肛、胃下垂、肾下垂、子宫脱垂等不同的病，多为中气下陷所致，故皆可采用升提中气的护理方法，如用黄芪、党参炖母鸡，服食苡仁粥、茯苓粥等益气健脾之品。由此可见，中医护理主要不是着眼于病的异同，而是着眼于病机的区别和证的不同。相同的病机和证，可采用基本相同的护理方法，不同的病机和证则采用不同的护理措施。所谓证同护亦同，证异护亦异，实质是由于证的概念中包含着病机的缘故。这种针对疾病发展过程中不同质的矛盾用不同的护理方法，就是辨证施护的实质。

4. 正护与反护 正护是逆其证候性质而护的一种常见护理原则，又称逆护法。如热者寒之、寒者热之、虚则补之、实则泻之均为正护法。反护是顺从疾病假象而护的一种护理方法，大多在特殊情况下运用。如热因热用、寒因寒用、塞因塞用、通因通用等护理方法就是反护法。

第三节 中医护理的基本程序

护理程序是现代护理学在发展过程中，以新的护理理念为基础所形成的一种系统、科学地确认问题和解决问题的工作方法，是具有综合的、动态的和反馈功能的护理过程。护理程序作为整体护理的框架和核心，将过去以疾病为中心的护理转变为以人为中心的护理，即通过一系列有目的、有计划的步骤和行动，按病情的轻重缓急，对患者的生理、心理、社会和文化发展等方面实施的整体护理，使其达到最佳健康状态。

护理程序作为一种新的护理工作方法，近年来逐步将中医的"四诊"融入护理评估中，并尝试在护理诊断中运用八纲辨证、脏腑辨证等理论，以及在制定护理措施时采用中医、中西医结合辨证施护的手段和方法等方面，已取得了一些可喜的成效。使中医护理理论与现代护理知识相互渗透，中、西医护理方法有机结合，进一步丰富了整体护理的内涵。护理程序一般可分为护理评估、护理诊断、护理计划、护理实施和护理评价5 个步骤。各步骤按逻辑顺序进行，相互联系、相互影响，形成一个持续循环的工作系统。

一、护理评估

护理评估贯穿于护理程序的全过程。即指通过交谈、体检、实验以及查阅病历和文献资料等方法，系统地、动态地收集、核实和记录与护理对象健康有关资料的过程。评估涉及的范围包括护理对象的生理、心理、社会文化、发展和精神状态等各个方面。其目的是确定护理对象的健康问题，以形成正确的护理诊断，为选择适当的护理措施和为评价护理效果提供依据。中医护理评估是通过四诊等以收集资料，主要包括病人的病史、症状、体征、化验检查等。另外，还应包括病人的生活习惯、饮食起居、情志状态和家庭情况，以及社会环境、季节气候等对病人的影响和病人对疾病的认识等。

例如，病人表现为神昏烦躁、面色红赤、恶热喜冷、口渴欲饮、手足烦热、小便短赤、大便燥结、舌尖红、苔黄、脉数，则属热证，病位在心；表现为纳呆腹胀、面色苍白、恶寒喜热、口淡不渴、手足不温、小便清长、大便溏薄、舌质淡苔白、脉沉迟者，则属寒证，病位在脾胃。运用四诊进行护理评估绝非一日之功，须在熟练掌握中医基本理论的基础上，并在临床实践中加强与病人的沟通，提高观察能力，不断积累经验，才能真正掌握具有中医特色的评估技能。

二、护理诊断

护理诊断指护士运用评判性思维，分析和综合护理评估获得的资料，以确定健康问题，从而做出护理诊断。每一个护理诊断基本上由 4 部分组成，即诊断的名称、定义、依据以及相关因素。一般情况下，患者可以存在多个护理诊断，并可随着患者病情发展的不同阶段和不同反应而随时发生变化。在中医护理中主要使用辨证的方法，即通过观察患者外在的变化以了解内脏病变，这是执行护理程序的难点、制定护理计划的关键。目前，中医护理诊断的类型、组成形式以及陈述方式主要是参照西医护理诊断的模式。但由于中医学有其独特性，通用的西医护理诊断名称并不完全适宜在中医护理临床中使用，因此，目前各医院一般以中西医结合的方式来描述中医护理诊断或提出健康问题。例如，自理能力缺陷/与肢体偏瘫有关；知识缺乏/与缺乏对本病的认识有关等。

三、护理计划

护理计划指以护理诊断为依据，设计如何满足病人的需要、增加病人的舒适、维持和促进病人的功能，以及促进病人康复的动态决策过程。护理计划的目的，在于确定护理对象的护理重点、明确预期目标、提供护理评价标准、制定护理措施的实施方案。护理计划的种类，一般包括入院时、住院时、出院时的护理计划。护理计划的过程包括护理诊断排序、制定患者目标、制定护理措施、计划成文。护理计划的基本要求为，充分体现中医学整体观念的特色，重视生活起居护理、情志护理、饮食调护、用药护理和预防养生等中医护理的基本内容；用辨证施护的观念指导护理措施的制定，体现因人、因地、因时制宜和同病异护、异病同护的特点；体现护病求本、急则护标、缓则护本和标本兼护的原则；能够充分运用中医的护理技能，在护理措施中使用针灸、推拿和其他中医护理技能中行之有效的常用疗法；护理措施采用中西医结合方法，不能因体现中医护理的特色而忽略借鉴西医护理的思路和方法。

四、护理实施

护理实施指运用操作技术、沟通技巧、观察能力、合作能力和应变能力去执行和完成护理计划的过程，包括执行护理措施、继续收集资料、进行早期评价及记录等。方法包括直接给护理对象提供护理；鼓励和协助护理对象参与护理活动；与其他医务人员合作来实施计划；对护理对象及其家属进行教育和咨询，指导他们掌握有关知识，达到自我维护健康的目的。

五、护理评价

护理评价指有计划地、系统地将病人的健康状况与预期目标进行比较的活动，是衡量护理措施执行后患者的反应的过程。评价不仅可以了解护理是否达到预期效果或目标，患者的需求是否得到满足，而且能检查整个护理程序，反映出护理效果。通过评价，及时发现护理工作中的偏差或新问题，做出新诊断和计划，或对以往的方案进行修改，而使护理程序循环往复进行下去，以达到为护理对象解决问题的根本目的。护理评价的方式，有上级评价、同行评价、自我评价等。护理评价的方法，有护理查房、护理会诊、病例讨论、护理质量检查等。

第四节　中医学的优势

中医学的优势应指那些经临床实践证明有效，且优于其他医学的理论和方法，具有客观性和时代性，是中医学的精髓与灵魂。在当代医学科学的发展战略中，中医学的优势可能比其他医学的理论和方法更加符合医学发展的趋势和方向，具有较高的科学价值和一定的指导意义。发挥中医优势，对于医学科学的未来发展能起到一定的引领作用和推动作用。

一、文化优势

文化是一个民族的标记和灵魂，也是一个民族赖以延续和发展的根本。中医药文化是中华民族优秀传统文化的重要组成部分，是中医药学的根基和灵魂。中华优秀文化的精髓，无论是"天行健，君子以自强不息"的拼搏精神、"地势坤，君子以厚德载物"的宽容理念，还是"通变"、"和合"的整体思维，或是仁、义、礼、智、信的文化修养等，在中医理、法、方、药中都有鲜活的体现。在中国医学史上，有"不为良相，愿为良医"的以张仲景为代表的医学大家；也有许多著名的跨文化学者，如亦道亦医的葛弘、孙思邈，亦僧亦医的鉴真、慎柔，亦儒亦医的朱丹溪、陈修园等，他们以深厚的文化底蕴和精湛的诊疗技术，对中医学术的发展起到了积极的推动作用。中医学与中华优秀文化水乳交融，从医家到病人，从养生到治病，从理论到实践，中医学有效地传承着中华优秀文化，尤其是在防病治病的医疗保健实践中，使中华文化不断传播并发扬光大，为维护民族健康发挥了重要作用。

二、思维优势

中医学注重从宏观的角度对人体的组织结构、生理功能、病理变化进行观察，进而运用哲学的思维去分析研究所得到的观察资料，探讨人体以及人与自然的相互联系。以天人合一、形神统一为核心，强调人体内部、人与自然社会是一个有机的整体。中医学生、长、壮、老、已的动态生命观，认为人体的生命活动是一个不断变化的动态过程。以阴阳平衡为理论基础的人体动态平衡观，认为"阴平阳秘，精神乃治，阴阳离决，精气乃竭"；疾病的发生是阴阳"两者不和"所致，强调"谨察阴阳所在而调之，以平为期"而达到"阴平阳秘"的平衡状态。

三、理论优势

在整体观和辨证论治的指导下，注重整体平衡，注重整体调节、因人施治，这在过去、当今和未来都具有相当的先进性和科学性。科学理论应当具有客观真理性、全面性、系统性、逻辑性等基本特征，中医的理论体系就具有以上特征。其一，中医是建立在实践经验基础上的，并且是可重复的。其二，其理论能从普遍现象出发，整体而客观地反映人的生理病理变化规律，尤其是整体观念和系统方法。其三，中医理论的论证和推理方法是合乎逻辑的，它强调辨证论治，在临床实践中，理、法、方、药一体。

四、临床优势

中医学拥有诸多的临床优势。择要而言，如辨证论治方法的优势：可以无创伤性地获取临证信息、司外揣内的功能观察、整体动态的诊察内容和简便经济的诊察方法；中医药安全、有效、低毒等优势，其单味药及复方的药理作用具有多效性，同时存在多个有效成分或部位，尤其是经辨证论治原则组成的复方，使其比单味药更具有整体调节功能，为有效地治疗复杂疾病奠定了基础；因人、因地、因时制宜优势，以及采用天然动植物药、针灸、按摩、气功、心理治疗等多种多样的独特的治疗手段，注重医患双方的互动性和方法的实用性、有效性；一些被西医宣判的"不治之症"，或经西医化验、透视等检查却无法诊断的疾病（如眩晕、疲倦无力、心悸、失眠、健忘、无名发热等），或服用西药有过敏反应和副作用，以及长期服用西药产生抗药性的患者，采用中医药治疗往往能有满意的疗效。中医学一些独特的治疗方法如针刺麻醉更为世界医学作出了贡献。中医学的"治未病"，既重视未病先防，又重视既防变和病后防复，充分体现了"见微知著，防患于未然"的预防医学思想，这是现代医学无法比拟的。同时，在养生保健防病中，强调形神统一和保持"神"的自稳态调节，在实现整体稳态中占主导地位，也是治未病，可见其意义广而深。

五、养生优势

中医养生，就是指通过各种方法颐养生命、增强体质、预防疾病，从而达到延年益寿的一种医事活动。所谓生，就是生命、生存、生长之意；所谓养，即保养、调养、补养之意。总之，养生就是保养生命的意思。中医养生以传统中医理论为指导，遵循阴阳五行生化收藏之变化规律，对人体进行科学调养，以保持生命健康活力。中医学许多养生方法、技术和丸、散、膏、丹的炮制，与佛家、道家文化等密切相关。如佛家的"禅定"，道家的"道法自然"、"恬惔虚无"，与重视"精、气、神"的练气、保精、存神的养生方法，以及倡导内丹（静功）、导引（动功）等，促进了中医养生理论的发展。古人认为，养生之法莫如养性，养性之法莫如养精；精充可以化气，气盛可以全神；神全则阴阳平和、脏腑协调、气血畅达，从而保证身体的健康和强壮。所以，精、气、神的保养是最重要的内容，为人体养生之根本。中医学把人身最重要的物质与功能活动概括为精、气、神，认为这是生命之根本，是维持人体生命活动的三大要素。

第五节　中医护理者的人文素养

人文精神是一种关心人、尊重人，倡导保护个人的权利，要求重视人的价值，主张实现人的平等和自由的伦理观。人文精神在医学领域的重要体现就是医学人文精神，是挚爱生命、坚持以人为本的精神。医学发展已经并将继续证明，只有具有医学人文精神的本质内涵，医学才能成为人的医学。

健康不仅是没有疾病，而是一种个体在道德、躯体、心理、社会适应上的完好状态。医学的技术性和人文性从来就是医学内在的不可分割的两重属性，医学绝非一门完完全全的技术科学，它已成为了一个庞大的社会服务体系。医学科学与人文精神的融合，不仅意味着对病人个体的关照，而且还蕴意着对群体的关照，确保每个公民都能分享医学技术的成就。尽管目前在为所有公民提供医疗服务上是有限的，但它体现了对人人享有卫生保健的公平原则的追求和起码的社会良知，确保医学技术沿着造福全人类的道路前进。因此，提倡医学的人文关怀是21世纪医学发展的主旋律，它不仅是对业务工作者的要求，也是对整个卫生保健服务的期望。

目前，我国的医疗机构在医疗设备和技术力量方面都有了长足的发展，不少医院的技术水平与发达国家相比已经没有太大的差别，但医疗服务质量却存在着较大的差距。究其原因，主要是长期以来对人文精神缺乏正确的认识和足够的重视，忽略了对人文素养的基础培养。因此，无论从社会发展的角度，还是从自身素养提高的角度，培养新世纪合格的医学人才，必须加强医学生人文素质的培养。在全面提高医学生的综合素质的基本内涵中，"品德"是方向，"学识"是根本，"才能"是核心。要用深厚的文化修养洗涤心灵，修炼人文魅力，提高思想境界，树立良好的基础道德、职业道德和正确的核心价值观，使其具有良好的人文精神和人文素养。并且始终保持着一颗"爱心"和一颗"耐心"，深刻理解、体会病人的疾苦，特别是病人内心深处的疾苦。只有这样，今天的医学生，才能成为明天合格的医务工作者。中国传统的人文精神，源远流长、内涵丰厚、博大精深，涉及文学、史学、哲学、社会学、伦理学等诸多领域，以儒家的"仁爱"思想为核心。中医药文化的精髓，对医学生人文素质的培养和形成产生着巨大的不可缺少的作用，是医学院校人文素质教育不可缺少的基础内容。因此，重视和加强中医药文化的学习，对培养和提高医学生的人文素质有着举足轻重的作用。

一、仁爱救人，一视同仁

在中国历史上，仁学的产生常以孔孟儒家学派的产生为标志。孔子曰："泛爱众，而亲仁。"孟子曰："恻隐之心，仁也。"《礼记·中庸》曰："仁者，人也，亲亲为大。"可见，儒家学派所宣扬的是一种涉及他人与社会的一种"仁爱亲亲"的人生哲学和道德观念。中医学深受儒家仁学影响，不仅在内涵的构成上融汇了丰富的仁学精神，而且将医学定位为"仁术"，以此强化医生职业的神圣与高尚。"仁心"、"仁人"、"仁术"是中医传统文化仁学内涵的三大要素，只有"心存仁义之心"的"仁爱之人"，才能将医学真正变成济世活人的"仁术"。

尊重生命是中医学最重要的思想基础和最突出的人文特征。《黄帝内经》指出："天覆地载，万物备悉，莫贵于人。"张景岳在《类经图翼·自序》中论及："医之为道，性命判于呼吸，祸福决自指端，诚不可猜摸尝试，以误生灵。"因此，医学生要对人对生命高度尊重和倍加珍惜，要胸怀仁善，充分尊重患者的人格，理解其心情，关心患者疾苦。在接触病人过程中，能使患者逐渐产生亲切感、安全感、信赖感、愉快感。力戒厌烦、神情冷淡、态度粗暴。历史表明，古今的医学都是将"救死扶伤"、"仁爱救人"的医学人文精神渗透到诊断、检查、治疗、护理等临床实践的各个环节之中。医学人文精神的价值在于尊重人、关心人、爱护人。

医务人员治病救人，不应以地位、贫富、亲疏、衣冠、性别、相貌等取人，更不能厚此薄彼，而应一视同仁、高度负责。唐代著名医学家孙思邈以"大医精诚"为题，要求医生为病人诊病时，"不得问其贵贱贫富，长幼妍媸，怨亲善友，华夷愚智，普同一等，皆如至亲之想"。对于危重病人，他要求医生不可"自虑吉凶"，需要出诊时"不论昼夜寒暑，饥渴疲劳"，都要一心赴救。中医学不仅仅是一门技艺，更是一种仁德之术，医者的医德与医术相得益彰，这与中国传统思想中的"性命双修"具有一致性，既是"为人"之学，也是"为己"之学。

护理事业是一项平凡而崇高的事业，护士的职责是"增进健康，预防疾病，恢复健康，减轻痛苦"，这一职责充分体现出护理工作的本质，也反映了护理人文素养的实质。护理工作面对的是"社会的人"，故其具有社会性，既要面向患者，又要面向社会各种类型及各种健康状况的人群，关系着千百万人的健康和千家万户的幸福，故责任重大、影响广泛。所以，作为护理人员更应该有一颗热诚的心，在工作中尊重患者的人格、权利和生命价值，同情、关心患者，体现出新世纪护理人员的"仁爱"之心。

二、廉洁正直，淡泊名利

医护人员肩负着"救人"、"活命"的重要职责，在临床工作中必须具有清廉的情操、洁爱的品格。清廉与仁爱是相关的，一名仁爱的医护人员在其服务于患者时，必须具有杜绝名利、清廉诚信的道德品质。反之，为名为利就必然缺乏仁爱的精神，缺乏清廉、洁爱的人文品质，绝不可能成为造福于社会的合格人才。

历史上关于廉洁正直、淡泊名利的医家的事例不胜枚举。如三国时代，江西名医董奉，不但精于医术，而且情操高尚。他隐居庐山，专为贫民治病，不取报酬，患者痊愈后，凡来感谢者，病轻的使其种杏树1棵，病重的使其种杏树5棵，不到10年，董家周围的杏树蔚然成林，杏子成熟后，董奉把杏子换成粮食，然后再接济给贫民，这一善举被人们广为传颂，人称"杏林春暖"，以表示对医生的敬意。清代名医费伯雄说："为救人而学医则可，为谋利而学医则不可。我之父母有疾欲求医相救者何如？我之妻子儿女有疾欲求医相救者何如？易地以观，则利心自淡矣。"有的医家不计名利，施药济贫，自己的生活却很困苦。明代医生潘文元医术高明，每日登门求诊的患者"盈门塞巷"。文元行医施药，概不取酬，遇贫苦患者尤其照顾，因此，他行医30多年，家中连几亩地也没有，去世时，城里大街小巷的百姓自发出殡哀悼纪念他。清代的《吴鞠通行医记》则明确提出："良医处世，不矜名，不计利，此为立操。"

作为一名具有良好人文素养的医护人员，必须具有清廉洁爱的情操，不贪钱财，不计报酬，淡泊名利，扶贫济困。在人们的人生观、价值观受到市场经济冲击的今天，培养当代医学生基本的人文价值取向，廉洁正直、重义轻利、诚实守信的人文素质尤其重要。

三、科学严谨，责任为先

在"仁爱救人"传统医德的影响下，历代医家都十分重视临证要尽职尽责，精心施治、精心施护。如《素问·征四失论》所谓之"精神不专，志意不理，外内相失，故时疑殆"，即强调了临证时要认真严谨的重要性。而清代医家徐大椿之辨证用药，"无一病不穷究其因，无一方不洞悉其理，无一药不精通其性"，堪称精心施治之范例。这种科学严谨、责任为先的临证风范，正是人文素养的基本要求。

治病救人是"性命攸关"的大事，故任何一个有良好人文素养的医护工作者，一定是科学严谨工作作风的实践者，应具有良好的科学素养、规范的工作习惯、强烈的责任意识和依法行医观念，自觉地遵守各项规章制度、医德规范以及相关的法律法规。科学严谨的工作作风和责任意识必须体现在工作的各个环节，如能够将热心、爱心、细心、真心贯穿于医疗实践中，了解医疗实践中的技术运用、技术创新应遵循人文精神的要求；能够根据具体情况选择合适的临床技术，选择最适合、最经济的护理手段；能够对病人和公众进行有关健康生活方式、疾病预防等方面知识的宣传教育；能够掌握科学的、丰富的临床沟通技能，与病人及其家属进行有效的交流，临床思维正确、敏捷，表达准确、恰当；能够全面、系统地观察病情，规范、及时地书写护理文书；能够在医疗实践中，自觉地用"科学"和"规范"来支持和保障人文精神的实现等。诚然，护理工作者与常人一样，有自己的喜怒哀乐，但在病人面前，就要控制好自己的情绪，专心致志地工作。

护理专业有着较强的科学性、技术性、服务性、艺术性和社会性。随着护理模式从传统的以"疾病"为中心的生物模式转变为以"人"为中心的生物-心理-社会模式，以及整体护理概念的确定，作为护理人员在"以人为本"、重视生命质量的今天，要不断进取、勤奋学习，掌握扎实的理论知识和过硬的技能，注重自身整体素质的培养，以自身良好的行为规范，认真细致地为患者服务。

四、探索进取，尊重同道

探索与进取，是医学生必备的素质。没有进取心，事业就难以发展；没有探索精神，就难以有创造性贡献。古今名医之所以能成就卓著，为世人称道，就在于他们对中医事业有着无法满足的进取心和探索精神，敢于发前人之未发，补前人之未备，从而推动中医学的发展。如李时珍在编写《本草纲目》时，发现以往医籍对曼陀罗花的记载不一，为了考证求实，可谓历尽艰辛，初无所获，最后偶从一山农处得知，此物俗称山茄子，产于武当山中。此时，他已是半百之人，却义无反顾地长途跋涉到武当山，终于在武当山的陡坡中发现此药，并亲自品尝，以验其效。清代名医王清任从"尝阅古人脏腑论及所结之图，立言处处自相矛盾"这一现象出发，遂刻意求证。他为了弄清横膈膜的形态结构，便深入坟地，亲临刑场，努力长达40余年，方如愿以偿。他将自己毕生的研究成果，撰成《医林改错》一书，并自谦地说："其中当尚有不实不尽之处，后人倘遇机会，亲见脏腑，精查增补，抑又幸矣。"体现了一个严谨的医学工作者刻意探索的精神。

尊重同道是中华民族的传统美德，孔子早在《论语》中就有"吾日三省乎吾身：为人谋而不忠乎？与朋友交而不信乎？传不习乎？"的感悟。对于个人而言，尊重同道是个人内在修养的外在表现，也是人所必须具有的文化素养和道德品质。尊重同道，犹如一颗温暖的舒心丸，能够催人奋进，成为密切人际关系的黏合剂。其常常与真诚、谦虚、宽容、赞赏、善良、友爱相得益彰，与虚伪、狂妄、苛刻、嘲讽、势利水火不容。给成功者以尊重，表明了自己对成功的敬佩、赞美和追求；给失败者以尊重，表明了自己对别人失败后的同情、安慰和鼓励。懂得尊重，就会有成功后的继续奋进，也会有失败后的东山再起。唐代著名医家孙思邈非常重视尊重同道，强调："夫为医之法，不得多语调笑，谈谑喧哗，道说是非，议论人物，炫耀声名，訾毁诸医，自矜己德。偶然治瘥一病，则昂头戴面，而有自诩之貌，谓天下无双，此医人之膏肓也。"（《大医精诚》）在浩瀚的中医学文献中，有关尊重同道的论述俯拾皆是，不胜枚举，足资学习和借鉴。尊重同道，不仅是态度和承诺，更重要的是行动，要体现在一举一动、一言一行之中。

尊重同道，要从自尊开始。要努力提升自身的价值，有一种自强不息的志气、坚忍不拔的毅力，坚持为事业不断地奋力拼争，立志为国家乃至为人类增光添彩。具体而言，就是为他人的快乐、幸福做些真正有益的事，为社会增添一些物质财富和精神财富。同时要有博大的包容胸怀和仁爱之心，善于倾听和包容不同意见，包括反对自己的意见。《论语》所倡导的"己欲立而立人，己欲达而达人"和"己所不欲，勿施于人"，对于培养自尊品格很有助益。

尊重同道，要坚持原则。尊重与肉麻的吹捧和无原则的廉价奉迎是有根本区别的。前者是一种人格上平等和独立的表现；而后者则是丧失人格尊严，对人有所企图的行为。真正的尊重，应是一种对他人以平常的心态，不卑不亢地平等对待。同时，对原则性的、重大的问题，或对方的失误，要及时善意地提醒，或帮助其改正。尊重同道也是一种对其人格与价值的充分肯定，是对他人的负责，也是对自己的一种尊重，同样可以换来别人对自己的尊重。而那种靠虚伪的恭维以博得他人好感的行为，所反映出的是一种人格上的自轻，有道是"自轻者人必轻之"，想换取别人的尊重恐无可能。

五、仪表端庄，举止得体

中国自古以来就是礼仪之邦，对一个人的最高评价应该是知书达理。护士作为"白衣天使"，更应该仪表端庄大方、举止优雅得体，从而给患者留下美好的"第一印象"，并能给患者以心灵的慰藉。树立护士仪表端庄、举止得体的职业形象，是护士不断提高个人修养的过程，是护士良好职业素质的一种自然表露，而非做作和模仿所能达到的。可见，仪表、举止两者是密不可分的，也是有区别的。如果说仪表是外在的，那么举止则是内在的。随着整体护理在临床实践中的应用和发展，要求护理人员除拥有丰富的专业理论知识和熟练的操作技能外，还应具有良好的仪表及专业形象。因此，要进一步改进护理工作、提高护理质量，就必须从强化护士的仪表端庄、举止得体等方面着手。

护士的仪表端庄，首先体现在护士容貌的自然美上。患者从护士的自然美貌中可以感受到平静、幽雅、恬淡与温和。护士的仪表端庄还包括护士的表情，护士美好的内心世界及和蔼的态度主要是通过面部表情传递给患者的，而表情往往是通过眼神表现出来的。当病人心情沉重时，能看到护士温和的目光；当病人焦虑恐惧时，能看到护士镇定的目光。透过护士的目光，患者看到的是护士善解人意、豁达大度、包容百川的宽阔胸怀，患者因此愿意与护士交往并吐露内心的感受，以得到护士的指引和帮助。护士微笑的表情是送给病人的一剂良药，也给护士形象增添了无穷的魅力，使护理形象得以升华。护士的仪表端庄还体现在修饰美上，如护士的衣着应当整洁端庄、大方适体、松紧适度，工作帽、袜、鞋都应干净规范。燕尾帽不仅是护士职业的标志，且能使护士的仪表显得美观大方，衬托护士形象的善良、圣洁，也象征着护士的自信和高尚。整齐后梳的短发或用发网聚拢的长发，反映出护士的不俗和高雅的气质。

护士的举止得体，主要是指其姿态美和操作美。"行为举止是心灵的外衣"，它不仅反映护士的外表，也可以反映护士的品格和精神气质。护士在工作中必须注意自己的姿态美，做到举止大方、站姿挺拔、坐姿端庄、走姿平稳、蹲姿幽雅、手姿得体。工作时注意转身回眸、俯身拾物、推车携物时的动作美，既不能过猛过急，也不能松懈懒散，动作应协调连贯，给人以动态的美感。护士在操作过程中，应始终把握科学、协调、节力、优美的基本原则，表现出和谐有序、舒展大方、干净利索、规范娴熟的护理艺术美。工作中要做到动作轻、说话轻、走路轻、关门轻。同时还要注意操作时各种动作、姿态的美观舒展，特别是手的动作应轻、柔、稳、准，快慢适当且有条理。操作后要保持病室及周围环境的清洁整齐。

历代医家都非常重视自身的仪表风度、言谈举止，从而给患者留下美好的印象。如孙思邈提出了为医者必须有德有体。所谓有德，即"凡大医治病，必当安神定志，无欲无求，先发大慈恻隐之心，誓愿普救含灵之苦"；所谓有体，是指医生的仪态要端庄，举止要检点、得体，"不得多语调笑，谈谑喧哗，道说是非，议论人物，炫耀声名"等。孙思邈在《大医精诚》中还强调："夫大医之体，欲得澄神内视，望之俨然，宽裕汪汪，不皎不昧。省病诊疾，至意深心，详查形候，纤毫勿失，处判针药，无得参差。虽曰病宜速救，要须临事不惑，惟当审谛覃思。"明代李中梓在《医家必读》中指出："宅心醇谨，举止安和，言无轻吐，目无乱视，忌心勿起，贪念罔生，毋忽贫贱，毋悼疲劳，检医典而精求，对疾苦而悲悯，如是者谓之行方。"陈实功在《医家五戒十要》中提倡："凡视妇女及孀尼僧人等，必候侍者在旁，然后入房诊视，倘傍无伴，不可自看。假有不便之患，更宜真诚窥睹，虽对内人不可谈，此因闺阃故也。"强调了为医者不仅要仪表端庄，而且还要作风正派，不能利用诊病之机，心怀不轨，乘人之危。

同步训练

一、单项选择题

1. 奠定中医理论体系的综合性著作是
   A.《黄帝内经》　　B.《神农本草经》　　C.《脉经》　　　　　D.《伤寒杂病论》
2. 创建中医辨证论治理论体系的是
   A.《难经》　　　　B.《脉经》　　　　　C.《伤寒杂病论》　D.《千金要方》
3. 人体是有机的统一整体，在生理方面是以
   A. 五脏为中心　　　B. 六腑为中心　　　C. 经络为中心
   D. 精、气、血、津液为中心
4. 中医护理学基本特点之一的辨证施护，不包括
   A. 同病异护　　　　B. 异病同护　　　　C. 正护与反护　　D. 天人一体观

二、简答题

1. 何谓中医学？有哪些优势？
2. 中医护理的基本特点有哪些？
3. 中医护理程序有哪些步骤？
4. 中医护理者的人文素养包括哪些主要内容？有何重要意义？

第二章　中医学的哲学基础

　知识要点

1. 掌握阴阳学说和五行学说的基本内容。
2. 熟悉阴阳和五行的基本概念。
3. 了解阴阳学说和五行学说在中医学中的应用。

第一节　阴阳学说

一、阴阳的基本概念

（一）阴阳的含义

阴阳最初的含义是极为朴素的，以面向日光为阳，背对日光为阴，后又引申为气候、方位、运动状态等。古代学者发现，一切事物均有正反两面，于是就用阴阳作为总体的概念来解释自然界中两种对立和相互消长的物质力量，并认为阴阳的对立和消长是物质本身固有的。因此，阴阳即是对自然界相互关联的某些事物和现象对立双方属性的概括。

阴阳学说在古代被医家用来解释一切医学问题，从而使阴阳学说与医学理论紧密结合起来，成为中医学理论体系不可分割的重要组成部分，也是贯穿中医学理论体系的指导思想和方法论。

（二）阴阳的特性

1. 普遍性　阴阳虽是抽象的概念，我们却可根据一些最常接触到的，很具体且明显的事物，例如"水"、"火"这对矛盾的特性，将自然界中的一切事物或现象划分为阴阳两大类。由此可见，阴阳的属性并不局限于某一特定事物，而是存在于自然界各种事物或现象中，代表相互对立而又联系的两个方面。常用来解释自然界中一切事物或现象的发生、发展、运动、变化，因而具有普遍的特性。

2. 关联性　指这些事物或现象，必须是相互联系的，而不能是毫不相关的。也可以说，事物或现象是属于同一个统一体中的相互联系的两部分，才能分属阴阳。如水与火，是相互关联而又互相对立的两种不同事物或现象，水性寒凉而向下流动，火性炎热而向上升腾，故水属阴、火属阳。又如人体当中的气与血，同样是构成人体和维持生命活动的基本物质，但两者的形态和作用又有所不同。气有温煦、推动的作用，故气属阳；血具有营养和濡润作用，故血属阴。水与火是两个相互联系且对立统一的物质，故可划分阴阳属性；气与血是同一统一体中的相互关联的两部分，故也可划分阴阳属性。而气与水、火或血与水、火不能划分阴阳属性是因为它们不是相互关联的，也不是统一体中的对立双方。所以，阴阳学说中的阴阳，仅是抽象的属性概念，而不是指具体的事物。但是用阴阳来分析事物和现象，不仅能概括其对立统一的两个方面，而且还代表着这两个方面的一定的属性。

3. 相对性　指阴阳属性并不是绝对的、不变的，而是相对的、可变的。可通过与自己的对立面相比较而进行确定，并随着时间、地点等条件的改变而发生改变。一般来讲，阴阳的相对性主要体现在阴阳的互藏、阴阳的可分、阴阳的转化等方面。

（三）事物、现象阴阳属性的划分

一般而言，凡是静止的、内守的、下降的、寒冷的、有形的、晦暗的、抑制的都属于阴；凡是运动的、外向的、上升的、温热的、无形的、明亮的、兴奋的都属于阳（表2-1）。

表2-1　事物、现象阴阳属性归纳表

属性	空间（方位）	时间	季节	温度	湿度	重量	性状	亮度	运动状态
阳	天、上、外、左	昼	春、夏	温、热	干燥	轻	清	明亮	动、升、兴奋、亢进
阴	地、下、内、右	夜	秋、冬	寒、凉	湿润	重	浊	晦暗	静、降、抑制、衰退

二、阴阳学说的基本内容

（一）阴阳互藏交感

所谓"交感"，即交互感应。所谓的阴阳交感，是指阴阳二气之间在运动中处于相互感应并不断地相互影响、相互作用的过程。

在大自然中，天地之间阴阳两气相互交感，化生出了万物，并形成了云雾、雷电、雨露、阳光、空气和水，它们相互交感，才得以形成了生命体。在阳光雨露的滋润下，生物才得以发育成长。没有阴阳二气的交感运动，就没有自然界，没有生命。所以，阴阳交感是生命活动产生的基本条件。除此之外，阴阳交感还须有一个前提条件，即阴阳之间的和谐，阴阳二气的运动是交感得以实现的基础，而交感是二气运动中相互感应的一个过程，而要达到自然界或人体中的最佳状态，就须做到阴阳二气在运动过程中的平衡和协调，即所谓的和谐状态。

阴阳交感变化的理论指出，阴阳二气处于永恒运动状态，在运动过程中相遇而又处于和谐状态时，便会发生交感作用。而天地间的升降交感，便产生了自然界、万物以及人类，并维系着宇宙万物的有序产生与发展变化，而人体内阴阳二气的升降运动协调，则维持着生命过程的正常进行。

阴阳互藏指相互对立的阴阳双方中的任何一方都包含着另一方，即阴中藏阳，阳中藏阴。宇宙间的万物皆是由阴阳二气聚合而化生，故宇宙万物或现象都含有阴与阳两种不同属性的成分。也就是说，此事物或现象虽然属阴，但含有阳性成分；彼事物或现象虽然属阳，但亦含有阴性成分。故阴阳的互藏亦是宇宙万物普遍存在的规律。

在自然界万事万物中，阴阳互藏和交感同时存在，两者共同维持事物的整体性。阴阳互藏是阴阳交感的根源，而阴阳交感是阴阳运动发展的必然趋势，两者有着紧密的内在联系。正因为有了阴阳的互藏和交感两种运动，才能使自然界万物既保持各自的特性，又按照一定的规律发展变化而生生不息。

（二）阴阳对立制约

阴阳对立，指的是阴阳的相反。阴阳学说认为，自然界一切事物或现象都存在着相互对立、相反相成的阴阳两面，如上与下、左与右、天与地、动与静、出与入、升与降、昼与夜、明与暗、寒与热、水与火等。阴阳之间既是对立的又是统一的，对立主要表现于阴阳之间的相互制约、相互消长。相互制约和消长的结果，即变成了统一，取得了动态平衡。如春、夏、秋、冬四季有温、热、凉、寒的气候变化，春夏之所以温热，是因为春夏阳气上升抑制了秋冬的寒凉之气，秋冬之所以寒冷，是因为秋冬阴气上升抑制了春夏温热之气的缘故。这是自然界阴阳之气相互制约、相互消长的结果。

阴阳制约，即阴阳之间相互抑制、相互约束，使阴阳双方在一定限度内相互牵制、互为胜负，主要体现在阴阳相互消长的过程中。人的机体之所以能进行正常的生命活动，就是阴阳相互制约、相互消长取得动态平衡的结果。只有阴阳之间相互制约、消长，事物才能发展变化，自然界才能生生不息，人体才能维持阴阳平衡的生理状态；一旦人体内的阴阳不能相互制约，人体的阴阳平衡的生理状态遭到破坏，疾病就发生了。

（三）阴阳互根互用

阴阳互根，就是指阴阳双方互为基础，其中一方的存在是以另一方的存在为前提，且双方有着相互依存、相互滋生的关系，又称阴阳相成。

阴阳相互依存，表现在阴阳互相的存在都以对方的存在为前提，无阴就无所谓阳，无阳就无所谓阴。以方位言，上为阳、下为阴，上以下为前提而存在，而下以上为前提而存在。没有一方，也就不存在另一方。以温度言，寒为阴、热为阳，没有寒，就无所谓热，没有热，就无所谓寒。人体的阳气，是以阴精的存在为前提；而人体的阴精，是以阳气的存在为基础。所以说，阳依存于阴，阴依存于阳，这种阴阳依存关系为"互根"。

阴阳互用，是指阴阳双方在相互依存的基础上，在部分范畴内相互滋生、促进。就人体而言，气属阳，血属阴，无气则无血，无血则无气，且气在人体中能起到生血、行血、统血的作用，故气的正常，有助于血的生化和正常运行，血能舍气、生气，血之充沛则又可资助气发挥其生理效应。可见，气和血体现了阴阳之间互根互用的关系。

但是，如果因为某些原因，阴和阳之间这种互根互用的关系遭到了破坏，就会导致机体的物质、功能、脏腑组织之间的互根互用关系失常，机体生生不息之机也会逐渐衰退，甚则"阴阳离决，精气乃绝"而死亡。

此外，阴阳的互根互用，又是阴阳转化的内在根据。这是因为，阴阳是相互对立的，或者说是事物统一体中的对立双方，因而在一定条件下，阴阳可向着其相反的方面转化。但如果阴阳不存在互根互用的关系，也就是说，阴阳之间不是处于一个统一体中，也就不可能发生相互之间的转化。

（四）阴阳消长平衡

阴阳消长，是指阴阳之间的对立制约及互根互用并不是处于静止不变的状态，而是始终处于不断运动变化之中。消是为减少、消耗，长是为增多、增长，而阴阳的消长就是阴阳运动变化的形式，具体表现为此消彼长或此消彼消、此长彼长。正因为阴阳这种消长运动，才能促进事物不断地发展变化。

此消彼长是阴阳相互制约的表现，属阴的一方消减时，受其制约的属阳的一方就会发生增长，反之亦然。如春夏之时，自然界的阴气消减，阳气增长，气候逐渐温热；秋冬之时，自然界阳气减弱，阴气增长，则气候逐渐变为寒凉。一日之内，气温的变化也是阴阳消长运动所致；早晨阳气逐渐变强、阴气渐衰，气温升高，人体的生理功能由抑制转向兴奋；中午是一天中阳气最盛、阴气最弱之时，气温最高；傍晚时分，阳气逐渐衰落、阴气逐渐旺盛，气温下降，人体的生理功能也从兴奋转为抑制；到了夜半时分，阴气最为旺盛、阳气最为衰落，气温也最低，此时人体需要休息。所以，人体在生理状态下，阴阳两个对立着的方面，也不是平静且各不相关地处于统一的机体中的，而是处于相互制约、互相消长的动态平衡之中。所以，阴阳在对立制约和消长中所取得的动态平衡，就是人体生理活动的协调与平衡。

在阴阳的互根互用关系中，若属阴的一方消减时，对阳的滋生和促进相应减弱，阳也随之减弱，反之亦然，这就是此消彼消。又如，属阴的一方增长时，对阳的滋生和促进增加，阴也随之增长，反之亦然，这就是此长彼长。

阴阳之间只有不断地消长和平衡，才能推动事物正常发展，维持人体的正常生命活动；当阴或阳某一方只有消减或只有增长时，就会破坏阴阳的相对平衡，导致阴阳的消长失调，形成阴或阳的偏盛或偏衰，对人体来说，也就是病理状态。

（五）阴阳相互转化

阴阳转化，是指矛盾对立的双方，在一定条件下，可各自向其相反的方向转化，即阴可转化为阳，阳也可转化为阴。事物的变化发展都会经历由量变到质变的过程，阴阳的消长平衡，指的就是事物的量变，而阴阳的相互转化，指的就是事物的质变。所以，阴阳的转化，虽然也可发生突变，但大多数有一个由量变到质变的发展过程。而阴阳之所以能够相互转化，是因为对立的双方在其运动中已相互潜伏着向其对立面转化的因素。

但是，阴阳的转化，也须具备一定的条件。如阴寒到了"重"、"甚"或"极"的阶段，具备了一定的条件，就可转化为阳热；而阳热到了"重"、"甚"或"极"的阶段，具备了一定的条件，就可转化为阴寒。这时，"重"、"甚"或"极"就是阴阳转化的条件。没有一定的条件，便不能转化，并且转化的条件还有内外之分。

显而易见，阴阳的消长和转化是事物发展变化全过程中密不可分的两个阶段，也是由量变到质变的阶段，阴阳的消长是其转化的前提，而阴阳的转化，则是其消长发展的结果。

综上所述，阴和阳是事物的相对属性，然而它们之间还存在着无限可分性。阴阳的对立制约、互根互用、消长平衡和相互转化，则说明阴和阳之间的相互关系不是孤立的、静止不变的，它们之间是相互联系、相互调控的，均须以对方之存在为自己存在的前提，阴阳双方的消长运动在一定的条件下可产生质的飞跃，从而形成阴阳的转化。

三、阴阳学说在中医学中的应用

（一）说明人体的组织结构

人的形体是一个内、外、上、下相互联系的整体，但可划分为阴阳两个部分。

1. 部位的阴阳 人体的部位，总体而言，外属阳、内属阴，上属阳、下属阴，后属阳、前属阴，体内属阴、体表属阳，肢体外侧属阳、肢体内侧属阴，脐以上属阳、脐以下属阴，背部属阳、胸腹属阴。

2. 脏腑的阴阳 人体的脏腑，六腑属阳、五脏属阴。五脏之中又可分阴阳，心、肺属阳，肝、脾、肾属阴。又可根据部位阴阳程度的不同进行划分，背为阳，心为阳中之阳，肺为阳中之阴；腹为阴，肾为阴中之阴，肝为阴中之阳，脾为阴中之至阴。而每个脏腑之内又可分阴阳，如心阴、心阳，肾阴、肾阳，胃阴、胃阳等。

3. 气血津液精的阴阳 气、血、津、液、精是构成人体和维持人体生命活动的基本物质，无形之气属阳，有形之血、津、液、精属阴。气具有温煦、推动等生理作用；血、津、液、精具有滋养、濡润等作用。但津、液又可分阴阳，质清稀而薄的津属阳，质稠厚而浊的液属阴。

4. 经络的阴阳 属于五脏而络于六腑的经脉为阴经，属于六腑络于五脏的经脉为阳经。阳经多循行于人体的头面、背部和肢体的外侧；阴经多循行于人体的胸腹和肢体的内侧。根据阴阳的多少，经脉又可分为太阳经脉、少阳经脉、阳明经脉以及太阴经脉、少阴经脉、厥阴经脉。

人体组织结构阴阳属性的划分只是相对的，不是绝对的。如五脏属阴，但心、肺为阳脏，肝、脾、肾为阴脏。背部属阳、胸腹属阴，但相对而言，胸部为阳，而腹部为阴。总之，人体组织结构的上下、内外、表里、前后各部分之间，以及内在脏腑之间，无不包含着阴阳的对立统一。

（二）说明人体的生理功能

人体的生命活动是阴阳两个方面对立统一相互协调的结果。例如，属于阳的气与属于阴的血之间，就是这种对立统一关系的体现。气能生血，气虚可导致血虚；血为气之母，血虚又可导致气虚；若阴阳双方不能相互为用而分离，人的生命活动也就停止了。

（三）说明人体的病理变化

疾病的发生、发展，是正邪相争、阴阳失调，以致阴阳双方出现此盛彼衰的结果。病邪有阴邪、阳邪的不同，正气也包含着阴精、阳气两个部分。阳邪致病，多导致阳偏盛而伤阴，从而出现热证；阴邪致病，多导致阴偏盛而伤阳，从而出现寒证。阳气虚则不能制阴而出现虚寒证，阴液虚则不能制阳而出现虚热证。

（四）用于指导疾病的诊断

审别阴阳是辨证的总纲。所谓阳证，就是急性、进行性、机能亢进的一组症状，习惯上常指实热性证候；所谓阴证，就是慢性、退行性、机能衰退的一组症状，习惯上常指虚寒证候。诊断疾病首先分清阴阳，才能抓住疾病的本质。例如，皮肤色泽鲜明者属阳，晦暗者属阴；声音高亢、呼吸急促者属阳，声音低微断续、呼吸微弱者属阴；口渴喜冷饮者属阳，口淡不渴者属阴；浮、大、洪、滑脉属阳，沉、小、细、涩脉属阴。

（五）用于确定疾病的治疗和护理原则

阴阳失调是疾病发生的机制，因此，治疗和护理的总则就是调整阴阳恢复平衡。例如，寒证用温热性药、忌食生冷瓜果食物，热证用寒凉性药、忌食辛辣热性食物，虚证用滋补性药、实证用攻泻药等治疗、护理的原则，都是在调整阴阳这一基本原则指导下确立的。

（六）用于指导养生防病

人与自然界密切相关，外界环境中的阴阳消长势必影响人体内阴阳的变化。因此，要维护体内的阴阳协调，须做到与自然界的阴阳变化相适应。如春、夏阳气旺盛，要注意"春夏养阳"；秋、冬阴气充盈，要注意"秋冬养阴"。维持内外环境的统一，避免阴阳偏盛偏衰，是养生防病的关键。

第二节 五行学说

五行学说是古代的自然哲学。古人用木、火、土、金、水五种物质的属性和相互关系，加以抽象推演，用来说明人体与自然界的相互关系，以及脏腑间在生理功能和病理变化上的相互关系。

一、五行的基本概念

（一）五行的含义

五行是指金、木、水、火、土五种物质及其运动变化。五行学说认为，世界上的一切事物都是由金、木、水、火、土这五种基本物质之间的运动变化而生成的。同时，还以五行之间的生、克关系来阐释事物之间的相互联系，认为任何事物都不是孤立的、静止的，都是在不断的相生、相克的运动之中维持着协调平衡。

五行的来源是由古人在长期的生活和生产实践中，在对木、火、土、金、水五种物质的朴素认识的基础上，进行抽象升华而逐渐形成的概念，因此，五行的概念虽然来源于木、火、土、金、水，但实际上已超越了木、火、土、金、水具体物质本身，而具有其广泛的哲学涵义。古代哲学家运用这种概念，去认识自然界、解释自然界的运动变化规律，逐渐形成了五行学说。根据五行的特性，采用类比、推演、归纳的方法，将自然界一切事物和现象分为五类，用五行相生相克的理论，阐释自然界万事万物的发生、发展、变化的内在规律。因此，五行学说是一种古代的唯物论和方法论。

（二）五行的特性

五行的特性是归纳和分析自然界事物和现象的理论依据之一。是在木、火、土、金、水五种物质的基础上，上升为理性的抽象认识。

1. 木曰曲直　"曲直"即弯曲、伸直之意。实际指树木的生长状态，枝干曲直，向上向外舒展。故凡具有生长、升发、舒展、能屈能伸等性质或作用的事物和现象，都归属于木。

2. 火曰炎上　"炎上"即炎热、上升之意。火具有燃烧发热、升腾向上的特性。故凡具有温热、明亮、上升的性质或作用的事物和现象，都归属于火。

3. 土爱稼穑　"爱"通"曰"；"稼"，播种之意；"穑"，收获之意。农作物的播种和收获，都是以土为基础，因此，土具有长养万物的特性。故凡具有生化、承载、受纳等性质的事物和现象，都归属于土。

4. 金曰从革　"从"，顺从之意；"革"，改变之意。通过冶炼、加工，金可发生变化；金亦可用来制造杀敌的兵器。故凡具有肃杀、收敛、沉降等性质的事物和现象，都归属于金。

5. 水曰润下　"润下"即滋润、向下之意。水具有滋润万物、向下流行、寒冷的特性。故凡具有滋润、下行、寒凉、闭藏等性质的事物和现象，都归属于水。

（三）事物、现象的五行归类

五行学说以五行的特性为依据，运用各种归类、推理的方法，将自然界各种具有相同或相似特征的事物或现象，分别归属于木、火、土、金、水五类之中，从而形成了人们认识自然界的五大系统。

以方位配属五行，则由于日出东方，与木的升发特性相类，故归属于木；南方炎热，与火的炎上特性相类，故归属于火；日落于西，与金的肃降特性相类，故归属于金；北方寒冷，与水的特性相类，故归属于水。以五脏配属五行，则由于肝气主升而归属于木，心阳主温煦而归属于火，脾主运化而归属于土，肺气主降而归属于金，肾主水而归属于水。

事物的五行属性，除了可用上述方法进行类比之外，还可用间接的推演方法。如肝属于木，肝主筋、开窍于目，则"筋"和"目"亦属于木；心属于火，则"脉"和"舌"亦属于火；脾属于土，则"肉"和"口"亦属于土；肺属于金，则"皮毛"和"鼻"亦属于金；肾属于水，则"骨"和"耳"、"二阴"亦属于水。

此外，五行学说还认为，属于同一五行属性的事物，都存在着相关的联系。方位的东和自然界的风、木，以及酸味的物质都与肝相关。因而认为五行学说是用以说明人与自然环境对应统一的基础。现将自然界和人体的五行属性的归类列表如下（表2－2）。

表2－2　自然界与人体的五行归类表

自然界							五行	人体								
五音	五味	五色	五化	五气	五方	五季		五脏	五腑	五官	五体	五志	五液	五脉	五声	变动
角	酸	青	生	风	东	春	木	肝	胆	目	筋	怒	泪	弦	呼	握
徵	苦	赤	长	暑	南	夏	火	心	小肠	舌	脉	喜	汗	洪	笑	忧
宫	甘	黄	化	湿	中	长夏	土	脾	胃	口	肌肉	思	涎	缓	歌	哕
商	辛	白	收	燥	西	秋	金	肺	大肠	鼻	皮毛	悲	涕	浮	哭	咳
羽	咸	黑	藏	寒	北	冬	水	肾	膀胱	耳	骨	恐	唾	沉	呻	栗

可以看出，事物以五行的特性来分析、归类和推演，就把自然界千变万化的事物，归结为木、火、土、金、水的五行系统。对人体来说，也就是将人体的各种组织和功能，归结为以五脏为中心的5个生理、病理系统。

二、五行学说的基本内容

（一）相生、相克

1. 相生　指木、火、土、金、水之间存在着有序的递相滋生、助长、促进的关系。五行之间递相滋生的次序是木生火，火生土，土生金，金生水，水生木。在五行相生的关系中，任何一行都存在着"生我者"和"我生者"两个方面的关系，"生我者"为"母"，"我生者"为"子"。以木行为例，"生我者"是水，而"我生者"是火。故水是木之"母"，而火是木之"子"。以此类推。

2. 相克　指木、火、土、金、水之间存在着有序的克制。五行相克的次序是木克土，土克水，水克火，火克金，金克木。在五行相克的关系中，任何一行都存在着"克我者"和"我克者"两个方面的关系。《内经》称之为"所不胜"和"所胜"关系。

"克我者"是"我"的"所不胜","我克者"是"我"的"所胜"。以木为例,"克我者"是金,而"我克者"是土,故金是木的"所不胜",而土是木的"所胜"。以此类推(图2-1)。

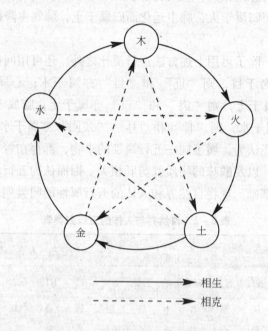

图2-1　五行相生和相克示意图

相生和相克是不可分割的两个方面。没有生,就没有事物的发生和成长;没有克,就不能维持其正常协调关系下的变化和发展。只有依次相生,依次相克,如环无端,才能生化不息,并维持着事物之间的动态平衡。五行整个系统结构的各部分都不是孤立的,而是密切相关的,每一部分的变化,都必然影响着其他部分的状态,同时又受着五行系统结构整体的影响与制约。

(二)相乘、相侮和母子相及

1. 相乘　乘,以强凌弱、克制太过之意。五行中的相乘,是指五行中某"一行"对被克的"一行"克制太过,从而引起一系列的异常相克反应。引起相乘的原因,不外乎两个方面:一是五行中的某"一行"本身过于强盛,因而造成对被克制"一行"的克制太过,导致被克制"一行"的虚弱,从而引起五行之间的生克制化异常。例如,木过于强盛,则克土太过,造成土的不足,即称为"木亢乘土"。二是五行中的某"一行"本身虚弱,因而导致克我"一行"的克制相对增强,从而使其本身更加衰弱。例如,木本不过于强盛,其克制土的力量也仍在正常范围,但由于土本身的不足,因而形成了木克土的力量相对增强,使土更加不足,即成为"土虚木乘"。

2. 相侮　侮,欺侮,这里指反侮。五行中的相侮,是指由于五行中的某"一行"过于强盛,对原来克我的"一行"进行反克,所以反侮,亦称反克。例如,木本受金克,但在木过于强盛时,不仅不受金的克制,反而对金进行反克制,称作"木亢侮金", 这是发生反克的一个方面; 另一方面, 也可由于金本身十分虚弱, 不仅不能对木进行克制, 反而受到木的反克, 故称作"金虚木侮"。

相乘和相侮都是不正常的相克现象, 两者之间既有区别又有联系。相乘与相侮的主要区别是前者是按五行的相克次序发生过强的克制, 从而形成五行间相克关系的异常; 后者则是与五行相克次序发生相反方向的克制现象, 从而形成五行间相克关系的异常。两者之间的联系是在其发生相乘时, 也可同时发生相侮; 发生相侮时, 也可同时发生相乘。如木过强时, 既可乘土, 又可侮金; 金虚时, 既可受到木的反侮, 又可受到火乘。

3. 母子相及　在五行相生关系中, 存在着一个母与子的关系。凡"生我者"为母, "我生者"为子。在异常情况下才会出现母子相及, 包括母病及子和子病及母两种情况。

（1）母病及子　指五行中某一行异常, 累及其子行, 而导致母子两行都异常。母病及子一般是在母行虚弱的情况下, 引起子行亦不足, 导致母子两行皆不足。如水为母, 木为子, 水不足则不能生木, 导致母子俱虚, 水竭木枯。

（2）子病及母　指五行中某一行异常, 影响其母行, 导致子母两行都异常。子行太过, 引起母行亦亢盛, 导致子母两行皆亢盛。如火为子, 木为母, 火旺引起木亢, 导致木火俱亢, 这种情况称为"子病犯母"。子行不足, 累及母行, 引起母行亦不足, 导致子母两行俱不足。如木为子, 水为母, 木不足引起水亏, 导致木水俱不足, 这种情况称为"子盗母气"。

因此, 五行中任何一行出现"太过"或"不及"时, 都可能对其他四行产生"相乘"或"相侮"或母子相及等异常作用。

三、五行学说在中医学中的应用

（一）说明人体的生理功能

运用五行学说说明人体的生理特征, 主要运用的是五脏的生理特点以及五脏的系统组成、五脏之间的生理联系等方面, 将五脏作为中心, 把人体与外界环境四时、五气, 以及饮食五味等相联系为一个整体。

按照五行的特性, 将五脏分别归属五行, 以五行的特性来说明五脏的生理功能特点。如肾有主水、藏精的功能, 水有润下的特性, 故以肾属"水"。五行学说还可说明人体脏腑组织之间生理功能的内在联系。如肾藏精以养肝, 肝藏血以济心, 心阳可温脾, 脾化生水谷精微以充肺, 肺清肃下行以助肾水, 这就是五脏相互滋生的关系。肺气清肃下降, 可抑制肝阳的上亢; 肝气条达, 可疏泄脾土的壅郁; 脾气运化, 可制约肾水的泛滥; 肾阴的滋润上济, 可抑制心火的亢逆; 心的阳热, 可制约肺金清肃太过。这就是五脏相互制约的关系。

五脏的制化关系, 每一个都具有我生、生我、我克、克我的生理关系, 每一个都具有克制与被克制的关系, 不会单独存在, 这样才能维持五脏之间的正常生理功能。

（二）说明人体的病理变化

运用五行学说说明人体病理变化，主要说明的是脏腑病的发病和传变规律。按照五脏与五行的相配理论，五脏与五时相对应，五时六气发生变化，产生六淫之邪气，会侵犯脏腑而发病，一般而言，会以主时之脏首先受邪发病为基本规律。如春季，风邪易入肝而致肝病。

五行学说也可用以说明在病理情况下，脏腑间的相互影响和传变，即一脏腑发病，可影响其他脏腑功能，导致其他脏腑亦发病，这就是脏腑病的传变。如肝病可传脾，是木乘土；脾病可影响肝，是土侮木；肝脾同病，互相影响，即木郁土虚或土壅木郁。其他脏腑的病变也是如此，都可用五行生克乘侮的关系说明它们在病理上的相互影响和传变。

五脏六腑的生理特征各异、功能上相互联系，故脏腑之间的病理变化是十分复杂的，按五行规律传变只是其中的一个方面，且不是所有的脏腑疾病都按五行规律传变，临床上切不可按图索骥。

（三）判断疾病的预后

疾病的发展趋势，有吉、凶、逆、顺的区别，而人体脏腑活动及其相互关系的异常变化，都可从人的面色、声音、口味、脉象等方面反映出来。所以，临床诊断疾病时，根据患者面色、声音、口味、脉象的变化，综合望、闻、问、切所得的材料，运用五行生克的理论，来推断病情。

一般而言，可通过病色与病脉、季节以及面部相应部位的变化等方面来判断疾病的预后。若出现的是病脏与病脉相符的颜色，色脉相符，说明病情较轻，如肝病见青色、脉弦；若出现的是色脉相生，表示疾病虽重，但病势为顺，预后良好，如肝病色青，见沉脉，脉沉属水，色青属木，水生木，色脉相生，病有生机，预后良；若出现色脉相克，表示疾病严重，病势为逆，预后不良，如肝病色青，见浮脉，浮脉属金，色青属木，金克木，色脉相克，病势发展少有生机，预后不良。同样，各脏腑的病色也会反映在面部的相应部位，若本脏之色见于本脏之位，是色、部相符，表示病情较轻。如鼻头属脾的分部，脾病鼻头见黄色，为色、部相符，表示脾病较轻。若出现色、部不符，就会有两种情况，一种是色、部相生，病势为顺，如脾病鼻头见白色，白属金，土生金，色、部相生，脾病为顺；一种是色、部相克，病势为逆，如脾病鼻头见青，青属木，木克土，色、部相克，脾病为甚、为逆，但不是死证。此外，还要考虑脉象与季节之间的关系，脉象的变化与季节相应，表示病证为顺，病脉与季节不相应，称为"脉不应时"，病证为逆。一般而言，春时病见弦脉，夏时病见洪脉，秋时病见浮脉，冬时病见沉脉，为脉应四时，病的预后较好。

（四）指导疾病的诊断和防治

五行理论指导疾病的诊断，主要运用五行归类的方法，将病变的脏、腑、体、窍与病证表现的脉、色、味、声、形、舌等进行联系，来确定病证的诊断。也就是将四诊得来的资料，运用五行理论，进行归类分析，从而作出证候判断。如面色青、喜食酸味、脉弦，可诊断为肝病；面色赤、口苦、脉洪数，可诊断为心火亢盛。但由于疾病的传变通常是一脏受病而波及他脏，或他脏受病而传其本脏。因此，在治疗时，除对所病本脏进行适当处理外，特别应考虑到与有关脏腑的传变关系、脏腑的功能状态，并应根据五行学说的生克乘侮规律，来调整其太过或不及，以控制其疾病的传变，使之恢复正常的功能活动。如脾胃虚弱的患者，面色当见黄色，若见青色，则为肝木乘脾土；心病患者，面当见赤色，若见面色偏黑，为水来乘火之兆。但要注意，不能把五行的某些关系当作刻板的公式而机械地运用，应当具体问题具体分析，灵活对待，做到辨证论治。

中医学根据五行相生和相克规律，确定了一些治疗原则和方法。

1. 根据相生规律确定"虚则补其母，实则泻其子"的治疗原则　补母，用于治疗母子两脏的虚证。如肾阴不足，不能滋养肝木，而致肝阴不足者，其治疗不直接治肝，而是补肾之虚，因为肾为肝母，肾水生肝木，所以补肾水以生肝木。又如肺气虚弱发展到一定程度，可影响脾之健运而导致脾虚，脾土为母，肺金为子，脾土生肺金，所以可用补脾土以益脾气的方法治疗。泻子，用于治疗子母两脏的实证。如肝火炽盛，出现肝实证时，肝木是母，心火是子，治疗肝之实火，可采用清心泻火法，泻心火有助于泻肝火。根据五行相生规律得出的治疗方法还有很多种，临床上常用的有"滋水涵木法"、"金水相生法"、"培土生金法"。

2. 根据相克规律确定"抑强扶弱"的治疗原则　无论相克关系失常中的相乘还是相侮，都存在一方太盛或另一方太弱的情况，因此，抑制太强的一方、扶助虚弱的一方，才能使其复归到正常的相克关系。如肝气横逆犯脾，出现肝脾不调之证，以疏肝、平肝为主；同时用健脾补脾之法，扶助脾土之弱，方可使肝脾复归到正常的相克关系。根据相克规律可以得出"抑木扶土法"、"培土制水法"、"佐金平木法"、"泻南补北法"、"五志相胜法"等临床常用的方法。

运用五行生克规律指导治疗，在临床上有一定的意义，但是并非所有的疾病都适用，要根据具体情况灵活运用。

在临床的具体运用中，五行亦可指导中药的使用。中药的色、味与五脏的五行归属之间存在的属性联系，是脏腑选用药物的依据。如青色、酸味入肝，肝病用白芍、山茱萸；赤色、苦味入心，心病用丹参、朱砂；黄色、甘味入脾，脾病用白术、甘草；白色、辛味入肺，肺病用麻黄、石膏；黑色、咸味入肾，肾病用玄参、熟地。

同步训练

一、单项选择题

1. 下列说法不正确的是
   A. 事物的阴阳属性不是绝对的，而是相对的
   B. 阴阳具有可分性
   C. 阴阳是指某一特定事物和现象
   D. 阴和阳是对立统一的

2. "寒极生热，热极生寒"属于阴阳的
   A. 对立制约　　B. 互根互用　　C. 相互转化　　D. 消长平衡

3. 由冬至春到夏，气候由寒逐渐变热属于阴阳的
   A. 阴消阳长　　B. 阳消阴长　　C. 寒极生热　　D. 阴阳对立制约

4. "原来属于阴的，可转属阳；原本属阳的，可转属阴"是指阴阳的
   A. 普遍性　　B. 关联性　　C. 相对性　　　D. 互根互用

5. 下列用阴阳学说来说明人体组织结构的说法，不正确的是
   A. 背部属阴，胸腹属阳
   B. 六腑属阳，五脏属阴
   C. 气属阳，血、津、液、精属阴
   D. 心、肺属阳，肝、脾、肾属阴

6. 五行中火的特性，古人形容概括为
   A. 曲直　　　　B. 炎上　　　　C. 稼穑
   D. 从革　　　　E. 润下

7. 根据五行的相生规律，心之"母"是
   A. 心　　　　　B. 肺　　　　　C. 脾　　　　　D. 肝

8. 肾精以养肝属五行之间的
   A. 相侮　　　　B. 相乘　　　　C. 相生　　　　D. 相克

二、简答题

1. 何谓阴阳？如何划分属性？
2. 阴阳学说的基本内容有哪些？
3. 阴阳学说如何在中医学中应用？
4. 五行的特性是什么？其相生相克有何规律？

第三章　藏象学说

知识要点

1. 掌握五脏的生理功能和病理变化。
2. 熟悉六腑的生理功能和病理变化以及脏腑之间的关系。
3. 了解奇恒之腑的生理功能。

"藏象"二字源于《素问·六节藏象论》。"藏"，指藏于体内的内脏；"象"，指表现于外的生理功能和病理现象。所谓"藏象"，指藏于体内的脏腑的生理功能及其病理变化反映于外的征象。因此，"象"是"藏"的外在反映，"藏"是"象"的内在本质，即通过对"象"的观察，便可测知体内"藏"的状态。藏与象是不可分割的整体。中医学以此作为依据来判断健康与疾病。

藏象学说是研究人体各个脏腑的生理功能活动、病理变化及其相互关系的学说。它是中医理论基础的重要组成部分，是辨证论治的基础，在中医临床实践中具有普遍的指导意义。

在中医理论体系中，藏象学说对内脏的研究，首先是在古代的历史条件下，了解内脏的解剖形态并将其作为基础，而更重要的是通过长期对生理病理现象的观察，来研究内脏的活动规律及其相互关系。

藏象学说的内容主要包括4部分：一是脏腑的解剖、生理和病理。藏象学说主要阐述五脏、六腑以及奇恒之腑的生理功能和病理变化，详于五脏略于六腑，详于脏腑的功能而略于脏腑的形态结构。二是五脏与形体及五官九窍的关系。皮肤、毛发、肌肉、脉管、筋膜、骨骼等形体组织，以及目、鼻、口、舌、耳、前阴、后阴等五官九窍都有不同的生理功能，其生理病理变化都反映着五脏的生理功能状态，五官九窍与五脏有着不可分割的关系。三是脏腑之间的关系。脏与脏、脏与腑、腑与腑之间在生理功能和病理变化等方面存在着密切的关系。四是脏腑与精、气、血、津液的生理、病理的关系。气、血、津液是维持生命活动不可缺少的物质，其生成、运行、输布须通过脏腑的功能活动才能完成；而脏腑的功能活动，又无不以气、血、津液作为物质基础。

脏腑是内脏的总称，按照脏腑的生理功能特点，可分为脏、腑、奇恒之腑3类。脏，即心、肺、肝、脾、肾，合称"五脏"；其形态多为实体性器官，它们共同的生理功能主要是生化和贮藏精、气、血、津液。腑，即胆、胃、小肠、大肠、膀胱、三焦，合称"六腑";其形态多为中空性器官,它们共同的生理功能主要是受纳和腐熟水谷、传化和排泄糟粕。对于脏与腑的区别,《素问·五脏别论》曰:"所谓五脏者,藏精气而不泻也,故满而不能实;六腑者,传化物而不藏,故实而不能满也。"奇恒之腑,包括胆、脉、骨、髓、脑、女子胞。"奇"作异字解,"恒"是常的意思。这6个器官组织,形多中空,类似六腑;而内藏精气,其功能又似脏。总体上似腑非腑,似脏非脏,故称之为"奇恒之腑"。

知识链接

中医学的脏器与现代解剖学的脏器名称内涵的区别

藏象学说中的心、肺、脾、肝、肾等脏腑的名称,虽与西医学中的脏器名称相同,但在生理病理含义上却不完全相同。从结构上来说,中医学的脏腑不单纯是一个解剖学的概念,更重要的是一个生理病理学的概念;而西医学中的脏器则是一个形态学的概念或实体性的结构,对其功能的认识是通过直接解剖分析该脏器而获得的。从具体功能上来说,中医学一个脏腑的功能,可能包含着西医解剖生理学中几个脏器的生理功能。例如,中医学中脾主运化的功能概括了西医学胃、肠、肝、胆、胰等消化器官和消化腺的功能;而西医学中一个脏器的功能,可能分散在中医学中几个脏腑的生理功能之中。例如中医学中的"心",除了代表解剖学上的实体外,还包括一部分神经系统尤其是大脑的某些功能,所以,中医学中的"心"不能完全与西医解剖学中的心等同。

藏象学说的形成,虽以一定的古代解剖知识为基础,但其发展主要是基于"有诸内,必形诸外"的系统观察研究方法,因此,藏象学说对脏腑组织的观察、分析、研究的结果,在一定程度上大大超越了解剖学中器官组织的范围,形成了中医学独特的脏腑生理、病理理论体系。

第一节　五　脏

五脏,即心、肺、肝、脾、肾的合称。这五个脏器其形态多为实体性器官,功能又各有专司,五脏之间的各种生理功能相互依存、相互制约、相互平衡,形成了以五脏为中心的整体功能系统。五脏共同的生理功能主要是生化和贮藏精、气、血、津液。

一、心

心位于胸中,两肺之间,膈膜之上,其形圆而下尖,似倒垂的莲蕊,外有心包包裹。心的主要生理功能是主血脉和主神志。由于心起着主管精神情志活动和协调脏腑功能的作用,故称为"君主之官"、"生之本"、"五脏六腑之大主"。心开窍于舌,其华在面，在志为喜，在液为汗。手少阴心经与手太阳小肠经相互络属，故心与小肠相表里。心在五行中属火，为阳中之阳，与夏季及南方相通应。

（一）主血脉

主，主宰；血脉，指血液和脉管。心主血脉指心脏具有推动血液在脉管内运行，发挥营养和滋润全身脏腑组织器官的功能。包括主血和主脉，心、血、脉三者构成一个相对独立的系统，这个系统的功能是否正常与心脏的搏动密切相关。心脏推动血液运行的动力称为"心气"。心脏正常搏动的动力来源于心气，只有心气充沛，才能维持正常的心力、心率和心律，血液才能在脉管内正常运行，周流不息，营养全身。

心脏的搏动是血液运行的原动力，脉管是血液运行的通道，心脏的搏动是否有力、脉道通利与否、血液的功能是否健全，均直接影响着血液的运行。所以，心气充沛、心血充盈、脉道通畅是心主血脉功能正常发挥的前提条件。心主血脉的功能是否正常，可从面色、舌色、脉象、胸部的感觉等方面反映出来。心脏功能正常，即心的气血充足，则心脏搏动如常，脉道通利，面色红润有光泽、舌色淡红、脉象和缓有力。若心的气血亏虚，脉道不充，则面色苍白无华、唇舌色淡、脉象细弱无力、心悸怔忡；若心火上炎，则面色红赤，甚则舌尖深红有芒刺、脉数、心胸烦热；若心气不足，行血无力，或瘀血阻滞，脉道不畅，则面色晦暗、唇舌青紫、舌有瘀点瘀斑、心前区憋闷疼痛或刺痛、脉象细涩或结代等。

（二）主神志

心主神志，即指心藏神。神，有广义和狭义之分。广义之神指人体生命活动的外在表现，反映脏腑经络等组织的生理功能，如整个人体精神以及面色、眼神、语言、应答、肢体活动和姿态等，即通常所谓的"神气"。狭义之神指人的精神、意识、思维活动，包括记忆、灵性、推理、判断、综合、分析、比较、抽象等。人的精神、意识、思维活动，是大脑的生理功能，即大脑对外界事物的反映。心主神志，指心具有主持人的精神、意识及思维活动的作用，属于狭义之神的范畴。藏象学说认为，人的精神、意识、思维活动与五脏有关，且与心的关系最为密切。各种情志活动的产生和调节，是各种内外刺激作用于人体，通过心作出反应，而形成喜、怒、忧、思、悲、恐、惊等情志变化。这一复杂的精神活动实际上是在"心神"的主导下，由五脏协作共同完成的。由于心主神志，为生之本，五脏六腑之大主，故情志所伤，首伤心神，次及相应脏腑，导致脏腑气机紊乱。

因此，心主神志的生理功能正常与否，可表现于精神状态、意识记忆、思维反应、睡眠等方面。心主神志功能正常，则精神振奋、神志清晰、思维敏捷、记忆力强、睡眠安稳。如心主神志功能异常，可见精神萎靡、意识不清，或神志模糊、反应迟钝、健忘、失眠、多梦、神志不宁，甚则神昏、谵语、狂乱等。临床上神志方面的病症，多从心论治。

心主血脉的生理功能与心主神志的生理功能关系密切，血液是神志活动的物质基础。因此，"心主血脉"为"心主神志"提供了物质基础；反之，"心主神志"的功能使心又具有接受外来信息，并作出正确反应的能力，对"心主血脉"的功能的发挥起着促进作用。心的气血充足，运行顺畅，神有所养，则思维敏捷。若心的气血衰少，心神失养，则精神萎靡、心慌心悸、失眠多梦；若热入血分，心神被扰，则烦躁不安。

（三）开窍于舌，其华在面

开窍，指内脏与体表官窍之间所构成的特定联系。心开窍于舌，指心之别络上系于舌，心之气血上注于舌，使舌能正常发挥其司味觉和表达语言的功能，故舌为心之外候，又称"舌为心之苗"。舌的生理功能有赖于心主血脉和心主神志的功能。因此，观察舌的变化可测知心主血脉及心主神志的功能。心的气血充足，则舌体红润灵活、味觉灵敏、语言流利。若心有病变，又可从舌上反映出来，如心血不足，则舌质淡白；心阳不足，则舌质淡白且胖嫩；心阴不足，则舌质红绛瘦瘪；心火上炎，则舌尖红或口舌糜烂生疮；心血瘀滞，则舌质紫暗或有瘀点瘀斑；邪热扰心或痰迷心窍，影响心神，则舌卷、舌强、语謇等。

其华在面，指从面部的色泽变化，可反映出心之气血的盛衰。华，即光彩、光华之义。这是因为头面部的血脉比较丰富，全身的血气皆上注于面，故心的生理功能是否正常以及气血的盛衰，均可以从面部色泽的变化而显露出来。若心气旺盛，血脉充盈，则面部红润而有光泽；若心之气血不足，则面色苍白无华；若心血瘀滞，则面色晦暗或青紫。

（四）在志为喜

志，指情志。喜，指人们对外界的刺激所引起的高兴、快乐的情志反应，有益于人的身心健康。心气充沛，气血充盈，则心情愉悦，气和志达，营卫通利。喜乐愉悦的心情，又可使气血条达，血脉通畅。故《素问·举痛论》："喜则气和志达，营卫通利。"若心病可致情志失常，如心气不足，神失所养，可见心情烦躁、忧郁欲哭等；痰火内扰，心神失常，则喜笑不休等。《素问·调经论》："神有余则笑不休，神不足则悲。"若喜乐无度，则可使心神受伤，心气涣散，神志不宁，甚至累及其他脏腑。心为神明之主，不仅过喜伤心，五志过极均可伤及心神，故《灵枢·邪气脏腑病形》："愁忧恐惧则伤心。"

（五）汗为心之液

汗为心之液，指心血为汗液化生之源。汗液可反映心的生理病理状态。汗是阳气蒸化津液而成，并由汗孔排出的液体。津液为血液的主要组成部分，汗为津液所化，心主血脉，津液和血液同出一源，血液之津渗出脉外则为津液，而血由心所主，故有"汗为心之液"之称。心血充盈，津液充足，汗化有源，可滋润皮肤；若汗出过多，不但损耗津液，亦常损伤心气、心血，而见心悸、气短、面白无华、神疲，甚则肢冷、亡阳等。故有"津血同源"、"血汗同源"之说。

【附】心包

心包又称心包络，是包在心脏外面的包膜，具有保护心脏的作用。经络学说认为，手厥阴经属于心包络，与手少阳三焦经相为表里，故心包络亦属于脏。古代医家认为，心为人身之君主，不得受邪，若外来的病邪侵袭于心，心包常先受邪，以保护心脏。故心包有"代君受邪"之功用。如《灵枢·邪客》："心者，五脏六腑之大主也，精神之所舍也。其脏坚固，邪弗能容也。容之则心伤，心伤则神去，神去则死矣。故诸邪之在于心者，皆在于心之包络。"明清时期的温病学家就是受到了"心不受邪"思想的影响，故在温病学中将外感热病中出现的高热、神昏、谵语等热邪内陷的病理变化，称为"热入心包"或"痰热蒙蔽心包"。

二、肺

肺居于胸腔，上通喉咙，左右各一，在脏腑之中其位最高，覆盖诸脏，因此有"华盖"之称。肺的主要生理功能是主气、司呼吸，主宣发肃降，通调水道，朝百脉，主治节。肺以主气为基本生理功能，通过宣发肃降运动调节全身的气、血、津液的输布运行，故肺主治节，为"相傅之官"。肺外合皮毛，开窍于鼻，在志为忧，在液为涕。因肺叶娇嫩，不耐寒热，易受邪侵，外感六淫、内停痰饮皆易伤肺，故又有"肺为娇脏"之称。手太阴肺经与手阳明大肠经相互络属，故肺与大肠相表里。肺在五行中属金。为阳中之阴脏，肺与秋季及西方相通应。

（一）主气、司呼吸

1. 主呼吸之气 肺具有调节呼吸运动的作用，是体内外气体交换的场所。人体通过肺吸入自然界的清气，呼出体内的浊气，吐故纳新，不断进行着体内外气体的交换，从而促进了气的生成和气的升降出入运动。肺司呼吸的作用不但维系着人体与外界环境的沟通，同时也保证人体内部新陈代谢的正常进行，以维持生命活动。肺的司呼吸功能正常，则气道通畅，呼吸调匀；若因各种原因导致肺的司呼吸功能失常，则可见胸闷、咳嗽、喘促、呼吸不利等。

2. 主一身之气 一身之气主要由禀受于父母的先天之气、后天的由肺吸入的自然界的清气与脾胃运化的水谷精气所构成。肺主一身之气，即一身之气都归属于肺，由肺所主，指肺有主持、调节全身之气的作用。体现在两个方面：①气的生成方面，特别是宗气的生成，主要由肺吸入的清气和脾胃运化的水谷精气结合而成。宗气积聚于胸中，通过肺的作用，出入于咽喉以司呼吸，贯通心脉以行气血，并通过心脉周流全身，从而维持各脏腑组织器官的功能活动。因此，肺的呼吸功能健全与否，直接影响着宗气的生成，同时也影响着全身之气的生成。②对全身的气机具有调节作用。肺有节律的一呼一吸，对全身之气的升降出入运动起着重要的调节作用。

肺主呼吸之气和主一身之气，实际上都隶属于肺的呼吸作用，肺的呼吸均匀调和，是气的生成和气机调畅的基本条件。肺司呼吸功能正常，则宗气和全身的脏腑之气生成旺盛；若肺司呼吸功能失常，必然会导致气的生成和运行异常，从而导致各种疾病的发生。肺司呼吸功能失常，清气不能正常吸入，浊气不能正常排除，影响宗气的生成。宗气不足，则可见呼吸无力，或少气不足以息、语声低微、神倦乏力等。所以，肺主一身之气的作用，主要取决于肺的呼吸运动。

（二）主宣发肃降

宣发，即宣通和发散之意，指肺气向上升宣和向外周布散的作用。肃降，即清肃、洁净和下降，指肺气向下通降和使呼吸道保持清洁的作用。

1. 肺主宣发　主要体现在 3 个方面：①通过肺的呼吸运动排出体内的浊气。②向上向外布散津液与水谷精微，即通过经脉气血的运行，将脾转输的津液与水谷精微布散到全身，外达于皮毛。③宣发卫气，即通过肺的宣发运动将卫气宣散到全身，以发挥护卫肌表、温养脏腑、调节腠理的作用，将机体代谢后的津液化为汗液排出体外，从而维持体温的相对恒定。肺主宣发的功能失常，肺气闭郁，可见呼吸不利、胸闷、咳嗽、喘促、鼻塞、喷嚏以及无汗等。

2. 肺主肃降　主要体现在 3 个方面：①通过肺的呼吸运动吸入自然界的清气。②将肺吸入的自然界清气和由脾转输至肺的津液、水谷精微向下布散。③清除肺和呼吸道的异物，以保持呼吸道的清洁和通畅。若肺失肃降，可见咳嗽、咳痰、呼吸短促或表浅等。

肺的宣发和肃降作用是既相反又相成的矛盾运动，二者在生理上是相互依存和相互制约的。在生理情况下，伴随着肺有节律的呼吸运动，气机一宣一降，维持呼吸均匀协调、气机调畅，实现了体内外气体的交换，促进全身气、血、津液的正常运行。病理情况下，二者又常常相互影响、相互传变。因此，肺气若没有正常的宣发功能，也就不能很好地发挥其肃降功能；同样，肺气若没有很好的肃降功能，也必然会影响肺气的正常宣发。若肺的宣发与肃降功能失调，就会发生"肺气失宣"或"肺失肃降"的病变，可出现胸闷气喘、咳嗽、咳痰等肺气上逆的症状。

（三）通调水道

通，即疏通；调，即调节；水道，指水液运行和排泄的通道。肺主通调水道，指肺对体内水液的输布、运行和排泄起着疏通和调节的作用。肺对体内水液的疏通和调节的作用，是通过肺气的宣发和肃降功能来实现的。人体内的水液虽由脾胃而来，但水液的输布、运行和排泄又依赖于肺的疏通和调节，以维持体内水液的动态平衡。人体内水液的排泄，主要是通过排尿这一途径，其次是皮肤毛孔的出汗和蒸发及呼气的散发，还有小部分经由大便、泪、涕、涎、唾、痰等排出。因此，肺的宣发，不但将津液和水谷精微布散至全身，而且肺宣发的卫气还能主司腠理的开阖，调节汗孔以排泄汗液，达到调节水液代谢的作用；肺气的肃降，不但能将吸入之清气下纳于肾，而且将体内的水液不断地向下输送，经过肾和膀胱的气化作用，生成尿液排出体外。故有"肺主行水"和"肺为水之上源"之说。若肺气的宣发和肃降功能失常，则肺之通调水道的功能就会受到影响，就会因水液停聚而发生小便不利、尿少、水肿等水液输布及运行障碍的病变。

（四）朝百脉，主治节

朝，即朝向、聚会之意；百脉，指全身的血脉。肺朝百脉，即全身的血液都通过经脉会聚于肺，并经过肺的呼吸进行体内外气体的交换，然后再将富含清气的血液通过经脉输送到全身，以达调节全身之气的作用。实际上，肺协助了心脏以运行血液。在病理情况下，若肺气壅塞，可致血脉运行不畅，则血脉瘀滞，可见胸闷、心悸、面色晦暗、唇舌青紫、脉涩或结代等。

治节，即治理和调节。肺主治节，即通过治理和调节气、血、津液以达到治理全身的作用。主要体现在4个方面：一是肺司呼吸，有调节呼吸的功能。二是治理和调节全身气机的升降出入。三是辅助心脏，推动和调节血液的运行。四是治理和调节津液的输布、运行和排泄。肺主治节的功能实际上是对肺生理功能的综合概括。若肺主治节的功能失常，可见呼吸异常、水液代谢异常、气血运行异常等病理变化，甚至影响全身相应脏腑的功能。

（五）外合皮毛，开窍于鼻

皮毛，包括皮肤、汗腺、毫毛等组织，是一身之表，为抵御外邪的屏障。肺在体合皮，其华在毛，指肺具有宣发卫气、输精于皮毛的功能。所以，皮肤与肺的关系十分密切，表现在两个方面：一是肺输布精气，充养皮肤。肺将水谷精微布散到皮毛，则皮肤滋润、毫毛光泽。二是肺宣发卫气，外达皮肤。卫气充于皮肉，其作用为温养皮肤、抵御外邪、控制汗孔的开阖。皮毛得到卫气温养，便可发挥保卫机体，抵御外邪入侵的屏障作用；皮毛汗孔的开阖，不仅排泄汗液，还有调节体温、配合呼吸运动的作用。肺气宣发的功能正常，则皮肤固密、毫毛润泽、抗御外邪的能力较强。病理情况下，肺气虚弱，不能输精于皮毛，则皮毛憔悴枯槁；肺不能宣发卫气于肌表，则肌表失固，抗御外邪的能力低下，可见肤冷畏寒、自汗、易感冒。反之，若外邪侵袭皮毛，卫气不固，毛窍闭塞，亦可见发热、恶寒、无汗、鼻塞、咳喘等肺气失宣的表现。

鼻为呼吸之气出入的通道，与肺直接相连，肺之呼吸功能及气血盛衰活动可反应于鼻。故鼻为肺之窍。鼻的通气和嗅觉功能，依赖于肺气的宣发作用，肺气宣畅，则鼻窍通利、嗅觉灵敏、发音正常；若外邪袭肺，亦多从鼻侵入，肺的病变也多见鼻的证候，肺气失宣，可见鼻塞、流涕、喷嚏、嗅觉不灵等。喉为肺之门户，上连于鼻，下通于肺，为呼吸之气出入的门户。喉部的发音功能，也依赖肺气的宣发和滋润。肺气宣畅，喉得所养，则呼吸通利、声音能彰；若肺气失和，或肺津不足、肺阴亏虚，喉失所养，则呼吸不畅、喉部痒痛、声音嘶哑甚至失音等。

（六）在志为忧

"忧"和"悲"同属肺志。若悲忧过度，可伤及肺气，"悲伤肺"，"悲则气消"，可见呼吸气短、体倦乏力等肺气不足的病理表现；反之，若肺气虚损或肺失宣降，则可致机体对外界刺激的耐受性下降，则易于产生悲忧的情绪变化。

（七）涕为肺之液

涕为肺之液，对鼻腔起着润泽的作用。鼻涕是肺宣发的津液经鼻腔黏膜分泌而成。肺气充足，则鼻涕润泽鼻窍而不外流。若外邪袭肺，肺失宣降，则导致涕的分泌和性状异常。如热邪壅肺，则鼻窍灼热而涕黄稠；风寒袭肺，则鼻塞不通或鼻流清涕。燥邪犯肺，则见鼻干少涕。

三、脾

脾位于中焦，在膈之下偏左方。脾的主要生理功能是主运化、主升清、统摄血液。脾胃同居中焦，脾主运化，胃主受纳，精、气、血、津液的化生和生命活动的正常进行，有赖于脾之运化，因而称脾胃为"后天之本"、"仓廪之本"、"气血生化之源"。脾在五行中属土，为阴中之至阴，喜燥恶湿。与长夏之气相应。在体合肉，主四肢。脾开窍于口，其华在唇，在志为思，在液为涎。足太阴脾经与足阳明胃经相互络属，故脾与胃相表里。

（一）主运化

运，即转运、输送；化，即消化吸收。脾主运化，指脾具有把水谷化为精微，并将精微物质吸收并转输至全身各脏腑组织的生理功能。脾的运化功能包括运化水谷和运化水液两个方面。

1. 运化水谷 指脾对饮食水谷的消化及对水谷精微的吸收、输布以营养全身的功能。饮食物入胃，主要在胃和小肠中进行消化，经过胃的"腐熟"作用和小肠的"化物"、"泌别清浊"作用，将水谷分解为精微物质和糟粕两部分，其中精微物质在脾气的作用下进一步消化吸收，上输于心肺，并在脾肺的共同作用下化生气血而输布全身，以发挥营养脏腑组织的作用。因脾具有运化水谷的功能，而水谷精微又是人出生后维持生命活动所需营养物质的主要来源，也是生成气血的主要物质基础，所以，前人有脾为"后天之本"和"气血生化之源"之说。若脾的运化功能正常，才能为化生精、气、血、津液提供丰富的物质基础，从而为五脏六腑及经络组织、四肢百骸以及筋肉皮毛等组织器官提供充分的营养，才能保证人体进行正常的生理活动。若脾之运化水谷的功能减退，消化吸收功能失常，可见腹胀、便溏或完谷不化、食欲不振等异常表现，同时，机体各脏腑组织得不到水谷精微的滋养，可见神疲乏力、消瘦、倦怠等气血生化不足的病理表现。

2. 运化水液 亦称"运化水湿"，指脾对水液具有吸收、转输和布散的作用，是维持水液代谢平衡的一个重要环节。饮水经口入于胃，经脾吸收转输并上输于肺，经过肺的宣降作用，布散到全身的脏腑组织，发挥其营养和滋润作用；同时，脾又把各脏腑组织利用后的多余的水液，及时地转输到肺和肾，外达于皮毛之水液，在肺的宣发和肃降作用下化生汗液，而下输于肾之水液，在肾的气化作用下化生尿液排出体外。因此，脾是水液代谢的一个重要脏腑。脾气健旺，运化水液的功能强盛，可防止水、湿、痰、饮等病理产物的生成；反之，脾失健运，运化水液的功能减退，必然会导致水湿停留，产生水、湿、痰、饮等病理产物，而见便溏、水肿等病理表现，正如《素问·至真要大论》所说："诸湿肿满，皆属于脾。"

（二）主升清

脾气的运动特点是以上升为主。升，上升、输布和升举；清，指水谷精微等营养物质。脾主升清，指脾具有将水谷精微上输于心、肺及头目，并通过心肺化生气血以营养全身的功能。脾之清，是与胃的降浊相对而言的。脾气升则健，胃气降则和。脾与胃二者一升一降，既对立又统一，共同完成饮食物的消化、吸收与输布。脾的升清功能，一方面可使水谷精微等营养物质能正常吸收与输布；另一方面，脾气的升举作用可维持机体内脏位置的相对恒定。若脾主升清功能正常，则水谷精微能够正常吸收和输布，且内脏不致下垂。若脾气虚弱，清气不升，则水谷不化，气血生化乏源，可见神疲乏力、头晕目眩、腹胀、便溏、泄泻等；或脾气下陷（又称中气下陷），可见久泄、脱肛甚至内脏下垂等。

（三）主统血

统，即统摄、控制、约束之意。脾主统血，指脾有统摄、控制血液在脉管内运行，而不致溢出脉道之外的生理作用。血液的来源需依赖水谷精微所化生，若脾气健旺，不但血液化生有源，机体营养充足，且能统摄血液，使血液正常循行于脉管之内而营养全身脏腑组织。脾主统血的作用是通过气的固摄功能来实现的。因此，脾气充盛，气血生化有源，且能约束血液，使之行于脉管之内。若脾气虚衰，统摄无权，则血溢脉外，可见血虚及各种出血病证，如肌衄、崩漏、便血等，即脾不统血证。

（四）主肌肉和四肢

脾胃为气血生化之源，肌肉和四肢的运动所需的营养物质，需依赖脾所化生的水谷精微来充养。脾气健运，则肌肉和四肢营养充足，才能使肌肉发达、丰满、健壮，四肢轻劲、活动有力；反之，若脾之功能减退，失其健运，气血化生不足，则肌肉消瘦、四肢乏力，甚则痿弱不用。所以，肌肉的丰满与消瘦、四肢的运动功能与脾气的盛衰关系密切。

（五）开窍于口，其华在唇

口，即口腔，脾开窍于口，指人的饮食口味与脾的运化功能密切相关。脾气健运，则口味清新，食欲旺盛；若脾失健运，则会出现食欲的改变和口味的异常，常见口淡乏味、口苦或口甜、口黏等。

口唇的肌肉为脾所主，口唇的色泽与全身的气血是否充足密切相关。脾为气血生化之源，口唇的色泽、形态变化可反映出脾气的盛衰。脾气健运，气血化源充足，血脉充盈，则口唇红润有光泽；反之，脾气虚衰，气血亏虚，营养不良，则口唇淡白无华，甚则萎黄不泽。

（六）在志为思

思，即思考、思虑，是人体本身的精神、意识、思维活动的一种正常生理状态。脾的生理功能与情志之思有关，脾主运化，为气血生化之源，而气血是思虑活动的物质基础，故思为脾志。人们正常地思考问题对机体本身并没有不良的影响，若思虑过度，或所思不遂，就可能影响到人体正常的生理活动，便会导致脾气郁结，运化失常，可见不思饮食、脘腹胀满、食少、倦怠、大便稀溏、心悸失眠等。

（七）涎为脾之液

涎为口津中较为清稀的部分，由脾气化生、转输布散。涎有清洁口腔、保护口腔黏膜的作用，有助于吞咽和消化食物。生理情况下，在脾气升清的作用下，涎液上行于口，而不溢出口外；若脾胃失和，则可致涎液分泌失常，可见口涎自出等表现。

四、肝

肝位于腹腔之上部，横膈之下，右胁之内。肝的主要生理功能是主疏泄和主藏血。生理特点为肝之藏血为体阴，行疏泄而用阳，故有肝"体阴而用阳"之说。肝在五行中属木，为阴中之阳，与春气、东方相通应。肝开窍于目，主筋，其华在爪，在志为怒，在液为泪。足厥阴肝经与足少阳胆经相互络属，故肝与胆相表里。

（一）主疏泄

疏，即疏通；泄，即发泄、升发之意。肝主疏泄，指肝以其疏通、畅达、升发的特性，具有调畅全身气机的作用。主要体现在以下 4 个方面。

1. 调畅气机　指肝的疏泄功能对全身气机升降出入运动之间的协调平衡，起着重要的疏通和调节作用。脏腑、经络、组织器官等的功能活动全依赖于气的升降出入运动。肝的主升、主动的生理特性，是全身气机疏通、升发、畅达的重要因素。肝的疏泄功能正常，则全身气机调畅，便可维持气血正常运行，使脏腑、经络、组织器官等功能活动协调进行。反之，若肝的疏泄功能失常，气血运行失常，使气机阻滞，可见两个方面的病理现象：一是肝的疏泄功能减退，气的升发不足，气机的疏通和畅达就会受到影响，而形成气机阻滞、郁结的病理现象，可见胸胁、两乳或少腹胀满不适，精神抑郁等；二是肝的疏泄功能失调，气机升发太过，则肝气上逆，可见面红目赤、头胀头痛、头晕耳鸣、急躁易怒等，若气升太过，血随气逆，可致血从上溢如吐血、咯血等，甚至猝然昏倒、不省人事等。

此外，肝主疏泄，调畅气机，还有利于血液的运行和三焦水道的通利。若气机郁结，可致血液的运行障碍，形成血瘀，可见癥积、肿块或女子经行不畅、痛经、闭经等病证；若肝气上逆，血不循经，可见呕血、咯血或女子月经过多、崩漏等；若气机郁结，可致津液输布代谢障碍，产生水肿、痰饮等水液潴留的病理现象。

2. 调畅情志　情志活动，指人类精神活动中以反映情感变化为主的一类心理过程。气血是情志活动的物质基础，气机调畅，血行通达，五脏和调，则情志舒畅。情志活动主要由心统领，但又与肝的疏泄功能密切相关。正常的情志活动依赖于气机的调畅，以气血为物质基础，而肝主疏泄，能调理气机，影响着气血的运行，起着调节清志的作用。肝的疏泄功能正常，则气机调畅，经络通利，气血的运行通畅。因情志活动主要依赖于气血的正常运行，所以，气血顺畅，血气平和，则精神愉悦、心情舒畅。若肝的疏泄失常，气机郁结，则精神抑郁、闷闷不乐、多愁善感、心情不畅、善太息；若肝的疏泄失常，升发太过，则肝阳偏亢或肝火过盛，可见精神亢奋、头胀头痛、面红目赤、烦躁易怒等。反之，在反复的、长时间的不良情志刺激下，也会影响肝的疏泄功能，导致肝气郁结，或肝气上逆的病理变化。

3. 促进消化　主要体现在两个方面：①协调脾胃的升降。胃主受纳、脾主运化，胃气主降、脾气主升，共同完成饮食物的消化吸收。肝的疏泄功能正常是保证脾胃升降协调的重要条件。肝的疏泄功能正常，既可使脾之清阳能升，水谷精微上输于心肺，又可协助胃之受纳腐熟水谷，并将腐熟之水谷顺利下传于小肠而进一步泌别清浊。若肝的疏泄功能异常，则直接影响脾胃气机的升降。若影响胃之降浊功能，可见呃逆、嗳气、胃脘胀满疼痛、恶心、呕吐等肝胃不和的表现；若影响脾之升清功能，可见腹胀、腹痛、泄泻等肝脾不调的表现。②调节胆汁的分泌和排泄。肝的疏泄功能正常，则胆汁的分泌和排泄如常，可促进饮食物的消化吸收；若肝的疏泄功能失常，肝气郁结，可致胆汁的分泌和排泄异常，可见胁肋胀满疼痛、口苦、纳食不化、厌油腻食物甚则黄疸等。

4. 促进生殖　机体的生殖功能与肾藏精关系密切，同时，女子月经与男子排精是否正常，还受到肝主疏泄功能的影响。女子月经的排泄与胎儿的孕育、男子精液的贮藏与施泄，皆是肝之疏泄与肾的闭藏作用相互协调的结果。肝的疏泄功能正常，则精泄通畅有度，女子经行通畅；若肝失疏泄，气机失调，可见男子排精异常，女子月经紊乱、经行不畅甚至痛经。正是由于肝之疏泄功能对女子的生殖功能有着重要的促进作用，所以有"女子以肝为先天"之说。

（二）主藏血

肝藏血，指肝具有贮藏血液、调节血量和防止出血的生理作用。

1. 贮藏血液　血液来源于脾胃运化的水谷精微而藏于肝，肝内贮藏一定量的血液，一可濡养肝木自身，以制约自身阳气的过度升腾，防止肝阳过亢，保持肝之体阴而用阳的正常生理状态，维护肝的疏泄功能，以适应人体在不同生理状态下的需要。二为女子经血之源。肝内贮藏充足的血液为女子月经来潮的重要保证。冲脉起于胞中而通于肝，与女子的月经来潮关系密切，肝血充足，冲脉充盛，则月经按时来潮。三是藏血舍魂，与睡眠有关。魂属于神，血液是神志活动的物质基础，肝血充足，则魂有所养，夜寐安宁。

2. 调节血量　在正常的生理情况下，人体内的血液量是相对恒定的。随着活动量的大小、情绪的变化以及外界环境变化等因素的影响，各部分的血液量常随着不同的生理状态而改变。当处于安静状态时，机体需要的血流量减少，部分血液回流至肝脏并贮藏起来；当处于运动状态时，机体的血液需要量增加，肝脏内贮藏的血液被调动出来，以满足身体各组织器官的需要。若肝血不足，濡养功能减退，则见两目干涩、肢体麻木；或头晕头胀、烦躁；或月经量少，甚则经闭；或血不养神，而见失眠多梦、夜寐不安等。

3. 防止出血　肝之藏血，可调节血量并可适时收摄部分血液，防止血液外溢。肝的藏血功能正常，可防止肝之阳气亢逆而迫血妄行。若肝气虚弱，收摄无力，或阴虚阳亢，迫使血液妄行，皆可致各种出血病变。若肝藏血的功能失常，不仅会引起血虚或出血病变，可见吐血、衄血等；还可致身体多个部位的血液濡养不足，如肝血不足，不能濡养头目，可见两目干涩昏花、视物不清、夜盲；或血不养神，而见失眠多梦、夜寐不安、头晕头胀、烦躁等；肝血不能濡养于筋脉，可见肢体麻木、屈伸不利、筋脉拘急等。肝主藏血的生理功能，还与女子的月经来潮密切相关。肝血不足或肝藏血的功能失常时，可见月经量少、闭经，或月经量多，甚则崩漏等。

（三）主筋，其华在爪

筋，即筋膜，附着于骨聚于关节，是联结关节、肌肉的组织。筋发挥其收缩弛张，使关节活动自如的功能，须依赖肝血供给营养。肝血充足，筋脉得以充分的濡养，则肢体强健有力、活动灵活自如。若肝血不足，筋脉失其濡养，筋脉之活动功能减退，可见动作迟缓、肢体关节活动不灵、肢体麻木或屈伸不利，甚至手足震颤、四肢抽搐等肝风内动之证。

爪，即爪甲，包括指甲或趾甲。爪为筋之延续，肝血养筋，故"爪为筋之余"。因此，爪甲的荣枯与肝之藏血的盈亏密切相关。肝血充足，则爪甲坚韧、红润有光泽；肝血亏虚，则爪甲软薄而质脆、色夭而枯，甚则易变形脆裂。

（四）开窍于目

肝的经脉上系于目，肝的精血上注于目，目的视觉功能的发挥依赖于肝血的滋养，所以"肝开窍于目"。因此，肝之功能正常与否，亦可从目上反映出来。肝血充足，目得血养，则目睛明亮、视物清晰。若肝血不足，目失所养，则两目干涩、视物不清或夜盲；肝经风热，则目赤痒痛；肝火上炎，则目赤肿痛；肝风内动，则目睛上视；肝胆湿热，则目睛黄染等。

目的视觉功能还与五脏功能关系密切。五脏六腑之精气，皆上注于眼目，以濡养目睛组织。藏象学说将眼睛的不同部位分属于五脏，形成了"五轮学说"。《灵枢·大惑论》说："五脏六腑之精气，皆上注于目而为之精，精之窠为眼，骨之精为瞳子，筋之精为黑眼，血之精为络，其窠气之精为白眼，肌肉之精为约束；裹撷筋骨血气之精而与脉并为系，上属于脑，后出于项中。"为眼科疾病的辨证论治奠定了理论基础。

（五）在志为怒

怒是人们在情绪激动时的一种情志变化。怒在一定限度内是情绪的宣泄，对维护机体的生理平衡具有重要意义。若大怒或郁怒不解，可致肝气郁结，气机不畅，或升发太过，气机上逆，可见头胀头痛，甚则血随气升，呕血或昏厥等。正如《素问·举痛论》："怒则气逆，甚则呕血及飧泄。"《素问·生气通天论》："阳气者，大怒则形气绝，而血菀于上，使人薄厥。"另一方面，肝气上逆、肝火上炎、肝阳上亢等，多见急躁易怒，甚至暴怒等。

（六）泪为肝之液

泪为目睛之液。泪由肝血所化生，肝血充足，目睛中津液满溢，则能濡润双目，保护眼睛。若肝的功能失常，可致泪液分泌异常。如肝血亏虚，津液不足，则两目干涩；肝经风热，则迎风流泪；肝经湿热，则目眵增多。

五、肾

肾位于腰部，脊柱两侧，左右各一，故称"腰为肾之府"。由于肾藏"先天之精"，为脏腑阴阳之本、生命之根源，故肾有"先天之本"之称。肾的主要生理功能是藏精，主生长发育和生殖，主水，主纳气。肾精化肾气，肾气分阴阳，肾阴与肾阳能资助和促进全身脏腑阴阳，故又称肾为"五脏阴阳之本"。肾藏精，主蛰，又称"封藏之本"。肾主骨生髓，其华在发，开窍于耳和二阴，在志为恐，在液为唾。肾在五行中属水，足少阴肾经与足太阳膀胱经相互络属，故肾与膀胱相表里。

（一）藏精，主生长、发育与生殖

精，有广义和狭义之分。广义之精，泛指构成人体的基本物质，也是维持生长发育、生殖功能和各脏腑组织器官机能活动的一切物质基础；狭义之精，禀受于父母而贮藏于肾，故又称"生殖之精"。肾主藏精，指肾具有摄纳、贮存和封藏精气，使之不致无故流失的作用。肾所藏之精，包括"先天之精"和"后天之精"。"先天之精"是禀受于父母的生殖之精，其与生俱来，是形成胚胎的原始物质；"后天之精"来源于饮食水谷，由脾胃所化生，是各脏腑代谢所化生的精微物质，以维持生命活动。先天之精与后天之精之间，相互依存、相互为用。先天之精有赖后天之精的不断培育和充养，后天之精须以先天之精为动力，才能不断地摄入和化生，二者密切配合，相辅相成，共同维持生命活动的正常进行。

肾藏精，精能化气。肾精所化之气，称"肾气"，与肾精合称为肾中精气。肾中精气的盛衰，对生长、发育及其生殖功能的形成起着重要作用。人自形成胚胎起，在母体内靠肾中精气的作用，才能发育成完整的机体；出生后，生、长、壮、老、已均与肾中精气的盛衰密切相关。从幼年开始，随着肾中精气的逐渐充盛，出现"齿更"和"发长"等机体迅速生长的现象。青春期，肾中精气进一步充盛，机体内产生一种促进性功能成熟的物质"天癸"，性功能日趋成熟而具有生殖功能。男子产生精子，有精液排泄现象；女子开始按期排卵，出现月经。青壮年时期，肾中精气充盛，身体发育健全，机体活动能力增强，性功能发育成熟。中年之后，肾中精气开始衰减。老年时期，肾中精气逐渐衰减，生殖功能衰退渐至消失，形体亦随之衰老。

《素问·上古天真论》曰："女子七岁，肾气盛，齿更发长；二七而天癸至，任脉通，太冲脉盛，月事以时下，故有子；三七肾气平均，故真牙生而长极；四七，筋骨坚，发长极，身体盛壮；五七，阳明脉衰，面始焦，发始堕；六七，三阳脉衰于上，面皆焦，发始白；七七，任脉虚，太冲脉衰少，天癸竭，地道不通，故形坏而无子也。丈夫八岁，肾气实，发长齿更；二八肾气盛，天癸至，精气溢泻，阴阳和，故能有子；三八肾气平均，筋骨劲强，故真牙生而长极；四八，筋骨隆盛，肌肉满壮；五八，肾气衰，发堕齿槁；六八，阳气衰于上，面焦，发鬓颁白；七八肝气衰，筋不能动，天癸竭，精少，肾脏衰，形体皆极；八八，则齿发去。"

由此看出，肾中精气的盛衰是机体生、长、壮、老、已的根本。肾中精气充盛，则生长发育良好，生殖能力健全；若肾中精气不足，或肾中精气亏虚，就会影响机体的生长发育和生殖功能，可出现小儿生长发育迟缓，青少年生殖器官发育不良，成年人生殖功能低下、不孕不育，中老年人可见生殖功能减退或早衰等。

肾中精气，具体可通过肾阴、肾阳的协调平衡来体现。肾阴，又称为"元阴"、"真阴"，是人体阴液的根本，对各脏腑组织器官起着滋润和濡养的作用；肾阳，又称为"元阳"、"真阳"，是人体阳气的根本，对各脏腑组织器官起着推动和温煦作用。肾阴和肾阳之间，既相互依存，又相互制约，对维持机体生命活动的正常进行，保持机体阴阳处于相对的动态的平衡状态起着重要作用。若肾中阴阳平衡遭到破坏，即可形成肾阴不足或肾阳虚损的病理变化。如肾阳不足，阴寒内盛，温煦与气化功能失职，生殖功能衰减，则见形寒肢冷、腰膝冷痛、小便频数、五更泄泻、男子阳痿早泄、女子宫冷不孕等；若肾阴亏虚，失其濡养滋润功能，则虚热内生，可见五心烦热、潮热盗汗、头晕目眩或男子遗精、女子梦交等。由于肾阴、肾阳均以肾中精气为物质基础，肾阴、肾阳的虚损本质上都是肾中精气不足的表现，又因阴阳是互根的，肾阴虚损到一定程度，必然累及肾阳，肾阳亏虚日久，必然累及肾阴，形成"阴损及阳"或"阳损及阴"的病理表现，最终导致肾中阴阳俱虚。

（二）主水

肾主水，指肾在调节体内水液输布和运行，维持体内水液代谢平衡方面起着重要作用，故"肾为水脏"。水液的输布和排泄是一个复杂的生理过程，肾对体内水液的调节主要通过肾中精气的气化作用来实现。因此，肾主水的作用亦称肾的气化作用。

在正常生理情况下，饮水入于胃后，由脾运化和转输，并输送到肺，再经肺气的宣发和肃降布散到全身，以发挥滋润和濡养作用，并将宣发至皮毛腠理的水液化为汗液，从皮肤汗孔排出体外。经过脏腑组织器官及形体官窍代谢后所产生的浊液，经三焦的输布下归于肾，在肺的肃降作用下输送至膀胱，再经肾气的气化作用，将水液分为清浊两部分。清者被重新吸收，在脾气的转输作用下，通过三焦的水道上输于肺，输布于全身各脏腑组织器官，重新参与机体的水液代谢；浊者则化为尿液，下行注入膀胱，在肾与膀胱的气化作用下，经尿道排出体外。可见，机体水液的输布和排泄，是在肺、脾、肾、胃、小肠、大肠、膀胱、三焦等脏腑的共同参与下完成的，肾气主司和调节着机体水液代谢的各个环节。

尿液的生成和排泄，在维持体内水液代谢平衡的过程中起着关键的作用。膀胱具有贮藏尿液和排泄尿液的作用，同时，尿液的生成和排泄又须依赖肾气的作用。故肾的气化功能正常，肾阴、肾阳的推动和调控作用协调，则膀胱开阖有度，尿液的生成和排泄才能正常进行，从而使水液代谢能够正常进行。若肾的气化功能失常，就可引起水液代谢障碍。若肾阳虚衰，气化失常，关门不利，则小便不利、尿少、水肿；若肾气不足，固摄无力，气不化水，膀胱失约，可见小便清长、夜尿增多，或遗尿、小便失禁等。

（三）主纳气

纳，即受纳、固摄。肾主纳气，指肾具有摄纳肺所吸入的自然界清气，通过调节呼吸作用使呼吸保持一定的深度，维持呼吸功能正常进行的作用。呼吸运动，虽为肺所主，但吸入之清气通过肺的肃降作用，下达于肾，经肾气的摄纳潜藏，才能使呼吸维持一定的深度，保证了呼吸的均匀、调和。所以有"肺为气之主，肾为气之根"之说。若肾的纳气功能减退，摄纳无权，吸入之清气不能下纳于肾，则可见呼吸表浅、动辄气喘、呼多吸少等，临床上称之为"肾不纳气"。

（四）主骨，生髓，通于脑，其华在发

肾中精气是促进人体生长发育的一个重要组成部分。肾主藏精，精能生髓，髓居于骨中，肾中精气充盈，则骨髓、脊髓和脑髓得到充养，骨骼得到骨髓的充分滋养从而发育正常、坚固而有力；若肾中精气不足，骨髓化源不足，不能营养骨骼，可见骨骼脆弱或痿弱无力、小儿发育迟缓、囟门迟闭等。

髓有骨髓和脑髓之分，脑为髓聚而成，故称"脑为髓之海"。脑髓得到肾精充养，则脑的发育健全，思维敏捷。因此，肾中精气的盛衰，不仅能影响骨的生长发育，而且能影响脑的发育。中医学认为，神志活动"藏于脑，发于心"，精神意识活动虽由心所主，与大脑也有密切的关系，故髓海充盈与否，与精神意识活动尤其是记忆方面的能力密切相关。

"齿为骨之余"，齿与骨同出一源，由肾中精气充养。因此，牙齿的生长和脱落，与肾中精气的盛衰密切相关。肾中精气充盛，则牙齿坚固而不易脱落；肾中精气不足，则小儿牙齿生长迟缓，成人则易出现松动或早期脱落。

"发为血之余"，发的营养来源于血，但发的生机根源于肾。精与血是相互化生的，肾藏精，精能化血，肾精足则血旺盛，血旺则毛发得到充分的滋养，所以，发为肾之外候，头发的生长状态可反映出肾中精气的盛衰。肾精充足，则头发茂密、色黑而润泽；若肾精不足，则毛发干枯稀疏或发白易脱。故肾"其华在发"。

（五）开窍于耳和二阴

肾开窍于耳，指耳的听觉功能须依赖肾中精气的充养。肾中精气充盛，则听觉灵敏；肾中精气虚衰，则听力减退，甚则耳鸣耳聋。老年人之所以多见听力下降，甚则耳聋失聪，是因肾中精气自然衰减所致。

二阴指前阴和后阴。前阴有排尿、生殖功能，后阴有排泄粪便的功能。这三方面的功能都依赖于肾的气化作用，故有"肾开窍于二阴"之说。一是肾的气化功能正常，膀胱开阖有度，尿液的生成和排泄正常；若肾的气化失常，则致小便增多、尿失禁、遗尿，或小便不利、尿少、水肿等。二是肾中精气的盛衰对生殖功能起着决定性作用。肾中精气充盛，女子月经有时，男子精气蓄溢有度，而能孕能育；若肾中精气不足，或失于封藏，可致成人生殖功能减退，甚或男子滑精、早泄，女子闭经、不孕。三是大便的形成和排泄虽在大肠，但又需肾阴的滋润、肾阳的温养和推动。若肾阴不足，则肠道失润，大便干结；肾阳虚衰，则脾失温养，大便溏泄，甚则五更泄泻，或使大肠传送无力，大便艰难不行。

（六）在志为恐

恐是人们对事情惧怕所产生的一种情绪反应。惊、恐相似，同为肾志，都属不良的精神刺激，均能伤肾。惊恐伤肾，常致肾的气机逆乱，封藏失职，可见二便失禁或遗精滑泄等。

（七）唾为肾之液

唾是口津中较为稠厚的部分，具有润泽口腔，帮助消化的作用。足少阴肾经挟舌本，唾为肾精所化，经肾经直达舌下，唾液下咽而不吐，可充养肾精。如多唾、久唾可耗伤肾精；肾阳虚衰，肾液不固，则口中多唾；肾精亏虚，则口干舌燥而少唾。

第二节　六　　腑

六腑，即胆、胃、小肠、大肠、膀胱、三焦的合称。六腑在结构上多为中空有腔的器官，与饮食物在机体内消化、吸收、排泄及水液代谢密切相关。六腑共同的生理功能是受纳和腐熟水谷、传化和排泄糟粕。六腑以通为用，以降为和，若六腑通降太过或不及，则会影响饮食水谷的受盛、传化与排泄，机体就会出现相应的疾病。

一、胆

胆位于腹腔内右胁部肝下，附着于肝之短叶，与肝紧密相连。足少阳胆经与足厥阴肝经相互络属，构成表里关系。胆为中空的囊状器官，内藏胆汁。胆既属六腑，又属于奇恒之腑。胆的主要生理功能是贮存和排泄胆汁，主决断。

（一）贮存和排泄胆汁

胆汁，为黄绿色液体，具有促进食物消化吸收的作用。胆汁是由肝之精气所化生，贮存于胆囊内，通过胆管排泄于小肠，可促进食物的消化。胆本身并无传化饮食物的生理功能，且内藏精汁，故又称为"中精之府"、"清净之府"。胆汁的排泄须依赖肝的疏泄功能的调节和控制。肝的疏泄功能正常，则胆汁排泄畅达，脾胃运化功能健旺。若肝的疏泄功能失常，肝气郁结，胆汁分泌和排泄不利，胆汁郁结，则影响脾胃的消化功能，可见胸胁胀满、食欲不振、腹胀、便溏；若肝的疏泄太过，胆汁上逆，还可见口苦、呕吐黄绿苦水；若胆汁排泄不畅，日久则导致胆汁淤积、砂石形成；若湿热蕴结肝胆，胆汁不循常道，外溢肌肤而见黄疸等。

（二）主决断

胆主决断，指胆具有判断事物，并作出决定的作用。由于肝主疏泄，有调畅情志的作用，主谋虑，而胆依附于肝，通过经络相互络属、互为表里，所以，胆亦与情志活动密切相关。胆主决断，肝与胆共同调节着精神思维活动。临床上常见的易惊善恐、遇事不决等病证，常从胆论治。

胆有贮存和排泄胆汁以促进食物消化吸收的作用，故胆为六腑之一；又因胆本身并无传化饮食物的生理功能，且内藏精汁，与脏功能相近，不同于六腑，所以又将胆归属于奇恒之腑。

二、胃

胃位于腹腔上部，居于横膈之下，上接食管，下通小肠。胃，又称胃脘。胃分为上、中、下三部分，即上脘、中脘、下脘，胃的上口为贲门，下口为幽门。足阳明胃经与足太阴脾经相互络属，构成表里关系。胃的主要生理功能是主受纳与腐熟水谷，主通降，以降为和。

（一）主受纳与腐熟水谷

受纳，即接受和容纳饮食物；腐熟，即指将饮食物进行初步消化变成食糜的过程。胃主受纳与腐熟水谷，指饮食物入口，经食管下传至胃，在胃中将食物进行初步消化变成食糜并下传于小肠的功能。故胃有"水谷之海"、"太仓"之称。胃的受纳与腐熟功能，须与脾之运化功能相互配合，才能将水谷转化为精微物质，为脏腑组织提供营养。故合称脾胃为"后天之本"、"气血生化之源"，将脾胃的功能综合概括为"胃气"。人出生后，营养物质的来源取决于"胃气"的强弱。临床上常把"胃气"的强弱作为判断疾病的轻重与预后的一个重要依据，故治疗上注重"保养胃气"。若胃的受纳与腐熟功能失常，可见胃脘胀痛、纳呆、嗳腐吞酸、消谷善饥等；若胃气大伤，甚则胃气败绝，则饮食难进、预后较差、生命垂危，故有"人有胃气则生，无胃气则死"之说。

（二）主通降，以降为和

通降，指胃气以通畅下降为顺。胃主通降，指饮食物入胃，经胃的腐熟后下传于小肠以进一步分清泌浊，清者由脾之升清作用转输至全身，浊者进一步下传至大肠，化为糟粕排出体外，整个过程是依靠胃气的"通降"作用来完成的。主通降就是降浊，降浊是受纳的前提条件。胃气的通降实际上包含了小肠、大肠的传化功能。若胃失通降，可见纳呆、胃脘胀满或疼痛、大便秘结等胃失和降之证，或恶心、呕吐、呃逆、嗳气等胃气上逆之候。

三、小肠

小肠位于腹中，包括十二指肠、空肠和回肠。上端通过幽门与胃相接，下端通过阑门与大肠相连，为中空的管状器官，呈迂曲回环叠积之状。小肠是机体对饮食物进行消化、吸收、输布精微物质，并下传其糟粕的重要脏器。手太阳小肠经与手少阴心经相互络属，构成表里关系。小肠的主要生理功能是受盛化物、泌别清浊。

（一）主受盛化物

受盛，即接受、以器盛物之意。化物，即消化、变化。小肠主受盛化物，一方面指小肠接受由胃初步消化的食糜，起到容器的作用；另一方面指小肠将初步消化的食糜，在脾气作用下，进一步消化吸收，将水谷化为精微。若小肠受盛化物的功能失调，可见腹胀，腹痛或泄泻等。

（二）主泌别清浊

泌，即分泌；别，即分别。清，指水谷精微；浊，指食物残渣。小肠泌别清浊，指小肠接受来自胃中的食糜，进一步消化分解，将其分别为水谷精微和食物残渣两部分，其中清者经脾上输于肺，以营养全身，浊者下传于大肠；另外，小肠在吸收水谷精微的同时，也吸收了大量的水液，经脾气的转输，肺气的宣发肃降、通调水道，又经肾的气化作用，将多余的水液渗入膀胱，形成尿液，排出体外。故有"小肠主液"之说。小肠的泌别清浊的功能失常，可致清浊不分，水走肠道，而见大便溏泄、小便短少等。临床上泄泻初期治疗常采用"分利法"来治疗泄泻，即所谓"利小便以实大便"。

四、大肠

大肠位于腹部，包括结肠和直肠。其上口通过阑门与小肠相连，下端与肛门相接，是一个管道器官。手阳明大肠经与手太阴肺经相互络属，构成表里关系。大肠的主要生理功能是传化糟粕。

传化，即传导和变化之意。大肠的传化糟粕，指大肠接受小肠下传的食物残渣，并吸收其中多余的水分，使之形成粪便，经肛门排出体外。大肠的传导变化作用，是胃的降浊功能的延伸，且与脾的升清、肺的宣降以及肾的气化功能密切相关。大肠传导失司，可致排便异常。如大肠湿热，气机阻滞，可见腹痛泄泻、里急后重、下痢脓血等；若大肠实热，大肠津亏，则肠液干枯，可见大便秘结；若大肠虚寒，则水谷杂下，可见肠鸣泄泻等。

五、膀胱

膀胱位于小腹部，为中空的囊状器官，上有输尿管与肾相通，下通过尿道开口于前阴。足太阳膀胱经与足少阴肾经相互络属，构成表里关系。膀胱的主要生理功能为贮存和排泄尿液。

在机体水液代谢过程中，多余的水液在肾的气化作用下生成尿液，下输于膀胱；肾的气化作用使膀胱开阖有度，及时将尿液排出体外。所以，膀胱的贮尿和排尿功能，是以肾的气化作用为生理基础的。膀胱的气化功能，实际上属于肾的气化功能。若膀胱的气化功能失常，开阖失司，可见癃闭，或尿频、尿急、尿痛，或夜尿增多，或遗尿等。

六、三焦

三焦是上焦、中焦、下焦的总称，为六腑之一。在脏腑中三焦最大，有"孤腑"之称。三焦的主要生理功能是通行元气，为水液运行的道路。

（一）通行元气

三焦为元气通行的道路。元气是生命活动的原动力，元气发源于肾，须通过三焦输布全身，以发挥其激发、推动各脏腑组织器官功能活动的作用，从而维持生命活动的正常进行。三焦通行元气又关系到全身气化功能的正常进行。因此，三焦"主持诸气，总司人体的气化活动"。

（二）为水液运行的道路

三焦为水液运行的道路，指三焦具有疏通水道、运行水液的作用。水液代谢虽然需依赖于各脏腑组织的共同作用来完成，但又须以三焦水道的通畅为基本条件才能正常运行。若三焦水道不利，则肺、脾、肾等调节水液代谢的功能难以发挥。因此，三焦在水液代谢中起着重要的作用。

三焦从部位上划分，其各自的功能特点如下。

1. 上焦如雾 上焦为横膈以上，包括心、肺和头部。上焦主宣发卫气，即通过心肺的输布作用，将饮食物之水谷精微和津液布散全身，发挥其温养和滋润肌肤、筋骨，通调腠理的作用，如雾露之溉，故称"上焦如雾"。

2. 中焦如沤 中焦为横膈以下，脐以上的部分，包括脾、胃。中焦主受纳腐熟水谷，即通过脾胃对水谷精微和津液的消化、吸收及输布，化生气血，并上输于心肺，以濡养全身，故称"中焦如沤"。

3. 下焦如渎 下焦为脐以下，包括肝、肾、小肠、大肠、膀胱、女子胞和阴部。其中的肝，按其部位应归中焦，但因其生理功能和肾关系密切，故一同划归下焦。下焦主泌别清浊、排泄糟粕和尿液。渎，即沟渠、水道。如渎，即形容有如水渎不断向下疏通、向外排泄一样，故称"下焦如渎"。

第三节　奇恒之腑

奇恒之腑，包括脑、髓、骨、脉、胆、女子胞（子宫）。这六个器官形多中空，不与水谷直接接触，似腑非腑；内藏精气，功能又似脏非脏。奇恒之腑，六个器官中除了胆又属于六腑外，其余五者与五脏没有表里关系，也没有五行的配属，有的与奇经八脉联系较多。胆已在六腑一节论述过，本节仅论述脑、髓、骨、脉、女子胞。

一、脑

脑居于颅腔之内，由髓汇聚而成，故称脑为"髓海"。《素问·五脏生成》有"精髓者，皆属于脑"之说。对于脑的功能，《素问·脉要精微论》有"头者，精明之府"之说，指出脑与思维、视觉、听觉及精神状态有关。明代李时珍认为"脑为元神之府"，明确提出脑与精神活动的关系。清代王清任在前人认识的基础上，对脑的功能作了较为详细的论述，把忆、视、听、嗅、言等功能都归于脑。一般认为，脑的主要生理功能有主宰生命活动，主持精神、意识、思维活动，主感觉运动 3 个方面。

（一）主宰生命活动

脑是生命活动的中枢，统领人体的一切生命活动，诸如心搏、呼吸、吞咽、排泄二便等生理活动，均离不开脑的主宰和调节。中医学将脑的这一功能归到心，故有"心者，君主之官，神明出焉"和"心者，五脏六腑之大主，精神之所舍也"之说。

（二）主持精神、意识、思维活动

脑为元神之府，《素问·脉要精微论》："头者，精明之府。"藏象学说认为，心藏神，将脑的功能分属五脏而统归于心。在强调心为主宰思维活动的器官的同时，也认识到人的记忆及思维活动与脑密切相关。所以，脑具有主持人的精神、意识的功能。脑主持精神意识的功能正常，则精力充沛、精神饱满、意识清楚、精神振奋、思维敏捷、语言清晰、记忆力强等；若脑髓不充，可见精神不振、健忘、反应迟钝等。

（三）主感觉运动

眼、耳、口、鼻、舌为五脏外窍，位于头面，与脑相通。《本草纲目》认为脑为"元神之府"，统领肢体运动，人的视、听、嗅、言、动与脑密切相关。脑主感觉运动的功能正常，则精神饱满、感觉正常、耳聪目明、运动自如；反之，脑髓不充，可见眩晕、耳鸣失聪、视物不明、感觉异常、运动失灵等。

二、髓

髓分骨髓和脑髓。髓由肾精所化生，其主要功能为养骨充脑，主灵性技巧，且有化生血液的作用。

（一）养骨充脑，主灵性技巧

髓具有滋养骨骼，充养脊髓，聚而成脑髓，主灵性技巧的功能。髓之化生来源于先天之精，依赖于后天之精的不断充养。髓生化有源，则骨骼坚硬有力、腰脊挺拔、精神饱满、意识清楚、耳聪目明、反应灵敏；若先天不足或后天失养，髓之生化无源，可见骨软无力、腰膝酸软无力、精神不振、健忘、反应迟钝、眩晕耳鸣、记忆力减退、痴呆等。

髓与肾经和督脉的功能密切相关。足少阴肾经自下而上，贯脊属肾，肾经气血充养骨髓腰脊。督脉起于胞中，循脊上行头颅，入络脑，与肾、髓、脑关系密切，故督脉经气不利可影响脑髓的功能，精髓不足亦可致督脉的经气不利。

（二）化生血液

精生髓，髓可化血，精髓与血液的生成密切相关，而肾藏精生髓，髓与肾关系最为密切。故肾中精气盛衰与髓的生成和血液盈亏有关。肾藏精，肾精充盛，则髓之生化有源，生血功能健旺；脾为后天之本，气血生化之源，后天营养充足，则化生精微，补充肾精，使髓化源不竭。若先天禀赋不足，肾精亏虚，或后天脾胃功能不足，气血生化之源不足，均致髓的不足，无以养骨、充脑及化生血液。

三、骨

骨即骨骼，有藏髓、支撑形体、保护内脏的作用。肾藏精，主骨生髓，骨与肾的关系最为密切。髓藏于骨，充养骨骼，故称"骨者，髓之府"。骨骼借助筋膜肌肉联结，构成躯体主干，支撑头颅腰脊；形成胸廓，保护内脏；组成四肢，与筋肉协调，进行屈伸运动。肾精不足，多累及骨，可见骨骼发育迟缓，如小儿囟门迟闭、骨软弱无力或骨骼畸形，成年人腰膝酸软、不耐久立和久行等。

四、脉

脉即血脉，是血液运行的通道，又称"血府"，有约束、通行血液的功能。脉与心直接相连，心主血脉，心气推动血行于脉中，故脉为心所主。脉分布于周身上下，约束血行，运行血液，濡养脏腑组织，维持正常生命活动。脉又受肺、脾、肝等影响。肺朝百脉，肺气将富有清气的血液通过百脉输送全身；脾气统摄血液行于经脉中而不溢出；肝调畅气机，使脉道气血通利。若心肺气虚，血行迟缓，甚则瘀阻，可见脉涩或结代；若肝失疏泄，失于藏血，或脾气虚弱，不能摄血，血溢脉外，可见各种出血现象。

五、女子胞

女子胞，又称"胞宫"，即子宫，位于小腹部，在膀胱之后，呈倒梨形，为女性的生殖器官。其主要功能为主月经和孕育胎儿。女子胞与冲任二脉以及肾、心、肝、脾等关系密切。

（一）主月经

女子胞是月经发生的器官。月经，又称月信、月事、月水，因其定时来潮如月之盈亏，故称为月经，是女子性发育成熟后子宫周期性出血的生理现象。

（二）孕育胎儿

女子胞是女性孕育胎儿的器官。女子发育成熟后，月经按时来潮，便具备了孕育胎儿的功能。受孕之后，月经停止来潮，胎儿在女子胞中发育，受母体气血的充养，直到十月怀胎期满分娩。因此，女子胞又是孕育胎儿的重要器官。其主持月经和孕育胎儿的功能是一个复杂的生理过程。主要表现为如下两个方面的生理关系。

1. 女子胞与肾中精气及冲任二脉的关系　健康女子到 14 岁左右，肾中精气逐渐充盛，产生了一种促进性腺发育成熟和维持生殖功能的精微物质"天癸"。在"天癸"的作用下，胞宫发育完善，任脉通畅，冲脉气血充盛，月经应时来潮。到了 49 岁左右，肾中精气渐衰，"天癸"渐竭，冲任二脉气血不充，逐渐衰少，月经紊乱，以致绝经。冲、任二脉同起于胞中。冲脉与肾经并行，与阳明脉相通，能调节十二经脉的气血，有"十二经脉之海"之称，又称"血海"；任主胞胎，在小腹部与足三阴经相会，能调节全身的阴经，有"阴脉之海"之称。十二经脉气血充盈，才能溢入冲、任二脉，经过冲、任二脉的调节，注入胞宫，月经来潮。冲、任二脉的盛衰，受到"天癸"的调节。幼年时期，肾中精气未盛，"天癸"未至，故任脉未通，冲脉未盛，没有月经；人至老年，由于"天癸"逐渐衰竭，冲、任二脉的气血也逐渐衰少，进入绝经期，出现月经紊乱，乃至经绝。正如《素问·上古天真论》所说："二七而天癸至，任脉通，太冲脉盛，月事以时下，故有子……七七，任脉虚，太冲脉衰少，天癸竭，地道不通，故形坏而无子也。"可见，女子胞在生理上与肾中精气是否充盛、冲脉和任脉气血的盛衰关系最为密切。肾中精气充盛，天癸至，冲任二脉气血旺盛，注入胞宫，月经就会到来；若肾中精气虚衰，冲任二脉气血衰少，可见月经不调、崩漏、闭经以及不孕等。

2. 女子胞与心、肝、脾的关系　由于月经的通行和胎儿的孕育，除了与肾密切相关外，还与心、肝、脾等关系密切。心主血脉是全身气血运行的主要动力，心藏神主司机体的一切生理活动和精神活动。心气充沛，血脉充盈，心神内守，是女子月经通行和孕育胎儿的重要条件。肝主疏泄而藏血，对机体气血运行及情志等方面起着重要的调畅作用。肝气疏泄，气机调畅，机体气血运行平和，心情舒畅，冲脉、任脉气血调和；肝藏血为女子经血之本，肝血充足，下注血海，则血海充盈，按时排卵，月事以时下。女子的生理功能依赖于肝之藏血和疏泄功能，故有"女子以肝为先天"之说。脾主运化，统摄血液，为气血生化之源，为"后天之本"。脾气健旺，则气血生化之源充足，则肾精得以充养，冲任气血充盈，是保证女子胞生理功能正常的必要条件。月经的来潮和周期以及孕育胎儿，也都离不开气血的充盈和血液的正常调节，五脏对于全身血液的化生和运行均有重要的调节作用。因此，月经的来潮、正常月经周期的维持以及孕育胎儿，与心、肝、脾三脏的生理功能状态密切相关。当心、肝、脾三脏功能失常时，均可引起女子胞生理功能异常，出现相应的病理变化。如肝之藏血不足、脾的统血功能减退，可见月经过多、周期缩短、行经期延长，甚至崩漏等；若肝血亏虚或者脾的生化气血功能减弱，则胞宫失养，可见月经量少、周期延长，甚至经闭、不孕等；若因情志所伤，损伤心神或影响肝的疏泄功能，也可致月经失调、痛经等。

综上所述，女子胞主持月经和孕育胎儿的功能是非常复杂的生理过程，导致此生理过程出现异常的因素很多，且常与全身的整体情况和精神状态有关。从脏腑、经络等方面来看，主要与心、肝、脾、肾和冲、任二脉的关系最为密切。

第四节　脏腑之间的关系

人体是一个有机的整体，各脏腑组织器官的功能活动不是孤立的，而是整体功能活动的一个组成部分。人体是以五脏为中心，以六腑相配合，以气、血、精、津液为物质基础，通过经络的联络作用，使脏与脏、脏与腑、腑与腑密切联系，外联五官九窍、四肢百骸，构成一个统一的有机整体，即五脏一体观。各脏腑之间密切联系，不仅在生理上相互联系、依存、制约、配合协调地完成人体功能活动；在病理上亦常按照一定的规律相互影响和传变。

一、脏与脏之间的关系

（一）心与肺

心与肺同居上焦，心主血，肺主气；心主行血，肺主呼吸。心肺两脏的生理联系主要体现在气和血的关系上。心与肺相互配合，保证了血液的正常运行，从而维持了各脏腑、组织、器官的功能活动。心血与肺气相互依存、相互为用，因此，前人有"气为血之帅，血为气之母"之说。

心主一身之血脉，全身的血液通过经脉汇聚于肺；肺主一身之气，通过肺的呼吸作用进行气体交换，然后输布全身，完成了贯心脉而行血的作用。因此，心主血脉的功能，有赖于肺主气功能的辅助；而肺气的敷布，又离不开心血的运载。

病理上，若肺气虚弱，宗气生成不足，则推动心血无力，血液运行不畅，日久则会形成心血瘀阻，可出现胸痛、气短、心悸、舌质紫暗等表现；反之，若心主血脉功能减退，血液运行不畅，心气不足，心阳不振，心血不畅，也会影响肺的宣发和肃降，导致肺气郁滞，肺气上逆，可见胸闷、咳喘、气促等。

（二）心与脾

心主血脉，脾统摄血液，为气血生化之源。心脾两脏的关系主要表现在血液的生成和运行两个方面。

1. 血液的生成　心血靠脾运化产生的水谷精微化生滋养，脾的运化功能的发挥又依赖心血的滋养。所以，脾气健运，化源充足，则心血充盈；心血充盛，脾得滋养，则脾气健运。

2. 血液的运行　血液循行脉中，不仅依靠心气的推动作用，还依赖于脾气的统摄作用而不致溢出脉外，心与脾二者相互协调，共同维持血液的正常运行。

病理上，若脾气虚弱，失其健运，血液生化之源不足，或脾不统血，血溢脉外，则可出现心血不足之病变；反之，若心血亏虚，脾失所养，则使脾之运化功能减退、统摄血液功能失常，最终导致心脾两虚之证。临床常见心悸、失眠、多梦、眩晕、腹胀、食少、纳差、神疲乏力、面色无华以及血溢脉外等一系列病理表现。

（三）心与肝

心主血，肝藏血；心主神志，肝主疏泄、调节情志。心与肝的关系主要体现在血液运行与精神情志的调节两个方面。

1. 血液运行　肝藏血充足，使血脉充盈，肝之疏泄功能正常，气机通畅，则能助心行血；同样，心主血与主脉的功能正常，则全身血液运行畅通，各脏腑组织器官血液充盈，则肝有所藏，使肝能发挥其贮藏和调节血量的作用。

2. 精神情志调节　人的精神、意识和思维活动由心所主，亦与肝的疏泄功能密切相关，肝的疏泄功能正常，血脉平和，气血顺畅，心情愉快，有利于心主神志功能的正常发挥。

在病理状态下，若肝血不足，心血因之受损，临床上常见心悸、失眠、多梦、面色不华，或头晕、目涩、视物昏花、爪甲不荣等心肝血虚的表现。临床上还常见由于情志内伤，化火伤阴，心肝火旺，而致烦躁、易怒、失眠、多梦等情志失常的表现。

（四）心与肾

心与肾之间的关系主要体现在心肾阴阳的相互制约和相互协调共济。心在五行中属火，位居于上而属阳；肾在五行中属水，位居于下而属阴。以阴阳之升降理论，位在下者以上升为顺，位在下者以下降为和。

在生理状态下，心火须下降于肾，与肾阳共同制约肾阴，温养肾水，使肾水不寒；肾水须上济心阴，以制约心阳，滋养心阴，使心火不亢。心火与肾水之间，这种彼此相互交通、相互协调的关系，称为"心肾相交"、"水火既济"。

在病理状态下，心肾之间的阴阳平衡遭到破坏，则会发生相应的病变。若心火不能下降而独亢于上，或肾阴不足，不能上济于心，则可致心阴得不到滋养而心火上亢，肾阴亏损于下而虚火内生。临床可见心悸、健忘、失眠、多梦，甚或腰膝酸软、男子梦遗等一系列"心肾不交"的表现。若心肾阳衰，肾不化水，水饮内停，上凌于心，则可见心悸、水肿等"水气凌心"的病证。

此外，心主血脉而藏神，肾藏精气，生髓，通于脑。精是神的物质基础，神是精的外在表现，精血之间相互滋生。病理方面，肾精亏损与心血不足之间亦相互影响。

（五）肺与脾

肺主气，通调水道；脾主运化，为气血生化之源。肺与脾的关系主要表现在气的生成和水液的输布及代谢两个方面。

1. 气的生成 肺吸入的自然界的清气与脾所化生的水谷精气，是气生成的物质基础。脾化生的水谷精气，有赖于肺的宣发肃降才能输布全身；而肺主气、司呼吸的生理活动，又依赖于脾所化生的水谷精气的充养。因此，前人有"脾为生气之源，肺为主气之枢"之说。

2. 水液的输布及代谢 肺的宣发肃降和通调水道的作用，有助于脾运化水液的功能，防止水湿潴留；脾转输津液，散精于肺，为肺通调水道的功能提供了前提条件，同时也为肺的生理活动提供了必要的营养。因此，肺与脾在津液输布代谢中相互为用。

在病理状态下，脾气虚损，运化失职，不能输精于肺，常可致肺气不足，可见体倦无力、少气懒言或咳嗽气短等；脾失健运，水湿不化，湿聚成痰，痰饮上犯于肺，影响肺的宣发与肃降，可见久咳不愈或咳喘痰多色白等。故有"脾为生痰之源，肺为贮痰之器"之说。反之，肺病日久，肺气虚损，宣发与肃降功能失调，可致脾气受损，脾的运化功能失常或脾气虚，引起水液代谢障碍，则见纳食不化、食少腹胀，或泄泻、消瘦乏力，甚则水肿等。

（六）肺与肝

肺和肝的关系主要表现在气机的调节方面。肺居于上焦，主肃降；肝居于下焦，主升发。肝升肺降，肺与肝相互协调，保证了机体气机升降运动的正常进行。

在病理方面，肝失疏泄，气郁化火，肝火过旺，气火上逆，灼伤肺津，使肺降不及，可见胸胁胀满、疼痛，咳嗽气喘，甚则咯血等肝火犯肺的表现。反之，若肺之宣发与肃降失职，燥热内生，影响及肝，使肝之疏泄失调，气火上升，可见咳嗽、气喘，常伴胸胁胀痛、头晕目眩、面红目赤等。

（七）肺与肾

肺主气，司呼吸，主宣发肃降，主通调水道；肾主水，主纳气。肺肾之间的关系主要表现在呼吸运动和水液代谢两个方面。

1. 呼吸运动 肺主气，司呼吸；肾藏精，主纳气。前人有"肺为气之主，肾为气之根"之说。正常的呼吸运动虽由肺所主，但需依赖肾的纳气作用的协助，只有肾气充盛，才能将肺吸入之清气下纳于肾，保持呼吸具有一定的深度，协助肺主一身之气的作用。肺肾相互配合，共同完成正常呼吸的生理功能。

2. 水液代谢 肺为水上之源，肾为主水之脏。肺主宣发肃降，通调水道；肾的气化正常，则开阖有度。肺的宣发肃降和通调水道的功能，又离不开肾气蒸腾气化作用的协助；肾主水的功能亦有赖于肺的宣降和通调水道功能的配合。只有肺肾功能相互协同，水液的输布和排泄才能正常进行。

在病理状态下，若肺失宣降，通调水道失职，必然累及于肾，导致肾之气化失常，开阖不利，可见水肿、尿少等；若肾阳虚衰，气化功能失常，水液停留泛溢，可见全身水肿等；水液停蓄，上凌于肺，又可见咳嗽、喘促、咳逆不能平卧等表现。若肾的精气不足，摄纳失职，气浮于上，或肺气久虚，伤及肾气，则可见呼多吸少、动则气喘等肾不纳气的表现。

此外，肺肾之阴又是相互滋生的，肾阴为一身阴液之根本，肺阴与肾阴相互滋生。病理情况下，亦常相互影响，肺阴虚可损及肾阴，肾阴虚则不能上滋肺阴。临床上常见肺肾阴虚之两颧潮红、潮热盗汗、咳嗽咯血、腰酸梦遗等病理表现。

（八）肝与脾

肝主疏泄，主藏血；脾主运化，能统摄血液。肝与脾的关系主要体现在消化和对血液的运行调摄方面。

脾主运化，将饮食水谷化为精微输布全身，为气血生化之源；肝主疏泄，调畅气机，协调脾胃的升降，促进胆汁的分泌和排泄。脾之运化，依赖于肝之疏泄作用。肝之疏泄功能正常，气机调畅，使脾胃的气机升降有度，协助脾胃对饮食物的消化吸收。肝的疏泄功能亦需脾胃运化水谷精微的滋养。脾运化功能正常，气血化源充足，摄血有权，则肝藏血充足，肝血充盈，更有助于肝的疏泄功能及贮存和调节血量功能的正常进行。

在病理状态下，肝脾两脏常相互影响。若肝失疏泄，气机郁结，就会影响脾的运化功能，从而引起"肝脾不和"和"肝胃不和"的表现，常见精神抑郁或易怒、胸胁胀满、腹胀腹痛、泄泻便溏等，或见胃脘疼痛、嗳气、呃逆、恶心、呕吐、纳呆等；反之，若脾失健运，水湿内停，日久湿热内壅，导致肝胆疏泄失职，胆汁排泄失常，又可致黄疸的发生。若脾气虚弱，运化功能失常，气血生化之源不足，或脾不统血，血溢脉外，均可影响及肝，导致肝藏血不足，而形成肝脾两虚之病理变化，临床常见食欲不振、腹胀便溏、头晕目眩、面色淡白、妇女月经量少色淡等。

（九）肝与肾

肝与肾关系密切，有"肝肾同源"之说。肝主疏泄，主藏血；肾主藏精，精能化血；肝属木，肾属水，水能涵木。肝和肾的关系主要表现在精与血相互滋生、转化方面。

肝藏血，肾藏精。精和血都来源于水谷精微，且能相互滋生、转化。肾藏精充足，肝血就可得到滋养；肝藏血充足，则肾精才能得到不断补充，故有"精血同源"之说。肝属木，肾属水，肝肾阴液息息相通，肾阴可滋养肝阴，制约肝阳，使肝阳不亢，从而维持肝肾之间的阴阳协调平衡，即"水能涵木"。肝主疏泄与肾主封藏之间既相互制约，又相互协助。若肝肾泄藏功能之间相互协调，肝肾精血汇聚冲任，下注胞宫，肝气疏利，则女子经血应时而下，男子精液蓄溢有度，排泄正常。

在病理上，若肾精不足，则可致肝血亏虚；肝血不充，则又能使肾精虚损。若肾阴不足不能滋养肝阴，引起肝阴亏虚，阴不制阳，而致肝阳上亢，即"水不涵木"，可见头晕目眩、急躁易怒等。若肝火偏亢，耗伤肾阴，形成肝肾阴亏的病理状态，而见眩晕、耳鸣、腰膝酸软，或见烦热、盗汗、男子遗精、女子月经不调、经量或多或少甚至经闭等。

（十）脾与肾

脾主运化，为"后天之本"；肾主藏精，主水，为"先天之本"。肾与脾的关系主要表现在先天与后天相互滋生和水液代谢方面。

1. 先天与后天相互滋生 脾主运化水谷精微，化生气血，为"后天之本"；肾主藏精，促进生长、发育和生殖，为"先天之本"。脾的运化功能需依赖肾阳温煦，气血生化得以有源；肾中之精气亦有赖于脾所化生的水谷精微的充养，才能不断地充盛。即先天温养后天，后天滋养先天，二者之间相互资助、促进。

2. 水液代谢 脾主运化水液，须赖肾阳的温煦和气化作用；肾主水司开阖，也有赖于脾化湿制水的作用，即"土能制水"。脾肾两脏之间相互协作，共同完成体内水液的输布与代谢。

在病理状态下，若肾阳不足，不能温养脾阳，或脾阳不振，进而损伤肾阳，均可致脾肾阳虚，可表现为腹部冷痛、喜温喜按、泄泻甚至下利清谷、五更泄泻、腰膝酸冷等。若脾虚不能化湿或肾虚气化不利，均可致水液代谢失常，可见水肿、尿少等表现。

二、腑与腑之间的关系

六腑的共同生理功能是传导化物。六腑之间的关系，主要体现在饮食物的消化、吸收以及代谢废物排泄过程中的相互联系和密切配合。

饮食入胃，经胃的腐熟和初步消化形成食糜后，下传于小肠，胆排泄胆汁进入小肠助消化。小肠接受由胃下传的食糜，进一步分清别浊。其中，清者经脾的运化升清作用，化为精微物质，散精于肺，输布全身，发挥其营养周身的作用；其浊者，即剩余的水液和食物残渣，在胃气的降浊作用下，下传至大肠，通过大肠传化糟粕的作用，即吸收多余的水液和向下传导，形成粪便，排出体外。吸收的水液，又经脾的转输、肺气的宣发与肃降作用下达与肾，在肾的气化作用下，浊者渗入膀胱形成尿液，及时排出体外。在整个饮食物的传化过程中，三焦不仅是水谷传化的道路，还是气化的场所；同时还有胆排泄胆汁于小肠，共同推动和维持着饮食物的消化、吸收以及废物排泄的正常进行。六腑传化水谷的过程就是不断地受纳、消化、传导和排泄的过程，虚实更替，宜通而不宜滞，所以有"六腑以通为用"、"六腑以降为顺"之说。

病理上，六腑之间常相互影响。如胃有实热，消灼津液，移热于肠，可致大肠传导不利，而见腹胀腹痛、大便秘结等；大肠传导失司，腑气不通，浊气不降，可致胃气上逆，而见恶心、呕吐、嗳气、呃逆等。胆火炽盛，又常可犯胃，可致胃失和降，而见呕吐苦水等；若脾胃湿热，熏蒸肝胆，可致胆汁外溢，形成黄疸。小肠实热，可移热于膀胱，可见小便赤涩疼痛等。

三、脏与腑之间的关系

脏与腑之间的关系，主要是阴阳表里的关系。脏属阴，腑属阳；阳主表，阴主里。一脏一腑、一阴一阳、一表一里，相互配合，并通过经络相互联络，从而构成脏腑之间表里络属的关系。脏与腑的表里关系，使得脏与腑在生理功能上相互联系，病理变化上相互影响。针对临床出现的脏病及腑、腑病及脏或脏腑同病等，治疗上就可采用脏病治腑、腑病治脏或脏腑同治等方法。

（一）心与小肠

心为脏属阴、小肠为腑属阳，心居于胸中、小肠位于腹中，心与小肠通过经脉之间的相互络属，构成了脏腑之间的阴阳表里对应关系。

心主血脉，为血液循行的动力和枢纽；小肠为受盛之腑，承受由胃初步消化的饮食物而进一步消化，分别清浊。心阳温煦小肠，心血濡养小肠，则小肠受盛化物和分别清浊的功能得以正常进行；小肠通过分清别浊将饮食水谷中的精微物质吸收，在脾气升清的作用下将水谷精微上输于心肺，使心血得到不断的补充。

病理上，如心有实火，便通过经脉移热于小肠，可见尿少、尿赤、尿痛，甚则尿血等小肠实热的表现；反之，小肠热盛，可循经上炎于心，可见心烦、舌赤、口舌糜烂或生疮等心火亢盛的表现。

（二）肺与大肠

肺为脏属阴，大肠为腑属阳，肺与大肠通过经脉络属，构成了脏腑之间的阴阳表里对应关系。

生理上，肺主气，主宣发肃降，主行水；大肠主传化糟粕。肺气的清肃下降功能正常，则大肠传导功能得以正常发挥，使大便排出通畅；反之，大肠的传导糟粕功能如常，又有助于肺气的肃降，使肺主气、司呼吸的功能正常进行。

病理上，若肺失肃降，津液不能下达，大肠的传导功能失常，可见大便秘结；而肺气虚弱，气虚推动无力，则大肠的传导无力，导致大便艰涩不行，即"气虚便秘"；若大肠实热，腑气不通，又可使肺失肃降，肺气上逆，而见咳喘、胸满等。

（三）脾与胃

脾为脏属阴，胃为腑属阳，脾与胃通过经脉络属，构成了脏腑之间的阴阳表里对应关系。

脾胃为后天之本，在饮食水谷的受纳、消化、吸收和转输过程中起着重要的作用。在结构上，脾与胃同居中焦，以膜相连。在生理功能上，胃主受纳、腐熟水谷，脾主运化水谷精微。

在气机升降方面，脾气主升，胃气主降。脾主升清，使水谷精微得以吸收，并上输心肺，化生气血，以营养全身；胃主降浊，使初步消化之水谷得以下传小肠，食物残渣下传于大肠，并形成粪便而排出体外。脾宜升则健，胃宜降则和。脾升胃降不仅是水谷精微输布和食物残渣下行的动力，且为气机升降的枢纽。

在一脏一腑之阴阳特性方面，脾属阴，喜燥而恶湿，燥则水湿不停，脾气健运，脾气得升，则水谷精微得以输布；胃属阳，喜润而恶燥，胃得润，则纳食如常，而水谷得以腐熟，胃气得以通降。因此，脾与胃二者之间，运纳协调，升降相因，燥湿相济，阴阳相和，共同完成饮食物的消化吸收及水谷精微的输布，以达到化生气血津液、滋养全身之功，故称脾胃为"后天之本"和"气血生化之源"。

脾与胃在病理方面亦相互影响。若脾为湿困，运化失职，清气不升，即可影响胃的受纳与和降，可见食少、纳呆、呕吐、恶心、脘腹胀满等；若饮食失节，食滞胃脘，浊气不降，亦可影响脾的运化与升清，运化失健，则水湿内停，而见腹胀、泄泻等。

（四）肝与胆

肝为脏属阴、胆为腑属阳，肝位于右胁内，胆附着于肝，肝与胆通过经脉络属，构成了脏腑之间的阴阳表里对应关系。

肝主疏泄，可分泌胆汁；胆有贮存和排泄胆汁的作用。胆所藏胆汁由肝之精气所化生，肝的疏泄功能正常，保证了胆汁的排泄通畅；胆汁排泄正常，有助于肝的疏泄功能正常进行。肝主疏泄，调节精神情志，胆主决断，与人之勇怯有关，肝胆两者相互配合，精神情志活动才能正常进行。

在病理方面，肝病常影响胆，胆病亦常波及肝，往往形成肝胆同病。如肝火旺与胆火盛，均可见口苦、胁痛、目赤肿痛、急躁易怒、耳鸣耳聋等症状；肝气郁结，胆汁排泄不畅，致胆腑湿热，又加重肝失疏泄，导致肝胆气滞、肝胆湿热，而见口苦、黄疸等。

（五）肾与膀胱

肾为脏属阴、膀胱为腑属阳，肾与膀胱通过经脉络属，构成了脏腑之间的阴阳表里对应关系。

肾与膀胱同居下焦，肾为水脏，膀胱为水腑。肾司开阖，为主水之脏，开窍于二阴；膀胱贮存和排泄尿液。膀胱的贮尿和排尿功能，依赖于肾的气化作用，肾气协助膀胱气化津液，控制尿液的排泄。肾气充足，则固摄有权，膀胱开阖有度，才能维持水液的正常代谢。

病理上，若肾气不足，气化失常，可使膀胱开阖失度而见小便不利或尿失禁、遗尿、尿频等。

同步训练

一、单项选择题

1. 心主血脉的生理功能主要依赖于（　　　）的作用

A. 心血　　　　B. 心神　　　　C. 心阴　　　　D. 心气

2. 神志活动最主要的物质基础是

    A. 津液　　　　B. 血液　　　　C. 阴液　　　　D. 营气

3. 既属六腑，又为奇恒之腑的是

    A. 胃　　　　　B. 胆　　　　　C. 小肠　　　　D. 膀胱

4. 胃的生理功能是

    A. 受盛化物　　B. 受纳腐熟水谷　C. 传导糟粕　D. 运化水谷

5. 肺的生理功能包括

    A. 主气　　　　B. 纳气　　　　C. 疏泄　　　　D. 运化

6. 被称为"气血生化之源"的是

    A. 心　　　　　B. 肺　　　　　C. 脾　　　　　D. 肝

7. 脾统血的机理是气的（　　　）作用

    A. 固摄　　　　B. 温煦　　　　C. 防御　　　　D. 推动

8. 开窍于目的是

    A. 肺　　　　　B. 肾　　　　　C. 脾　　　　　D. 肝

9. 有关上焦的功能，下列说法正确的是

    A. 上焦如雾

    B. 水谷精微和津液的消化、吸收及输布，化生气血

    C. 藏精，主生长、发育与生殖

    D. 泌别清浊，排泄糟粕和尿液

10. 心脾两脏的关系主要表现在（　　　）方面

    A. 血液的生成和运行

    B. 精与血相互滋生、转化

    C. 呼吸运动和水液的代谢

    D. 气的生成、水液的输布及代谢

二、简答题

1. 如何理解肾藏精？

2. 何谓肝主疏泄？主要表现在哪些方面？

3. 脾与胃的关系如何？

第四章　精、气、血、津液

 知识要点

1. 掌握精、气、血、津液的基本概念和生理功能。
2. 熟悉精、气、血、津液的生成来源；气机；血的循环；津液的生成、输布、排泄，气与血之间的关系。
3. 了解气的分类及作用；精与血、津液与血、气与津液的相互关系。

第一节　精

一、精的基本概念

精是构成人体和维持生命活动最原始的物质。从概念来看，分为广义和狭义之精；从生理功能而言，有生殖之精和脏腑之精的不同；从生命的起源来看，则有先天之精和后天之精。

1. 广义之精　指一切构成人体并具有重要生理功能的精微物质。

2. 狭义之精　指肾中所藏的生殖之精。

3. 生殖之精　指藏于肾中具有生殖功能和繁衍功能的精微物质。

4. 脏腑之精　指机体从饮食中摄取，经过脏腑生理功能过程所化生的营养物质。

5. 先天之精　指禀受于父母的生殖之精，与生俱来，是构成人体胚胎的原始物质。

6. 后天之精　指源于饮食水谷，经过脾胃运化而生成的精微物质。

二、精的生成

人体之精有以下两个来源。

1. 来源于生殖之精　秉承于父母的生殖之精，是构成人体胚胎的原始物质。

2. 化生于水谷　生命出生之后，完全依赖于饮食水谷所化生的水谷之精的滋养。饮食物通过胃的受纳、脾气的运化，转化为水谷精微，输布至五脏六腑，成为维持脏腑生理功能和营养四肢百骸的后天之精。

三、精的生理功能

精的属性是闭藏和静守于内,具有重要而强大的生理功能,决定和影响着生命个体的繁衍、生长、发育以及脏腑器官的生理功能。

1. 繁衍生殖 由先天之精和后天之精化合而成的生殖之精,承载着生命体的所有属性和特征,具有生殖和繁衍新一代生命体的强大作用,是新生命体产生的原始物质。肾中精气充盛,天癸按时而至,生殖之精有节律地排泄,标志着生命体具有生殖需求和繁衍新生命体的强大能力。男女媾精,阴阳调和,胎孕方成,故能繁衍后代。老年期,脏腑功能衰退,肾中精气衰弱,天癸竭尽,女子停经、男子精枯,丧失生殖和繁衍能力,故不得子。肾中精气充实,则人类生殖和繁衍能力强盛;肾中精气不足,则生殖和繁衍功能衰退。

2. 生长发育 精具有推动和促进生命体及脏腑器官生长、发育的重要作用,尤其是先天之精的充盈与否直接决定和影响机体的状态、发育程度。从幼儿期、学龄期、青春期到壮年期、老年期,是人体之精气由充盛到衰减的过程。是其激发、推动、促进作用逐渐衰退的结果。因而,伴随着人体之精的盛衰变化,呈现出生、长、壮、老、已的生命运动规律。

3. 生髓化血 髓分为脑髓和骨髓。肾藏精,精生髓,髓汇聚于脑,脑为髓海。肾中精气充实,脑髓充盈,则意识清晰、思维敏锐、记忆力强、耳聪目明、反应敏捷;肾精化生骨髓,骨髓滋养骨骼。髓亦可转化为血,成为血液的来源之一。

4. 濡养脏腑的活动 精具有滋养、濡养脏腑组织器官的作用,从而推动、促进和维持脏腑的生理功能。先天之精充足,后天之精化生旺盛,则脏腑器官、四肢百骸、五体五窍等全身上下得到其滋养和濡润,有利于推动和调节各种生理功能的正常发挥和相互协同,呈现出协同有序的整体生命现象。

第二节 气

气原本是古代哲学家对自然界及其物质本原的一种抽象的认识,认为天地间的万物皆由气的运动变化而产生。这种朴素的唯物主义哲学观渗透到医学领域,促使古代医家结合具体的医学知识,构建了中医学的"气"理论。

一、气的基本概念

气是构成人体和维持人体生命活动的最基本物质。人的生命活动,是在气的作用下得以进行的。气是具有很强活力的精微物质,激发脏腑功能、推动血与津液运行,使人的生命活动表现出勃勃生机。

二、气的来源和功能

（一）来源

人体之气，来源于先天之精气、后天摄取的水谷之精气以及自然界之清气，三者通过肾、脾胃、肺等脏腑的综合作用而结合在一起。

先天之精气藏于肾中，为气的最原始部分。其得到脾胃运化的水谷精气充养后，可化生为"元气"。就后天而言，人一出生就须通过肺的呼吸来吸纳自然界的气，即"清气"；通过脾胃的运化功能来吸收水谷精微成分，即"水谷精气"。这两者与先天精气相互契合，成为"人体之气"。因此，气的生成取决于3个方面：一是先天之精气，藏于肾；二是自然界的清气，吸收于肺；三是水谷精气，有赖于脾胃的运化。在肾、肺、脾胃等脏腑的作用下，先天精气、自然界清气和水谷精气相结合，形成为人的生命活动提供动力的人体之气。肾、肺、脾胃等脏腑的生理功能正常与否，脏腑间协调与否，都会影响气的来源和生成，决定着气的旺盛或虚弱。

（二）气机

气的运动称为"气机"。气是具有很强活力的精微物质。气在人体内和谐而不息地运动着，发挥着各种重要的生理功能，时刻推动和激发脏腑经络等的功能活动，维系人体生机。气的运动一旦停止，人的生命活动也将终结。气的运动形式，虽是多种多样的，但概括起来不外乎升、降、出、入4种基本形式。其中，升是指气行向上；降，是指气行向下；出，是指气由内出外；入，是指气由外而入内。气的升降出入之间是协调为用、密切联系的。

气的升降出入，具体体现在脏腑、经络等组织器官的生理活动和血及津液的运行过程中。如肺主气、司呼吸的过程，既有气的出入，又有气的升降；又如脾胃的纳运过程，脾主升，胃主降，也体现着气的升与降。人体脏腑经络等组织器官，都是气升降出入的场所。生命活动的过程，就是气升降出入运动的过程。气的运行通畅，升降出入之间协调平衡，称为"气机调畅"。反之，若气的运行受阻，或升降出入的平衡失调，则称"气机失调"。

气机失调的病机变化，常见5种表现形式：①"气滞"，指气的运行不畅或在局部发生阻滞；②"气逆"，指气的上升太过或下降不及或横行逆乱；③"气陷"，指气的上升不及或下降太过；④"气脱"，指气不能内守而大量外逸；⑤"气闭"，指气不能外达而郁结闭塞于内。

（三）生理功能

1. 推动作用 指气有激发和推动的功能。气是具有很强活力的精微物质，气在运行全身的过程中激发、推动着各种组织器官的功能活动。具体表现在激发各脏腑组织器官的功能，推动血液的生成和运行，津液的生成、输布和排泄，以及通过对脏腑功能的推动激发着人体生长发育等方面。若体内之气充沛，则各项功能健旺而正常，人体表现为生机勃勃的状态；反之，气虚或推动无力，则常见脏腑功能减退，血与津液的运行失常，甚至生长、发育迟缓等以功能衰弱为特征的各种病理表现。

2. 温养作用 指气对脏腑经络等组织器官有着温煦和营养的功能。①气是机体热量的来源，是体内产生热量的物质基础。其温煦作用表现在维持人体体温的相对恒定，促进脏腑、经络等组织器官的功能活动，以及维持血和津液等液态物质的正常循行，即所谓"血得温则行，得寒则凝"。若气虚，温煦作用减退，则可见脏腑经络等组织器官功能减弱，四肢不温、畏寒喜暖，以及血和津液运行迟缓等寒象；若气机郁闭，郁而化火，又可见发热、脏腑经络等组织器官功能亢进等病变。②营养作用，体现在3个方面：一是通过行于体表的卫气，营养肌肉皮毛组织；二是通过经络之气，输送营养以濡养组织器官；三是通过营气化生血液，以营养全身。若气虚营养不足，使全身各脏腑组织器官失养，则出现皮毛枯槁、脏腑功能活动减弱等病理表现。

3. 防御作用 指气具有护卫肌表，防御外邪入侵，或外邪入侵后与之抗争，驱邪外出的功能。机体有着抵御外邪和抗病御病的复杂机制，包括各脏腑组织、生命物质等多方面的综合作用，但其中最重要的是气的防御作用。若气虚，防御作用减弱，则抗病能力减弱，易受外邪侵袭而生病，且患病后亦较难痊愈。

4. 固摄作用 指气对血、津液及其他各种液态物质具有约束、统摄以防其无故流失的功能。主要表现为：约束血液，使之循脉而行，不至于逸出脉外；约束汗、尿、唾、涎及胃液肠液等，调控其分泌量或排泄量，以免丢失过多；固摄精液，使之不因妄动而频繁遗泄等。若固摄作用失常，则常见自汗、多汗、多尿、遗尿、尿失禁、遗精、滑泄及各种出血证。此外，大便滑脱及白带过多、妊娠胎漏、胎动不安、堕胎等也都与气的固摄作用失常有关。

5. 气化作用 广义的"气化"，泛指在气的作用下所产生的各种变化，包括气的推动、温养、防御、固摄等作用。狭义的"气化"，指在气的作用下，气、血、津液等不同物质形态之间相互化生，及物质与功能之间的相互转化。如在脾胃之气的作用下，摄入的饮食物化生水谷精气，又进一步转化为营卫之气，生成了血、津液等；在肾气的蒸腾气化作用下，部分津液转化为尿液；同样，也是在气的作用下，津液转化为汗液等。若气虚或气化失司，必然影响体内物质与能量的转换过程，影响气、血、津液的新陈代谢和汗、尿等的生成与排泄，从而产生各种病变。因此，在生命活动中，气化作用十分重要，甚至可以说气化是生命活动的本质所在，是生命的基本特征。

三、气的分类及作用

总体来讲，人体之气是在肺、脾胃、肾等脏腑的共同作用下，由先天精气、水谷精气和自然界清气相结合而成的。因此，本质上人体只有一种气。但具体而言，由于气具有很强的活力和极为广泛的生理功能，分布在不同的部位，就表现出不同的作用。

1. 元气 又名"真气"，是人体最根本、最重要的气，是人体生命活动的原动力。

2. 宗气 即上焦胸中之气，又名"大气"、"动气"。乃由肺吸入的自然界之清气与脾胃运化的水谷之精气聚于胸中而成。

3. 营气 即行于脉中，具有营养作用之气。因其昼夜营周不休，故名。又因其富有营养，故又称"荣气"。营气与血通行脉中，是血液的重要组成部分，故常"营血"并称。营气与卫气相对而言，属于阴，故又有"营阴"之称。

4. 卫气 即行于脉外，具有卫外作用之气。卫气与营气相对而言，属于阳，故又有"卫阳"之称。

第三节 血

一、血的基本概念

血，即血液，是人体内具有濡养作用的红色液态物质，也是构成人体和维持人体生命活动的基本物质之一。血液主要由营气和津液组成。血主于心，藏于肝，统于脾，血须在脉道内运行不息，才能充分发挥其生理效应。

二、血的生成

1. 水谷精微 脾胃化生的水谷精微是生成血液的最基本物质。若饮食营养摄入不足，或脾胃纳运功能失调，不能化生水谷精微，以致津液和营气匮乏，便可导致血虚。所以，临床上治疗血虚病变可从补益脾胃和加强患者饮食营养着手。

2. 精髓 肾藏精，精生髓，精髓充盈，则肝有所养，血有所充。

3. 津液 津液可以化生为血，不断补充血液量，以使血液满盈。

三、血的循行

1. 基本形式 脉为"血之府"。脉道是一个自我衔接、相对密闭的管道系统。血液运行其中，周而复始，循环不息，尽管其与西医解剖生理学对血液循环的认识有所不同，但已明确了心肺和脉构成了血液的循环系统。

2. 基本条件 血液的正常循行，受到诸多因素的影响，首先与气的作用密切相关。气的推动作用和固摄作用之间的平衡协调是保证血行通畅的重要环节。气的推动作用能促使血液运行不息；气的固摄作用能控制血液循脉而行，不致逸出脉外。心气充沛是确保血液循环正常进行的最基本条件。总之，血液的正常循行，有赖于心、肺、脾、肝等脏腑之气的推动和固摄作用相辅相成、协调制约，若其中任何一脏的功能失调，气的推动与固摄作用之间的平衡失调，就可引起血行失常。

四、血的生理功能

1. 濡养和滋润全身 血行于脉中，内至脏腑，外达肌肤官窍。血液充足，能充分发挥濡养和滋润作用，则表现为面色红润、皮毛光泽、肌肉丰满壮实、筋骨劲强、感觉和运动灵活、脏腑坚固。

2. 神志活动的主要物质基础　血液充盈，血脉和调通利，脏腑功能和谐，则精力充沛、神志清楚、思维敏捷、情志舒畅、感觉灵敏。若血液亏虚，神失所养，则易见惊悸、失眠、健忘、多梦、烦躁等神志不安的证候。

第四节　津　液

一、津液的基本概念

津液，是机体一切正常水液的总称。包括各脏腑组织器官内的液体及人体正常的分泌物，亦是构成人体和维持人体生命活动的基本物质之一。

二、津液的来源和组成

津液来源于饮食物，由脾胃化生。津液由津和液组成。一般来说，清而稀者为津，其流动性较大，主要布散于体表、皮肤、肌肉和孔窍，并能渗入血脉，发挥滋润作用；浊而稠者为液，其流动性较小，主要灌注于脏腑、骨节、脑、髓等组织之中，起着濡养作用。

三、津液的生成、输布和排泄

津液的生成、输布和排泄的生理过程，是多个脏腑功能协调配合的结果。《内经》："饮入于胃，游溢精气，上输于脾，脾气散精，上归于肺，通调水道，下输膀胱，水精四布，五经并行。"

1. 津液的生成　津液来源于水谷，主要通过脾胃、大小肠等脏腑的功能活动而生成。津液的生成取决于两方面因素：一是摄入充足的水液；二是脾胃、大小肠的消化功能正常。若摄入不足，或脾胃、大小肠的功能失常，均可使津液生成不足而致津液亏虚。

2. 津液的输布　主要依靠脾、肺、肾三脏功能的密切配合，及肝、三焦等脏腑的参与完成。通过肺气的宣降作用将津液输布全身，并下达于肾。肾为主水之脏，肾中阳气的蒸腾气化作用，一方面对整个津液代谢起着主宰和调节作用；另一方面直接参与津液的输布，对津液进行蒸清泌浊的加工，将清者蒸腾，复归于脾肺，重新参与体内环流循行，剩余之浊者则化为尿液，注于膀胱。肾的蒸腾气化作用，是参与津液输布的一个重要环节。此外，肝主疏泄，气机调畅，气行则津布，促进了津液的输布环流；三焦"决渎行水"，三焦通利为津液的正常输布提供了保证。

3. 津液的排泄　津液的排泄主要通过汗、尿和呼气、粪便等途径排出体外。津液代谢后产物的排泄，主要依赖肺与大肠、肾和膀胱等脏腑功能的协调配合来实现。

综上所述，津液的生成、输布和排泄过程，是由多个脏腑参与共同完成的一个较为复杂的生理过程。其中，尤与肺、脾、肾三脏关系密切。若任何一脏出现功能失常，都可引起津液代谢障碍，而出现津液亏虚或水、湿、痰、饮等病理产物。

四、津液的功能

1. 滋润与濡养脏腑组织 津液广泛地布散于机体脏腑经络、形体官窍等组织器官之中，因此，对全身起着滋润和濡养的作用。如布散于体表、孔窍之津，使肌肤丰润、毛发光泽、官窍滋润、功能灵敏；灌注于脏腑骨节、脑髓之液，使脏腑得养，关节滑利、屈伸自如、骨骼坚强。若津液不足，失去滋润与濡养脏腑组织的作用，就会影响到皮毛、肌肤、孔窍、骨节以及脑髓的生理活动。

2. 参与血液的生成 津液进入脉中，既参与血液的化生，又滑利脉道，维持和调节血液的稀稠度，使之环流不息。

3. 维持机体阴阳平衡 津液性质属阴，是人体阴精的一部分，对维持人体阴阳平衡起着重要的作用。

4. 促进废物排泄 津液在其自身的代谢过程中，可以将机体代谢后的产物或废物，通过汗、尿等方式及时地排出体外。

第五节 精、气、血、津液的相互关系

精、气、血、津液，虽在性状、功能及分布上各有不同的特点，但四者均是构成人体和维系人体生命活动的基本物质，它们的组成都离不开脾胃化生的水谷精气。因此，四者之间可相互滋生、相互转化。

一、精与血的关系

精是脏腑经络等组织器官维持生理功能的物质基础。精生髓化血，肾精生髓，充养于骨，髓亦可转化为血，成为血液的生成来源之一。

二、气与血的关系

气为血之帅，指气能生血、行血、摄血；血为气之母，指血能载气和养气。

1. 气能生血 指气参与并促进血的生成。具体体现在两个方面：①营气直接参与血的生成，是血液的重要组成成分；②气化作用是血液生成的动力。气能生血，气旺则血充，气虚则血少。

2. 气能行血 指血液的运行离不开气的推动。通过心、肺、肝等脏腑之气的作用，推动和促进血液的运行，使血运不息，环流全身。

3. 气能摄血 指气具有统摄血液在脉中循行，防止其逸出脉外的功能。气能摄血是气的固摄作用的体现，主要与脾气统血功能有关。

4. 血能载气 指血是气的载体。气的活力很强，易于脱失，须依附于血而不致散脱。所以，血虚者，气亦易衰；大出血者，气亦常随之而脱失，终成气随血脱的危证。

5. 血能养气 指气的充盛及其功能发挥离不开血液的营养。血在其循行过程中，不断为气的生成和功能活动提供养料，因此，血足则气旺，血虚则气衰。临床上，治疗

血虚日久而致气虚或气血两虚者，常需补气与养血兼顾。

三、气与津液的关系

1. 气能生津 指气是津液生成的动力，津液的生成依赖气的推动和气化作用。

2. 气能行津 指津液的输布和排泄，依赖气的推动和升降出入运动，离不开肺、脾、肾、三焦等脏腑之气的功能。

3. 气能摄津 指气具有固摄津液，防止其无故流失的作用。若气虚，固摄作用减弱时，可见多汗、多尿、尿频、遗尿等。

4. 津能载气 指津液也是气的载体之一。行于脉外的气须附着于有形之津液而存在。

5. 津液养气 指津液在载气同时，不断为气提供营养以作为气发挥功能时的物质补充。

四、血与津液的关系

1. 津血同源 指两者来源相近。血和津液都来源于脾胃化生的水谷精气。当饮食摄入不足或功能失调时，皆可引起津血的化生不足而产生津亏血少的病变。因汗为津液所化，故又有"血汗同源"、"津血同源"之说。

2. 津血互生 指因津血同源，津血之间在生理上可以相互滋生、相互转化。津液不断渗入脉中，与营气相合，化为血液；脉内的血液，渗于脉外，便化为有濡润作用的津液。

同步训练

一、单项选择题

1. 精的生理功能不包括
   A. 繁衍生殖　　　　　B. 生长发育　　　　　C. 生髓化血
   D. 濡养脏腑　　　　　E. 防御作用

2. 气的生理功能不包括
   A. 推动作用　　　　　B. 温养作用　　　　　C. 繁衍生殖
   D. 固摄作用　　　　　E. 气化作用

3. 生成血液的最基本物质是
   A. 水谷精微　　　　　B. 津液　　　　　　　C. 精髓
   D. 宗气　　　　　　　E. 卫气

4. 津液的生成、输布和排泄过程，尤与下列哪项关系密切
   A. 肺、脾、肾　　　　B. 心、脾、肾　　　　C. 肝、脾、肾
   D. 肺、肝、肾　　　　E. 心、肝、肾

5."血汗同源"是指
A. 气为血之帅　　　B. 血为气之母　　　C. 气能生津
D. 津能载气　　　　E. 津血同源

二、简答题

1. 血液的正常循行受到哪些因素的影响？
2. 如何理解气与血的关系？

第五章 经　　络

 知识要点

1. 掌握经络的概念；经络系统的组成；十二经脉在体表的分布、走向和交接规律。
2. 熟悉奇经八脉的基本概念与功能。
3. 了解经络的生理功能及经络学说的应用。

经络学说是研究人体经络系统的组成、循行分布、生理功能、病理变化，以及与脏腑、气血等相互关系的理论，是中医学理论体系的重要组成部分，也是针灸、穴位按摩等疗法的理论核心。

第一节　经络与经络系统的概念

一、经络的概念

经络是经脉和络脉的总称，是沟通内外、贯通上下、网络周身、运行气血的通道。"经"是经络系统直行的主干，分布在较深的部位，有贯通上下、沟通内外的作用；"络"是横行的分支，分布在较浅的部位，纵横交错，遍布全身。

二、经络系统的组成

经络系统是由经脉和络脉组成的。经脉包括十二经脉、奇经八脉、十二经别、十二经筋、十二皮部；络脉包括十五络脉、浮络、孙络（表5 -1）。

表 5 – 1　经络系统简表

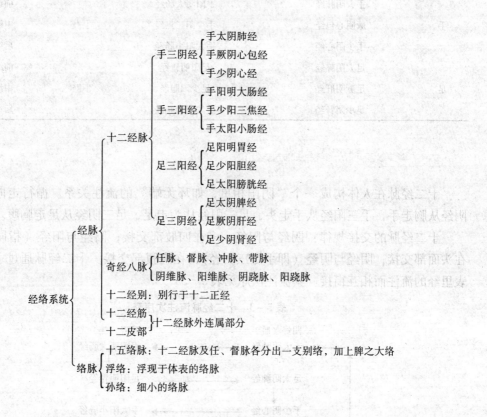

第二节　十二经脉

　　十二经脉，又称十二正经，是手三阴经、手三阳经、足三阳经、足三阴经的总称。十二经脉是经络学说的主体内容。

一、十二经脉在体表的分布规律

　　十二经脉贯穿全身，左右对称地分布于头面、躯干和四肢，在体表有一定的分布规律。六条阴经分布于四肢的内侧和胸腹：上肢的内侧为手三阴经，下肢的内侧为足三阴经；六条阳经分布于四肢的外侧和头面、躯干：上肢外侧为手三阳经，下肢外侧为足三阳经（表 5 – 2）。

表5-2 十二经脉四肢分布简表

名　称	阴　经	阳　经		循行部位
	手太阴肺经	手阳明大肠经		前缘
手	厥阴心包经	手少阳三焦经	上肢	中线
	手少阴心经	手太阳小肠经		后缘
	足太阴脾经	足阳明胃经		前缘
足	足厥阴肝经	足少阳胆经	下肢	中线
	足少阴肾经	足太阳膀胱经		后缘

二、十二经脉的走向和交接规律

十二经脉在人体构成一个"阴阳相贯，如环无端"的流注关系。循行走向是手三阴经从胸走手，手三阳经从手走头，足三阳经从头走足，足三阴经从足走胸腹。

十二经脉的交接规律：阴经与阳经，多在四肢部交接；阳经与阳经（指同名经），在头面部交接；阴经与阴经（即足三阴经），在胸腹部交接。十二经脉通过手足阴阳表里经的流注而相互衔接。其流注次序见表5-3。

表5-3 十二经脉流注次序表

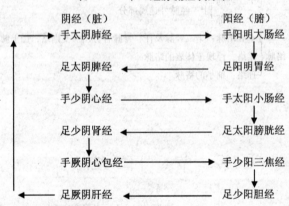

三、十二经脉的表里络属规律

十二经脉内属于脏腑，阴经属脏，阳经属腑，脏与腑有表里相合的关系。手太阴肺经与手阳明大肠经相表里，足阳明胃经与足太阴脾经相表里，手少阴心经与手太阳小肠经相表里，足太阳膀胱经与足少阴肾经相表里，手厥阴心包经与手少阳三焦经相表里，足少阳胆经与足厥阴肝经相表里。阴经与阳经有表里络属的关系，阴经属脏络腑，阳经属腑络脏，如手太阴肺经属肺络大肠，手阳明大肠经属大肠络肺。如此，十二经脉脏腑阴阳之间就形成了六组表里络属关系，在生理上密切联系，病理上相互影响，治疗时相互为用。

第三节 奇经八脉

"奇经"是十二经脉之外的特殊通路，包括任脉、督脉、冲脉、带脉、阴维脉、阳维脉、阴跷脉、阳跷脉，故称为"奇经八脉"。它不属于脏腑，也无表里络属关系，具有沟通十二经脉之间联系、蓄积和渗灌十二经气血的作用。

 课堂互动

女子的月经、带下、妊娠与哪些经脉密切相关？

其中，任脉行于胸腹部正中，上抵颏部，总任一身阴经，妊养胎儿，故称"阴脉之海"；督脉行于腰背正中，上至头面，总督一身阳经，故称"阳脉之海"，且反应脑、髓、肾的功能，与生殖功能有关。任、督二脉各有其循行部位和所属腧穴，故与十二经合称为"十四经"。冲脉与足少阴肾经挟脐而上，环绕口唇，调节十二经脉气血，调节月经，主生殖功能，故称"十二经脉之海"、"血海"。带脉，起于胁下，环行腰间一周，约束纵行经脉，固护胎儿，主司妇女带下。

第四节 经络的生理功能与经络学说的应用

一、经络的生理功能

1. 联系内外，网络全身 人体的五脏六腑、五官九窍、四肢百骸等脏腑组织器官通过十二经脉及其分支的纵横交叉、入里出表、通上达下，及其固定的络属关系、规律的循行流注而有机地联系在一起，使全身内外、上下、左右、前后构成一个有机的整体。

2. 运行气血，润养周身 《灵枢·本脏》："经脉者，所以行血气而营阴阳，濡筋骨，利关节者也。"指出经络气血须通过经络传注，才能布散于全身，维持机体的生命活动。气血通过以十二经脉为核心的庞大经络系统，周流不息，渗透灌注于脏腑组织之中，濡养全身。

3. 调理阴阳，维持平衡 人体内的气血阴阳须平衡协调，而阴阳气血的平衡需要经络系统的参与。经络通过其运行气血、沟通上下内外的功能，在一定程度上自行调节气血、协调脏腑关系，以维持人体内外环境的相对平衡。

二、经络学说的应用

1. 阐释病理 ①病邪可通过经络由表达里或由里达表。②脏腑的病变，可沿着经络的通路反映到体表。五官九窍与内脏的关系以经络为媒介，一旦经络受病则该经络所过或所属的脏腑器官也必会发病；四肢、筋、骨、皮、肉皆依靠经气为养，故经络受病，其所过之处的筋、骨、皮、肉也必然出现病变。

2. 用于诊断　经络有一定的循行部位及脏腑络属，可反映所属脏腑病证，故可用于疾病诊断。

3. 指导治疗　经络学说用以指导临床各科的治疗，尤其是针灸、按摩和药物治疗。针灸治病主要是通过针灸刺激穴位，激发经气，调节人体脏腑气血的功能，从而达到治病的目的。

4. 预防保健　常用疏通经络的方法来预防疾病、养生保健，如按摩、艾灸、刮痧、拔火罐等。

同步训练

一、单项选择题

1. 十二经脉中阴经与阳经的交接部位是
   A. 头面部　　　　　B. 上肢部　　　　　C. 四肢末端
   D. 胸腹部　　　　　E. 无规律

2. 手三阴经的循行走向规律是
   A. 从胸走手　　　　B. 从足走腹　　　　C. 从手走头
   D. 从头走足　　　　E. 从手走胸

3. 足三阳经的循行走向规律是
   A. 从胸走手　　　　B. 从手走胸　　　　C. 从手走头
   D. 从足走头　　　　E. 从头走足

4. 行于人体前正中线的经脉是
   A. 带脉　　　　　　B. 任脉　　　　　　C. 冲脉
   D. 督脉　　　　　　E. 肾经

二、简答题

经络系统是如何组成的？

第六章　病因病机

 知识要点

1. 掌握六淫、疠气、七情内伤、饮食失宜、劳倦、痰饮、瘀血的致病特点。

2. 熟悉结石的致病特点；正邪相争、阴阳失调、气血失和、升降失常的病机特点。

3. 了解意外伤害的致病特点。

第一节　病　因

导致人体发生疾病的原因，称为病因，又称"致病因素"、"病邪"。疾病是人体在一定条件下，由致病因素引起的有一定表现形式的病理状态，是包括发病形式、病机、发展规律和转归的完整过程。而病因指能破坏人体生理动态平衡而引起疾病的特定因素。包括六淫、疠气、七情内伤、饮食失宜、劳倦、病理性因素（痰饮、瘀血、结石）及意外伤害等。

一、六淫

（一）六淫的基本概念

六淫，即风、寒、暑、湿、燥、火六种外感病邪的统称。六淫与六气既有联系，又有区别。正常情况下，风、寒、暑、湿、燥、火是自然界六种不同的气候变化，称为"六气"。

六气的正常运动变化，决定了一年四季气候的不同，即春风、夏暑（火）、秋燥、冬寒、长夏湿。机体通过自身的调节，对六气有一定的适应能力，一般不会发病。当气候变化异常，超过了一定限度，如六气的太过或不及，非其时而有其气（如春天应温而反寒，秋天应凉而反热等），以及气候变化过于急骤（如暴冷、暴热等），机体不能适应，可致疾病的发生；或当人体的正气不足，抵抗力下降时，风、寒、暑、湿、燥、火乘虚而入，导致人体发生疾病，这种情况下的六气，便称为"六淫"。由于六淫是不正之气，所以又称为"六邪"。因此，是六气还是六淫，主要与机体是否发病有关。

（二）六淫致病的一般特点

1. 外感性 六淫为病，多侵犯肌表，或从口、鼻而入，故又有"外感六淫"之称。所致疾病，统称为"外感病"。

2. 季节性 六淫致病常有明显的季节性。如春季多风病，夏季多暑病，长夏多湿病，秋季多燥病，冬季多寒病。但是，也可有一个季节多种邪气致病的情况，如冬季既可有寒邪致病，又可有风邪、湿邪致病。

3. 地域性 六淫致病常与生活地区和环境密切相关。如东北地区多寒病，高温环境下工作多患火热燥病，久居潮湿环境多湿病等。

4. 相兼性 六淫邪气既可单独侵袭人体而发病，又可两种或两种以上邪气相兼侵犯人体而致病，如风热感冒、风寒湿痹、湿热蕴脾等。

5. 转化性 六淫邪气侵入人体，在一定条件下，其病理性质可发生转化。如寒邪郁久化热，暑湿日久化燥伤阴，六淫之邪皆可从热化火，这种转化与体质密切相关。

（二）六淫的性质及其致病特点

1. 风邪 风为春季的主气。风邪多自皮毛、口鼻侵入人体，致病范围广泛，是六淫中较为重要的致病因素。但不仅限于春季，其他季节也可发病。

（1）风为阳邪，其性开泄，易袭阳位　风具有向上、向外、升散的特性，故为阳邪。开泄指风邪易使腠理、毛孔疏张开泄，而出现汗出、恶风等症；风性轻扬、升散、开泄，故多侵犯人体头面、口鼻等上部而出现头痛、鼻塞、咽痒、咳嗽等症状。

（2）风性善行而数变　"善行"指风邪具有善动不居、游走不定的特征。风邪致病，病位游移，行无定处，如"风痹"以游走性关节疼痛、痛无定处为主，又称"行痹"。"数变"，指风邪致病具有发病急、传变快、变化多的特性。如中风之突然昏仆、不省人事；荨麻疹的皮疹、皮肤瘙痒发无定处、时隐时现，故又名"风疹块"。

（3）风性主动　"动"即动摇不定，指风邪致病具有动摇不定的特征。常表现为眩晕、震颤、四肢抽搐、角弓反张等症状。如外感热病中的"热极生风"。

（4）风为百病之长　风邪是外感病邪致病的先导，寒、湿、燥、热等邪，往往都依附于风而侵袭人体。如与寒合为风寒之邪，与热合为风热之邪，与湿合为风湿之邪，与暑合则为暑风，与燥合则为风燥，与火合则为风火等。所以，临床上风邪为患较多，又易与六淫诸邪相合而为病。故称风为百病之长、六淫之首。

附：内风　指人体脏腑气血机能失调，而引起的以晕眩、抽搐、震颤为主要特征的病理变化。内风与肝脏关系最为密切，《素问·至真要大论》："诸风掉眩，皆属于肝。"如肝阳化风，亦可见于血虚生风、热极生风等。外风与内风关系密切，可互为因果。

2. 寒邪 寒为冬季的主气。冬季气温骤降，若防寒保暖不当，易感受寒邪。

其他季节，如汗出当风、冒雨涉水、贪凉露宿、过食寒凉食物时，也可感受寒邪。

（1）寒为阴邪，易伤阳气　寒为阴气盛的表现，故寒为阴邪。寒邪最易损伤人体阳气。阳气受损，失于温煦之功，故全身或局部可出现明显的寒象。如寒邪伤于肌表，阻遏卫阳，可见恶寒、无汗，称为"伤寒"；寒邪直中脏腑，伤及脏腑阳气，称为"中寒"。若伤及脾胃，可见脘腹冷痛、呕吐清水、便溏、泄泻等。

（2）寒性凝滞，主痛 "凝滞"指凝结、阻滞不通。人体气血的运行，依赖阳气的温煦、推动。寒邪侵犯机体，阳气耗损，温煦、推动不利，气血津液运行迟缓，则经脉气血凝结阻滞，"不通则痛"，出现各种疼痛症状，如头项强痛、周身疼痛、脘腹冷痛、关节冷痛屈伸不利等。

（3）寒性收引 "收引"指收缩牵引。寒邪侵袭机体，可使气机收敛，腠理、经络、筋脉收缩而挛急。如寒邪袭表，使皮肤腠理收缩，汗孔闭塞，可见恶寒、无汗、周身酸痛、脉浮紧等；寒邪客于经脉关节，则见关节屈伸不利、拘挛疼痛，或冷厥不仁等。

附：内寒 指机体阳气不足，温煦气化功能减退，寒自内生所致的阳虚证，又称里虚寒证。临床表现为畏寒喜暖、手足不温、脘腹冷痛、喜温喜按，甚至四肢厥冷、呕吐清水、小便清长、下利清谷、脉沉迟。内寒与外寒既有区别又密切联系，且相互影响。外寒侵袭人体，日久不散，常能损及人体阳气，导致内寒的产生；阳虚内寒之体，防御无力而易感受外寒。

3. 暑邪 暑为夏季的主气，为火热之气所化。暑与火热虽属同类，但暑邪致病有明显的季节性，主要发生在夏至以后、立秋之前。纯属外感之邪，而无内生，这是其所独有的特征。

（1）暑为阳邪，其性炎热 暑为夏季火热之气，其性炎热，故为阳邪。暑邪伤人可迅速出现高热、面赤、烦渴、汗多、脉洪大等一系列阳热亢盛之候。

（2）暑性升散，伤津耗气 升散指升发、耗散。暑邪可使腠理开泄而多汗。汗出过多，耗伤津液，可见口渴喜饮、小便短赤；大量汗出，气随津耗，则见气短乏力、倦怠懒言；严重者可致气随津脱而出现突然昏倒、不省人事的阳气暴脱之证。

（3）暑多夹湿 暑季炎热且多雨潮湿，暑热与湿气弥漫，暑季人们又多贪凉饮冷，故暑邪多兼夹湿邪侵犯人体。临床上除发热、烦渴等暑热证外，常见四肢困倦、胸闷呕恶、不思饮食、便溏不爽等湿阻证候。

4. 湿邪 湿为长夏的主气。长夏正值夏秋之交，雨量较多，湿气最盛，故多湿邪。其他季节如气候潮湿、冒雨涉水、久居湿地，均可感受湿邪为病。

（1）湿为阴邪，易阻遏气机，损伤阳气 湿邪与水同类，其性属阴，阴盛则阳病，故湿邪易损伤阳气。湿邪为有形之邪侵犯人体，留滞脏腑经络，易使气机升降失常、经络阻滞。由于脾喜燥恶湿，故湿邪最易困阻脾阳，而见胸闷脘痞、纳呆、小便不利、便溏不爽，甚则水肿等。

（2）湿性重浊 "重"指沉重、重着。湿邪侵犯肌表，则周身困重、四肢倦怠；湿困头则清阳不升，或见头重如裹、昏昏欲睡；湿邪留滞经络关节，可见关节疼痛重着、麻木沉重，又称为"着痹"。"浊"指混浊、秽浊。湿邪为病，其分泌物和排泄物等具有秽浊不清的特点，如湿邪上犯则面垢眵多；湿阻中焦，则大便溏泄臭秽、下痢黏液脓血；湿浊下注，则小便混浊、妇女带下黄白臭秽；湿邪侵犯肌肤，导致疮疡湿疹破溃、脓水秽浊等。

（3）湿性黏滞　　"黏"指黏腻，"滞"指停滞。湿邪致病具有黏腻停滞的特点。主要表现在两个方面：一是湿病症状黏滞，如湿滞大肠，腑气不利，则大便黏腻不爽；湿滞膀胱，气化不利，则小便滞涩不畅或频急涩痛；湿浊内盛，则见舌苔黏腻。二是病程较长，缠绵难愈，或易于反复发作，如湿疹、湿痹等。

（4）湿性趋下，易袭阴位　　湿类于水，水性向下，故湿邪有趋下的特性。湿邪致病易伤人体的下部。如淋浊、泻痢、妇女带下以及下肢溃疡；水湿所致的浮肿多以下肢较为明显。

附：内湿　　主要是脾失健运，水湿停聚所致的病证，常见胸闷脘痞、呕恶纳呆、腹胀便溏、头身困重、舌苔厚腻等，甚至水肿。外湿和内湿虽有不同，但在发病过程中常相互影响。伤于外湿，湿邪困脾，健运失职，易形成湿浊内生；而脾阳虚损，水湿不化，亦易招致外湿侵袭。不论外湿与内湿，其病理变化多以脾为中心。

5. 燥邪　　燥为秋天的主气，秋季气候干燥，空气中水分缺乏，自然界呈现一派干枯收敛的景象。燥又分为温燥和凉燥：初秋有夏热之余气，久晴少雨，秋阳暴晒，燥与热相合侵犯人体，病多温燥；深秋近冬，西风肃杀，燥与寒相合侵犯人体，病多凉燥。

（1）燥性干涩，易伤津液　　"干"指干燥；"涩"指涩滞。燥邪为干涩之病邪，最易耗伤人体津液，表现出各种干涩的症状和体征，诸如口鼻干燥、咽干口渴、小便短少、大便干结、皮肤干燥，甚至皮肤皲裂、毛发干枯不荣等。

（2）燥易伤肺　　肺为娇脏，喜润而恶燥，外合皮毛，开窍于鼻，直接与自然界的大气相通，燥邪从口鼻、皮毛而入，耗伤肺津，影响肺的宣降。因此，燥邪犯肺，可见干咳少痰、痰黏难咳，或痰中带血、咽干疼痛、咳呛胸痛等。由于肺与大肠相表里，燥邪自肺影响到大肠，可见大便干燥不畅等。

附：内燥　　指由热盛伤津，或失血过多，或久病精血内耗等，引起体内津液或精血亏损的病证。临床可见唇、口、鼻、咽、皮肤干燥，毛发干枯不荣，肌肉瘦削，小便短少，大便燥结等。外燥与内燥均为津液耗损，失于润泽的干涩之象，但其病因病机不同。外燥是由感受外界燥邪所致，主要发生在秋季，病位主要在肺；内燥主要是因人体阴液亏虚，或汗、吐、下太过耗伤阴液所致，无明显季节性，病位主要在肺、肾、胃、大肠等。

6. 火邪　　火为阳盛所生，火与温、热性质相同，只是程度不同，故常火热、温热并称。火有形而热无形，两者均有炎热特性。火（热）盛于夏季，但不似暑邪具有明显的季节性，一年四季均可见火热为病，如春有春温、夏有暑温、秋有温燥、冬有冬温，也可出现其他病邪郁而化火的情况。

（1）火为阳邪，其性炎上　　火热之性燔灼、升腾上炎，故属阳邪。火热之邪伤人，多表现热、烦渴、大汗、脉洪数等阳热症状。因其炎上，症状多见于头面部，如面红目赤、咽喉肿痛、齿龈肿痛、口舌糜烂等。

（2）易伤津耗气　　火热为阳邪，阳盛则阴病。一方面，火热易迫津外泄，津液化汗而耗伤；另一方面，火热内灼阴津。二者皆可出现口渴喜饮、咽干舌燥、小便短赤、大便秘结等津液耗伤的症状。由于津液受火煎熬而耗伤，故机体的分泌物、排泄物变得黄而稠，并伴有热感，如鼻涕黄稠、小便黄混、疮疡脓水黄稠等。在火热之邪迫津外泄的同时，气随津伤，轻者可见体倦乏力、少气懒言等气虚的征象；严重者可见气脱亡阴、阴损及阳的危重之象。

（3）易生风动血 "风"指风证，即动摇不定的特征。火热之邪侵袭人体，灼伤阴津，使筋脉失其滋养濡润，出现高热、神昏谵语、四肢抽搐、颈项强直、角弓反张、目睛上视，称为"热极生风"；或火热之邪燔灼肝经，而致肝阳过旺，阳亢化风而出现震颤动摇不定之证，称为"肝风内动"。"动血"，指火热之邪灼伤脉络，迫血妄行，引起各种出血，如吐血、衄血、便血、尿血、皮肤发斑、妇女月经过多及崩漏等。

（4）易扰心神 心主神志，五行属火，为阳中之阳。火性炎上，与心气相应。火邪上扰神明，轻者可见心烦失眠；重者神不守舍，可见狂躁不安、神昏谵语之证。

（5）火热邪毒，易致肿疡 火毒、热毒是引起疮疡的主要原因，火热之邪夹毒入于血分，聚于局部，腐蚀血肉，败血成脓，发为痈肿疮疡，局部红肿热痛，甚至溃破。

附：内火 常见阳气过盛化火、邪郁化火、五志过极化火、阴虚火旺等。临床上有虚实之分，阳盛属实火，多见于心、肝、肺、胃等脏腑的火热病变，主要症状是口舌糜烂、目赤口苦、烦躁不安、渴喜冷饮、咳吐黄痰、大便秘结、小便短赤等；阴虚者属虚火，多见于肝、肾、心、肺的病变，主要症状是五心烦热、两颧潮红、失眠盗汗、舌红少津等。外火与内火可相互影响，内生之火招致外火，如平素阴虚或阳盛者，感受六淫邪气之后，常致五气从火而化；外火亦可引动内火，如外火灼伤津血，常引动肝阳而化火生风等。

二、疠气

（一）疠气的概念

疠气是一类具有强烈传染性的致病因素，又称"疫毒"、"时气"、"疫疠之气"、"毒气"、"乖戾之气"等。《温疫论》明确指出："夫温疫之为病，非风、非寒、非暑、非湿，乃天地间别有一种异气所感。"疠气虽为外邪，但与六淫邪气不同，强烈的传染性是其最为突出的特点，所引起的疾病称为"瘟疫"、"疫病"。

（二）疠气的致病特点

1. 发病急骤，病情危重 疠气致病，潜伏期较短，病情凶险，发展变化快，死亡率高。《温疫论》提及某些疫病，"缓者朝发夕死，重者顷刻而亡"。如霍乱、鼠疫等。

2. 传染性强，易于流行 疠气主要通过空气、饮食、接触、蚊虫叮咬等途径在人群中传播，具有很强烈的传染性和流行性。

3. 一气一病，症状相似 疠气种类繁多，但一种疠气仅导致一种疫病发生，且其临床症状基本相似，故《素问·刺法论》说："五疫之至，皆相染易，无问大小，病状相似。"

（三）疠气的发生与流行因素

疫疠的发生与流行，除与人体的正气强弱有关外，亦与下列因素有关。

1. 气候因素　自然界气候急骤或持久的反常变化，如久旱、洪涝、酷热、湿雾等均可助长疫疠之气的滋生、传播，从而导致疫病的发生。

2. 环境与饮食因素　人类、动物、植物的尸体及排泄物若处理不当，就会污染环境，日久腐败，孳生疫毒，污染水源、空气、食物，均可引起疫病的发生和流行。

3. 预防因素　预防和隔离是防止疫病发生、控制其流行蔓延的有效措施。发现疫情，应立即消毒、隔离、治疗；对易感者，服用或注射预防药物；注意饮食起居，保养正气，提高机体抵抗力，均能有效地防止疫病的发生。

4. 社会因素　社会制度和社会状态与疫病的发生、流行密切相关。社会动荡、战乱、灾荒、贫困等因素使人们的生活环境恶劣、卫生防疫措施落后，造成抵御自然灾害的能力下降，则易使疫病爆发流行，疠气肆虐。社会安定，经济繁荣，民众安居乐业，卫生防疫工作有保障，疫病就能得到有效的控制。

三、七情内伤

（一）七情内伤的基本概念

七情是指喜、怒、忧、思、悲、恐、惊等七种正常的情志活动，是人的精神意识对外界事物的反应。七情与人体脏腑功能活动有密切的关系。七情分属于五脏，以喜、怒、思、悲、恐为代表，称为五志。七情是人对客观事物的不同反应，在正常范围内，一般不会使人生病。只有突然、强烈或长期持久的情志刺激，超出人体的生理承受能力，使人体气机紊乱、脏腑阴阳气血失调，才会导致疾病的发生。此外，某些慢性疾病使体内脏腑功能长期失调，引起精神情志异常，称为因病致郁。由于七情是造成内伤病的主要致病因素之一，故又称"内伤七情"。

人的情志活动是以脏腑的气血为物质基础的，不同的情志活动与五脏六腑有相对应的关系，如心在志为喜、肝在志为怒、脾在志为思、肺在志为忧（悲）、肾在志为恐（惊）。脏腑气血的功能活动会影响情志变化，不同的情志活动，也会对脏腑气血功能产生相应影响。

（二）七情内伤的致病特点

1. 直接伤及脏腑　五脏的精、气、血、津液是情志活动的物质基础，情志活动与五脏又有相对应的关系，由此可见，情志活动与脏腑气血关系密切。不同的情志刺激，对不同的脏腑有不同的伤害，如喜伤心、思伤脾、忧伤肺、怒伤肝、恐伤肾。人体是一个有机的整体，心为五脏六腑之大主，主血脉、主神志，是人体生命活动的主宰，情志刺激太过可影响心的功能，进而影响其他脏腑而引发疾病。肝藏血，主疏泄；脾主运化，为气血生化之源。因此，情志内伤所致病证以心、肝、脾三脏的病变和气血失调为多见。如过喜伤心，可见心悸、失眠、健忘，甚则精神失常；思虑伤脾，可见食欲不振、脘腹胀满、大便溏泻；郁怒伤肝，可致肝气郁结，而见两胁胀痛、善太息、咽中如有物梗阻，妇女月经不调、痛经、闭经等。

2. 影响脏腑气机 主要表现在以下几个方面。

（1）怒则气上 怒为肝之志，过度愤怒，则肝失疏泄，肝气横逆上冲，血随气逆走于上，可见头胀头痛、面红目赤，或呕血、两胁胀痛，甚至昏厥猝倒。

（2）喜则气缓 喜为心之志，在正常情况下，喜能缓和精神紧张，使心情舒畅。但暴喜过度，可使心气涣散、神不守舍而见精神不集中，甚则失神狂乱。

（3）悲（忧）则气消 悲为肺之志，过度悲忧会损伤肺气，使意志消沉，而见气短、精神萎靡不振、懒言、乏力等。

（4）恐则气下 恐为肾之志。恐是一种胆怯、惧怕的心理作用。长期恐惧或突然意外惊恐，皆能导致肾气受损，即所谓恐伤肾。过于恐怖，则肾气不固，气陷于下，可见二便失禁、精遗骨痿等。不仅如此，恐惧伤肾，精气不能上奉，则心肺失其濡养，水火升降失常，可见胸满腹胀、心神不安、夜不能寐等。

（5）思则气结 思为脾之志。思虑过度，可致脾气郁结，脾失健运，而见食欲减退、脘腹胀满、便溏等。思虑劳神既可使脾胃气机郁结，气血化生无源，又可暗耗心血，而致心脾两虚，可见失眠、多梦、健忘之证。

（6）惊则气乱 气乱是指心气紊乱。心主血，藏神，大惊则心气紊乱，气血失调，可见心悸、失眠、心烦、气短，甚则精神错乱等。

3. 影响病情变化 情志失常不但是疾病发生的重要因素，还直接影响疾病的发展与转归。《素问·痛论》："气和志达，营卫通利。"若病后情绪乐观，五脏安和，气机调畅，有利于缓解病情，恢复健康；病后情志压抑，气机失调，则不利于病情恢复，甚至恶化加重。同时，调摄情志，对养生、延缓衰老也十分重要。

 课堂互动

情志"致病"与"治病"

《儒门事亲》中记载了金元四大家之一的张从正运用"以情胜情"疗法的一则医案："一富家妇人，伤思虑过甚，二年不寐，无药可疗。其夫求戴人治之。戴人曰：两手脉俱缓，此脾受之也。脾主思故也。乃与其夫，以怒而激之。多取其财，饮酒数日，不处一法而去。其人大怒汗出，是夜困眠，如此者，八九日不寤，自是而食进，脉得其平。"此实为运用了五行生克原理中的"怒胜思"。

四、饮食失宜

饮食是人体赖以生存和维持生命活动的必需物质。良好的饮食习惯、合理的饮食结构及饮食卫生，既能为人体提供充足的能量和营养，又不会造成脏腑功能的损伤。相反，饮食失宜则是导致疾病的重要原因，包括以下几个方面。

（一）饮食不节

1. 过饥 指摄食不足，节制过度，使水谷化源不足，久之气血得不到足够的补充而衰少，可见面色无华、心悸气短、全身乏力、消瘦等。亦可因正气虚弱，抵抗力降低而继发他病。

2. 过饱 指长期过量进食或暴饮暴食，加重脾胃负担，超过脾胃受纳、腐熟和运化能力，导致饮食停滞、气机升降失常，而见脘腹胀满、嗳腐吞酸、厌食、吐泻等。小儿由于脾胃功能较弱，加之食量不能自控，而常出现食伤脾胃的病证，食积日久，则酿成疳积，可见面黄肌瘦、腹胀、五心烦热、易哭易惊等。饮食停滞日久、过食肥甘厚味，皆可生湿生热生痰，湿热痰聚，则变生他病。

（二）饮食不洁

饮食不洁，会引起多种胃肠道疾病，出现腹痛、吐泻、痢疾等；或引起寄生虫病，如蛔虫、蛲虫、绦虫病等，临床表现为腹痛、嗜食异物、面黄肌瘦等；若蛔虫窜进胆道，还可出现上腹部剧痛、时发时止、吐蛔、四肢厥冷的蛔厥证；若进食腐败变质有毒食物，可致食物中毒，常出现腹痛、吐泻，重者可昏迷或死亡。

（三）饮食偏嗜

饮食结构合理、五味调和、寒热适中、无所偏嗜，才能使人体获得各种需要的营养。若饮食偏嗜或膳食结构失宜，或饮食过寒过热，或饮食五味有所偏嗜，可导致阴阳失调，或某些营养缺乏而发生疾病。

1. 偏嗜寒热 食物有性寒性热之分，结合食物温度的寒与热，过度食用性寒或性热的食物，可影响机体阴阳的平衡。如过食生冷易损伤脾胃阳气，导致寒湿内生，可见脘腹冷痛、喜按、泄泻等；偏食辛温燥热，易致胃肠积热，可见口渴、口臭、腹满胀痛、便秘或痔疮。

2. 偏嗜五味 食物有酸、苦、甘、辛、咸五种味道。五味与五脏，各有其亲和性，如酸入肝、苦入心、甘入脾、辛入肺、咸入肾。若长期嗜好某种食物，就会使该脏腑机能偏盛或偏衰，久之可按五脏间相克关系传变，损伤他脏而发生疾病。如多食咸味，则血脉凝滞，可见胸闷、心悸、气短、面目虚浮等水气凌心之证。

3. 偏嗜饮酒 长期过量饮酒，易损伤脾胃、蕴生湿热，可见胃脘胀满、食欲减退、口干口苦、舌苔厚腻等。

五、劳逸失当

劳逸失当，包括过度劳累和过度安逸两个方面。正常的劳动和体育锻炼，有助于气血流通，可增强体质；必要的休息，可消除疲劳，恢复体力和脑力，不会致病。只有较长时间的过度劳累或过度安逸，才能成为致病因素而使人发病。

（一）过劳

1. 劳力过度 劳力过度主要指较长时期的不适当的活动和超过体力所能负担的过度劳力。劳力过度可损伤内脏功能，致使脏气虚少，可见少气无力、四肢困倦、懒于语言、精神疲惫、形体消瘦等，即所谓"劳则气耗"。

2. 劳神过度 指长期用脑思虑过度，暗耗心血，损伤脾气，导致心悸、失眠、健忘，以及纳呆、腹胀、便溏等心脾两虚之证。

3. 房劳过度 指性生活过于频繁、早婚多产，耗伤肾中精气，可见精神萎靡、眩晕耳鸣、腰膝酸软，或遗精、早泄、阳痿，或月经不调，或不孕等。

（二）过逸

指过度安逸，由于长期不劳动、不运动，过度安闲，致气血运行不畅、筋骨柔脆、脾胃功能减弱，从而引发疾病。常见精神不振、腹胀食少、肢体软弱及动则心悸、气喘、汗出等。如《素问·宣明五气》："久卧伤气，久坐伤肉。"

六、继发性致病因素

在疾病发生和发展过程中，原因和结果可相互交替、相互转化。由原始致病因素所引起的后果，可在一定条件下转化为其他病变的原因，成为继发性致病因素。痰饮、瘀血、结石都是在疾病过程中形成的病理产物，它们滞留体内不去，又可成为新的致病因素，作用于机体，引起各种新的病理变化，故称继发病因，也称病理性因素。

（一）痰饮

痰饮是人体水液代谢失调所形成的病理产物，与肺、脾、肾、三焦密切相关。其中，清稀者为饮，稠浊者为痰，二者同出一源，故并称痰饮。

饮邪停留的部位不同，可产生不同的病证。饮在肠胃，肠鸣沥沥有声为"痰饮"；饮在胸胁，胸胁胀满、咳唾引痛为"悬饮"；饮在胸膈，胸闷、咳喘、不能平卧、其形如肿为"支饮"；饮溢肌肤，肌肤水肿、无汗、身体疼重为"溢饮"。

（二）瘀血

所谓瘀血，指血液运行障碍，阻滞于经脉及脏腑，还包括积存体内的离经之血。

1. 瘀血的形成 其病因较为复杂，主要有以下几个方面。

（1）气虚 气为血之帅，气能行血又能摄血。气虚，一方面无力推动血液运行，导致血行迟缓涩滞形成瘀血；另一方面，气虚不能统摄血液，可致血溢脉外停于体内而为瘀。

（2）气滞 气行血亦行，气滞血亦滞。气机阻滞，影响血液的正常运行，使血液迟滞不畅而为瘀。

（3）血寒　血得温则行，得寒则凝。外感寒邪或阳气虚损等，不能温煦、推动血液运行，使血行不畅而凝滞成瘀。

（4）血热　热入营血，血热煎灼互结，血液黏滞不畅或热邪灼伤脉络，迫血妄行，血溢脉外，积存体内，均可形成瘀血。

（5）出血　各种外伤，如跌打损伤、负重过度、金刃所伤、手术创伤等，致使脉络破损，使血离经脉；或脾不统血、肝不藏血而致出血；或妇女经血不畅，所出之血不能及时排出或消散，积滞于体内则成瘀血。

2. 瘀血的致病特点　瘀血所致病证，常因瘀血阻滞部位不同而异。如瘀阻心络，见心悸、胸痛、心痛、口唇指甲青紫；瘀阻于肺，见胸痛、咯血；瘀阻于胃肠，见呕血或大便色黑如柏油；瘀阻于肝，见胸胁痞块、疼痛；瘀阻于胞宫，见少腹疼痛、月经不调、痛经、闭经或崩漏；瘀阻于肢体肌肤，见青紫、肿痛。瘀血病证复杂繁多，但可概括以下共同特点。

（1）疼痛　多为刺痛，痛处固定不移，拒按，夜间加重。

（2）肿块　肿块固定不移，质较硬。体表局部青紫肿胀；体内久聚成癥，推之不移，质硬，有压痛。

（3）出血　瘀血阻滞，血不循经而致出血，其血色紫暗或夹有瘀块。

（4）体征　久瘀可见面色黧黑，肌肤甲错，唇甲青紫，舌质紫暗或瘀斑、瘀点，舌下静脉曲张等。

（5）脉象　常见沉涩、细涩或结代等脉象。

（三）结石

结石是指停滞于脏腑管腔的坚硬如石的物质，其形如砂石，状态各异，大小不一，停滞于体内，常可引起一些疾病。结石停聚，以阻滞脏腑气血而发生疼痛为其基本特征。

1. 多发于胆、胃、肝、肾、膀胱等脏腑　肝气疏泄，关系着胆汁的生成和排泄；肾的气化，影响尿液的生成和排泄，故肝肾功能失调易生成结石。且肝合胆，肾合膀胱，而胃、胆、膀胱等均为空腔性器官，结石易于停留。故结石为病，多为肝、胆结石，肾、膀胱结石和胃结石。也可发生于眼（角膜结石、前房结石）、鼻（鼻石）、耳（耳石）等部位。

2. 病程较长，轻重不一　结石多为湿热内蕴，日久煎熬而成，故大多数结石的形成过程缓慢。结石的大小不等，停留部位不一，其临床表现各异。一般来说，结石小，病情较轻，有的甚至无任何症状；结石过大，则病情较重，症状明显，发作频繁。

3. 阻滞气机，损伤脉络　结石为有形实邪，停留体内，势必阻滞气机，影响气血津液运行。可见局部胀闷酸痛等，程度不一，时轻时重；甚则结石损伤脉络而出血。

4. 疼痛　结石引起的疼痛，以阵发性为多，亦呈持续性，或为隐痛、胀痛，甚或绞痛。疼痛部位常固定不移，亦可随结石的移动而有所变化。结石性疼痛具有间歇性特点，发作时剧痛难忍，而缓解时一如常人。

七、意外伤害

（一）外力损伤

跌仆损伤、持重努伤、利刃创伤等，均为外力直接作用于人体，直接损伤人体的皮肤、肌肉、筋脉、骨骼以及内脏。轻则皮肤青瘀肿痛、出血、脱臼或筋伤骨折等；重则损伤内脏，可因出血过多，导致抽搐、昏迷，甚至亡阳等严重病变。

（二）烧烫伤

高温物品、沸水、烈火、高压电流等作用于人体直接造成损伤。轻者皮肤出现创面，红、肿、热、痛或起水疱；重者伤及肌肉筋骨，创面呈皮革样，或焦黄，或蜡白，或炭化，痛觉反而消失；甚至火毒内侵而见发热、口渴、烦躁不安、尿少、尿闭等症。

（三）冻伤

多见于北方寒冷季节。长时间室外作业、保暖不当，风寒之邪损伤人体阳气，使机体失于阳气温煦和推动作用，出现体温下降、面色苍白、唇舌指甲青紫、感觉麻木、渐至昏迷的全身性反应，若不及时救治，易致死亡。也可因手、足、耳郭、鼻尖和面颊部长时间暴露在外，风寒湿气侵蚀，出现皮肤苍白、冷麻，继则肿胀青紫、痒痛灼热，或出现大小不等的水疱的局部冻伤。

（四）溺水

意外原因沉溺水中，水入肺胃，可致气道阻塞，呼吸不畅，气体交换障碍。及时抢救有望复苏；否则会溺水身亡。

（五）虫兽伤

多由毒蛇及猛兽撕咬、毒虫螫刺所致。轻者局部损伤，出现肿痛、出血等；重者损伤内脏，或出血过多，或全身中毒，如得不到及时治疗可致死亡。如被狂犬咬伤，初期仅见局部出血、红肿疼痛、蚁行感，伤口愈合并经过一段潜伏期后，出现头痛、烦躁不安、恐水、恐风、恐声、牙关紧闭、抽搐等症，甚则导致死亡。

第二节 病 机

病机是研究疾病的发生、病理变化过程和规律的理论，它是疾病的临床表现、发展转归和诊断治疗的内在根据。虽然疾病种类繁多，临床表现千变万化，但总体来说，疾病的发生、发展都有共同的基本机制，即正邪相争、阴阳失调、气血失和、升降失常。

一、正邪相争

正，即正气，指人体的生理功能和抗御外邪、自我调节、康复能力；邪，即邪气，泛指一切致病因素。正邪相争是指致病因素侵入机体，耗伤人体正气，正气驱邪外出，消除其不良影响的抗争过程。正邪相争不仅关系到疾病的发生与否，也直接影响到疾病的发展与转归。所以，疾病发生、发展的过程就是正邪相争的过程。

（一）正邪盛衰决定疾病的发生

1. 正气是疾病发生的决定因素　中医学十分重视人体的正气，强调人体正气在疾病发生、发展过程中的主导作用。《素问·刺法论》："正气存内，邪不可干。"即脏腑功能正常，正气旺盛，气血充足，卫外固密，病邪就难以侵入，疾病也不会发生。《素问·评热病论》："邪之所凑，其气必虚。"当人体正气相对虚弱，卫外不固，抗邪无力时，邪气即可乘虚而入，使人体阴阳平衡失调、脏腑气血功能紊乱而发病。

2. 邪气是疾病发生的重要条件　中医学强调正气在疾病发生过程中的主导地位，但并不排除邪气的重要作用，认为邪气是发病的重要条件，而且在一定的条件下可起主导作用。如烧烫伤、化学毒剂、刀枪所伤、毒蛇咬伤等，即使正气强盛，也难免受到伤害。又如疠气，因其毒性过强，超过了人体正气的抵御能力，也会成为发病的主要原因。

（二）正邪盛衰决定疾病的性质

在疾病的发生过程中，机体内始终存在着正气与邪气的矛盾斗争。正邪双方力量的盛衰对比，决定着机体虚实两种病理状态。《素问·通评虚实论》："邪气盛则实，精气夺则虚。"

1. 实证　实指邪气亢盛。因邪气亢盛，机体正气未衰仍能与病邪抗争，正邪相搏剧烈，表现出以亢奋、有余为主要特征的病理变化。一般多见于疾病的初期或中期，病程一般较短，如外感热病进入热盛期阶段，出现了大热、大汗、大渴、脉洪大等症状，或潮热、谵语、狂躁、腹胀满坚硬而拒按、大便秘结、手足微汗出、舌苔黄燥、脉沉数有力等症状，前者称"阳明经证"，后者称"阳明腑证"。或因痰、食、水、血等滞留于体内引起的痰涎壅盛、食积不化、水湿泛滥、瘀血内阻等病变，都属于实证。

2. 虚证　虚指正气亏虚。因正气不足，抵御病邪无力，不能驱邪外出，表现出以衰退、不足、虚弱为主要特征的病理变化。虚证多见于慢性消耗性疾病，如久病、重病、大失血、大汗、大吐及先天禀赋不足，而见神疲乏力、倦怠嗜卧、少气懒言、畏寒肢冷、自汗盗汗、脉虚等。

3. 虚实转化　疾病发展过程中，正与邪抗争，实邪久留耗损正气，或正气不足难驱病邪，导致实证转化为虚证或虚实夹杂。

（三）正邪盛衰决定疾病的转归

疾病发展过程即正邪双方力量消长变化的过程，直接影响疾病的发展趋势与转归。

1. 正盛邪退　指正气未受损伤，或得到正确治疗，正气较强能有效抗邪，疾病向好转或痊愈方面转归的一种结局。

2. 邪盛正衰 指邪气亢盛，正气受损，或治疗不当，正气虚弱抗邪无力，病情逐渐加重，向恶化甚至死亡方面转归的一种趋势。

3. 正虚邪恋 指正邪相争日久，正气已虚，余邪未尽，正邪相持，疾病处于迁延、缠绵、难愈的过程。多见于疾病后期。

4. 邪去正虚 指病邪虽已驱除，但正气已被耗伤，有待机体逐渐恢复的一种状态，多见于重病的恢复期。此时治疗、护理不当，可致旧病复发或引发新病。

二、阴阳失调

正常情况下，人体的阴阳不断地消长转化，保持动态平衡，维持着人体的生命活动。当某些因素导致机体的阴阳失去了动态的平衡，不能得到及时的调整、恢复而发病。

（一）阴阳偏盛

指以人体阴或阳某一方过剩有余为主的病理变化，即"邪气盛则实"。

1. 阳盛则热 阳盛，指机体感受温热阳邪，或感受阴邪，从阳化火，或因气滞、血瘀、痰浊、食积等郁而化火的阳盛有余、功能亢奋的病理状态，以热、动、燥为其特点，出现壮热、面红、目赤、舌红、脉洪大等症状。

2. 阴盛则寒 阴盛，指机体感受寒湿阴邪或过食生冷所致的阴气偏盛、产热不足的病理状态，以寒、静、湿为其特点，出现恶寒、喜暖、肢冷、蜷卧、舌淡、脉紧等症状。

（二）阴阳偏衰

指以人体阴或阳某一方亏虚不足为主的病理变化，即"精气夺则虚"。

1. 阳虚则寒 阳虚，指机体阳气虚损，阳不制阴，而阴寒内生，导致温煦功能减退的病理状态。即"阳虚则寒"，可见畏寒肢冷、神疲乏力、面色㿠白、舌淡、脉迟等。阳虚多由先天禀赋不足、后天失养、劳倦内伤或久病损伤阳气所致。以脾肾阳虚最为多见，其中以肾阳虚衰最为重要，因"肾为先天之本"，肾阳是人体阳气之根本。

2. 阴虚则热 阴虚，指机体的精、血、津液等物质亏损，导致阴不制阳，阳相对亢盛、功能虚性亢奋的病理状态。即"阴虚则热"，可见潮热、盗汗、五心烦热、颧红、口咽干燥、舌红、脉细数等。阴虚多由阳热病邪、五志化火、久泄或久病耗伤阴液所致，以肝肾、肺肾阴虚为多见。其中，肾阴不足占重要地位，因肾阴是人体阴精之根本。

（三）阴阳互损

1. 阴损及阳 指阴液亏损，致使阳气化生不足，或阳气无所依附而耗散，形成以阴虚为主的阴阳两虚的病理状态。如肾阴久虚，损及肾阳，可形成以肾阴虚为主的阴阳两虚证。

2. 阳损及阴 指阳虚较重，无阳则阴无以生，从而导致阴虚，形成以阳虚为主的阴阳两虚的病理状态。如肾阳久虚，必伤肾中精气，肾阴亦伤，形成以肾阳虚为主的阴阳两虚证。

三、气血失和

气血是构成和维持人体生命活动的基本物质，也是脏腑生理活动的产物。因此，在病理上，脏腑发病必然会影响到全身的气血，而气血的病变也必然影响到脏腑。

（一）气病

气虚是气病的主要形式。气虚指元气不足，全身或某些脏腑机能衰退的病理变化。其形成的主要原因多是先天不足，或后天失养，或肺、脾、肾功能失调，也可因劳伤过度、久病耗伤、年老体弱所致。气虚多见于慢性疾患、营养缺乏、疾病恢复期、体质衰弱者及老年患者。其临床表现以少气懒言、疲倦乏力、脉虚无力等为主要特点。至于气病的实证，详见"升降失常"。

（二）血病

1. 血虚 指因失血过多、化生不足、思虑过度或久病等导致阴血耗伤，滋润濡养功能减退的病理状态。表现以头晕目眩，面色无华，唇、舌、爪甲淡白无华，脉濡细等为主要特征。

2. 血瘀 由气虚推动无力，血行迟缓；气滞运血不畅，血行受阻；痰阻脉络，阻碍血行；寒邪入血，血为寒凝；邪热煎熬，血液黏稠或离经之血瘀结阻滞脏腑、经络所致。"不通则痛"，以固定不移的疼痛为主要表现，伴局部肿块、青紫，及面部、唇舌、指甲紫暗，舌下静脉曲张等。

3. 血热 指因外感热邪、寒邪入里化热或五志郁结化火，灼伤脉络，致使血液运行加速，迫血妄行的病理状态。既有热象，又有动血、扰乱神明及伤阴的特征，可见发热、面赤、心烦、舌红、脉数，甚则出血、神昏等。

4. 出血 常因邪热入血，热邪迫血妄行，或气虚统摄无力，或外伤损伤脉络等所致。通过出血的量、色、质，可判断疾病的性质和原因。主要表现为吐血、咯血、便血、尿血、月经过多以及鼻衄、齿衄、肌衄等。

四、升降失常

升降失常，又称"气机失调"，指气的升、降、出、入运动失常而引起的气滞、气逆、气陷、气闭、气脱等病理状态。

（一）气滞

气滞指气机郁，结运行不畅的病理变化。气滞的发生多与情志抑郁，或痰湿、食积、瘀血、结石等有形实邪阻滞有关，亦可因气虚运行无力所致。气滞影响到气的正常升降出入，即可致某些脏腑、经络功能障碍，以肺气壅滞、脾胃气滞、肝郁气滞为多见。气机郁滞不畅常表现为局部的闷、胀、痛，且有痛无定处的特点。如肺气壅滞，可见咳喘、胸胁胀满等；肝郁气滞，可见烦躁、善太息、胁肋少腹胀痛等；脾胃气滞，可见脘腹胀痛、呃逆嗳气、完谷不化等。还可引起全身病理变化，气滞影响血液的运行，"气行则血行，气滞则血瘀"；气滞还可影响水液代谢。

（二）气闭

气闭指气的出入障碍，为脏腑经络气机壅塞不通的病理状态，多由气滞加剧发展而来。因病因不同，有热闭、痛闭、气闭之分。大多病情较急，常因气闭部位不同表现各异，如心气闭阻，则为心胸憋闷、心悸气短、舌质紫暗、脉结代等；肺气闭阻，则咳喘气急、呼吸困难、鼻翼翕动、张口抬肩等；痰浊闭塞清窍，则突然昏倒、不省人事、喉中痰鸣、淡漠呆痴等；阳气郁闭于内，则四肢厥逆拘急、牙关紧闭、唇舌青紫等。

（三）气逆

气逆指气机升降失常，上升太过，或下降不及的气逆于上的病理状态。多由情志内伤，或饮食不当，或外邪侵犯，或痰浊壅滞等，使脏腑之气不降反升或升之太过所致。病变以肝、肺、胃三脏为多见。如肝气上逆，可见头胀而痛、面红目赤、烦躁易怒，甚则血随气逆而见咯血、吐血、中风、昏厥等；肺气上逆，宣降失常，可见咳嗽、气喘等；胃气上逆，胃失和降，可见恶心、呕吐、呃逆、嗳气等。

（四）气陷

气陷指以气虚无力升举为主要特征的病理状态。多由素体虚弱、久病耗伤的气虚发展而来，与脾气虚的关系最为密切。脾主运化，主升清，脾气虚弱，运化无权，脾不升清，一方面不能上输水谷精微于头面清窍，而见头晕眼花、面色苍白、少气懒言、脉细弱等；另一方面升举无力，导致气陷，不能维持人体内脏器官位置的相对稳定，故又称"中气下陷"，出现内脏下垂，如胃下垂、肾下垂、子宫脱垂、脱肛等，并伴腰腹部胀满重坠、便意频频、语声低微、神疲乏力等。

（五）气脱

气脱指气不内守而外脱散失，导致机体功能严重衰竭的病理状态。多因久病、重病之后，正气极度耗损，气虚无以内守，或因大汗、大出血、频繁吐泻等，致使气随津泄或气随血脱所致。表现为面色苍白、汗出不止、手撒肢冷、目闭口开、脉微欲绝等危象。

同步训练

一、单项选择题

1."六淫"是指

  A. 六气　　　　　　　　B. 戾气　　　　　　　　C. 六种毒气

  D. 六种外感病邪的统称　　E. 风、寒、暑、湿、燥、火

2. 常为外感病致病先导的邪气是

  A. 热邪　　　　　　　　B. 风邪　　　　　　　　C. 寒邪

  D. 暑邪　　　　　　　　E. 燥邪

3. 在六淫中，最易伤肺的邪气是

  A. 风邪　　　　　　　　B. 寒邪　　　　　　　　C. 暑邪

  D. 湿邪　　　　　　　　E. 燥邪

4. 属于湿邪性质的是

  A. 凝滞　　　　　　　　B. 黏滞　　　　　　　　C. 炎上

  D. 瘀滞　　　　　　　　E. 收引

5. 偏食辛温燥热，易致

  A. 胃肠积热　　　　　　B. 寒湿内生　　　　　　C. 伤津耗气

  D. 耗伤肾精　　　　　　E. 饮食停滞

6. 在六淫中独见于夏季的邪气是

  A. 风邪　　　　　　　　B. 寒邪　　　　　　　　C. 暑邪

  D. 湿邪　　　　　　　　E. 火邪

7. 下列不属于疫病发生流行的原因的是

  A. 社会因素　　　　　　B. 气候因素　　　　　　C. 饮食因素

  D. 环境因素　　　　　　E. 体质因素

8. 过怒主要影响

  A. 肺主气、司呼吸　　　B. 肝疏泄　　　　　　　C. 心主血

  D. 肾纳气　　　　　　　E. 脾运化

9. 劳神过度，易致

  A. 心脾两虚　　　　　　B. 暗耗心血　　　　　　C. 耗气

  D. 耗伤肾精　　　　　　E. 气血运行不畅

10. 阴阳失调的病机不包括

  A. 阴阳偏盛　　　　　　B. 阴阳偏衰　　　　　　C. 阴损及阳

  D. 阳损及阴　　　　　　E. 气滞

二、简答题

1. 六淫、疠气、七情内伤、痰饮、瘀血的致病特点各有哪些？

2. 正邪相争的病机特点有哪些？

护理技能篇

第七章　病情观察

 知识要点

1. 掌握全身望诊、望舌、脉诊的部位及方法。
2. 熟悉病情观察的意义和要求，局部望诊、望小儿指纹、闻诊、问诊、按诊，以及浮、沉、迟、数、虚、实、滑、涩、弦、细、紧、促、结、代等14 种病脉。

第一节　病情观察的临床意义

病情观察指对患者的病史和现状进行全面系统的了解，对病情作出综合判断的过程。正确的治疗和护理来源于正确的诊断，正确的诊断又来源于对临床资料的全面地综合分析，从而揭示疾病的本质，作出正确的辨证，为治疗和护理提出正确的方向。因此，病情观察是进行治疗和护理的前提和依据。

一、病情观察的意义

1. 为疾病的诊断和施护提供依据　人体是一个有机的整体，一旦发生病变，局部病变可影响全身，全身病变也可反映于某一局部，体表局部病变可内传入里，内脏有病也可反映于外，疾病对机体的损害达到一定程度后，机体便会产生一定的反应，这些反应以一定形式表现于外，就是症状、体征和证候。由于病性、病位和病因的不同，表现的证候亦不一样。护理人员可通过病情观察从不同角度来检查病情和收集临床资料，为诊断和施护提供依据。

2. 判断疾病的发展趋向和转归 病情的轻重与患者的表现有一定关系，通过病情观察，可预测疾病的发展趋向和转归。原有症状减轻说明病情好转，反之为加重；病情加重，如体温骤降、血压忽高忽低等，表示病情恶化；舌象及脉象由异常趋向正常，表明病情好转；精力充沛，往往表明正气未衰，有抗邪能力；食欲佳，说明"胃气"和顺，病情不重；重病后渐知饥能食，多表示"胃气"来复，病将向愈。

3. 了解治疗效果和用药反应 在疾病治疗过程中，病情的好转常表示治疗护理有效，反之为无效。药物治疗后，护理人员应细致地观察，如服解表药后是否汗出热退，服攻下剂后的便溏情况等。但如果超过一定限度，便会损害人体的正气，成为不良反应。如大汗淋漓会使患者气随汗脱，泻下不止会伤津耗气等。如疗效不佳或出现不良反应，则应及时反馈，适当调整医护措施。

4. 及时发现危重症或并发症 疾病过程中，正衰邪盛，可能出现一些并发症及危重症，应严密观察，随时捕捉其先兆，防止病情恶化，为抢救赢得时间。例如，高热患者突然出现体温骤降、面色苍白、大汗淋漓、脉微欲绝的亡阳证候；胃脘痛患者出现呕血、便血等症。如观察细致，发现及时，抢救护理得当，可使患者转危为安。否则，后果严重。

二、病情观察的要求

1. 突出重点，兼顾全面 病情观察应根据不同的病证有不同的重点。如体温变化是外感病的重点内容，而对高血压患者来说，一般并不重要。所谓全面，是指对观察重点的各个方面及其全过程的了解。如对泄泻患者要观察泄泻出现的时间，大便的次数、量、性状、颜色及其伴随症状等。

2. 周密细致，及时准确 观察病情要及时，做到眼勤多看、口勤多问、腿勤多深入病房。对观察项目要细致准确，能量化的一定要精确，如体温、尿量等。对不能量化的，要表达准确，如对疼痛患者以蜷卧不动、转侧不安、呻吟呼喊等表达疼痛的轻重程度等。

3. 因人而异，客观取证 如有的人性格内向，不善于表达；有的善于言词，把病情表达得有条有理；亦有神经质患者，诉说症状多且互相矛盾。另外，患者对疼痛耐受程度不同及特殊思想情况造成病情诉说中的差异等，也可影响病情观察的正确性。因此，护理人员应去伪存真、详加分析、反复印证，因人而异地获得正确的观察结果。

4. 认真记录，扼要交班 观察结果要及时记录，交班时要简明扼要，发现异常和危证要及时通知有关人员。

总之，病情观察是护理工作中的一项重要内容，是护理人员必须掌握的基本功。为了更好地开展病情观察，护士应熟悉观察的内容、各类患者观察的重点，并要在工作中不断努力，提高自身的观察能力，从而提高医护质量。

第二节 诊法在病情观察中的运用

诊法是诊察疾病的方法，中医学将检查疾病、了解病情的方法概括为望、闻、问、切四个方面，又称"四诊"。护理人员运用"四诊"观察病情时，须将它们有机地结合起来，任何过分强调和夸大某一诊断方法的重要性、特殊性，而忽视其他诊断方法的做法都是片面的，容易导致病情判断失误。

一、望诊

望诊是用视觉器官直接对患者的全身和局部以及分泌物、排泄物等进行有目的的观察，初步了解病情概况的一种诊察方法。其内容包括神、色、形、态、头面、皮肤、舌象等。望诊时应在充足光线下，以自然光线为佳，避免有色光源。

（一）望全身

1. 望神 望神的"神"，指脏腑功能活动的外在表现，如面色、表情、体态、语言、意识等，尤以眼神的变化更为重要。观察神之存亡，对判断正气的盛衰、疾病的轻重和预后有重要意义。一般分得神、失神、假神三种。

（1）得神 在疾病过程中，如神志清醒、目光明亮、面色荣润、表情自然、反应灵敏、体态自如，称为"得神"，表示正气未伤，病情轻浅易愈。

（2）失神 在疾病过程中，如精神萎靡、目无光彩、面色晦暗、表情呆滞、反应迟钝，或神昏谵语、昏睡、昏迷等，称为"失神"，表示正气已伤，病情较重。

（3）假神 多见于久病、重病、精神极为疲惫或衰竭的患者。如原来不欲言语、语声低微、时断时续者，突然言语不休，或原来面色晦暗，忽见面赤如妆等，是为"假神"，又称"回光返照"。表示病情恶化，阴阳即将离决。

总之，望诊之要，首先望神，气血盛则神旺，气血衰则神疲。

2. 望色 望色主要是观察面部的颜色和光泽，而身体其他部位亦应顾及。我国正常人的面色是红黄隐隐、荣润光泽，称为"常色"；疾病状态下所表现的异常色泽称为"病色"。现分述如下。

（1）白色 主虚证、寒证、失血证。白为气血不荣之候。其中，面色㿠白虚浮者为阳气虚；淡白无华者为血虚；苍白则多见里寒腹痛或阳气暴脱。

（2）黄色 主虚证、湿证。黄为脾虚湿蕴的表现。若身目俱黄为黄疸，其色鲜明属湿热，晦暗属寒湿；面色淡黄、枯槁无光者称为"萎黄"，多是脾胃气虚，气血不足之征；面黄虚浮，称为"黄胖"，多是脾气虚弱，湿邪内阻所致。

（3）赤色 主热证。若满面通红，一般属实热证；午后两颧潮红娇嫩，属虚热证。久病重病患者，面色苍白，却时而泛红如妆，嫩红带白，游移不定，多为虚阳浮越之"戴阳证"，此属真寒假热之危重证候。

（4）青色 主寒证、痛证、瘀血证、惊风证。面色苍白带青见于风寒头痛、里寒腹痛剧烈者；面色青灰，口唇青紫，伴心胸刺痛，见于心阳不振，心血瘀阻；面色发青，以鼻柱、眉间、口唇为甚者，在小儿高热时，为惊风先兆。

（5）黑色　主肾虚证、寒证、水饮证、瘀血证。如面色淡黑，多是肾虚水泛的水饮证；妇人眼眶灰黑，多为寒湿带下证；面黑而干焦，多为肾精亏耗；面色黧黑而肌肤甲错，属瘀血。

3. 望形体　指通过观察形体的强弱、胖瘦，以了解体质的强弱和气血的盛衰。如骨骼粗大、肌肉丰满、胸廓宽厚、皮肤润泽等，表示内脏坚实，气血充盛；如骨骼细小、肌肉瘦削、胸廓狭窄、皮肤枯槁等，表示内脏脆弱，气血虚衰。一般来说，体胖者多痰湿，体瘦者多火盛。

4. 望姿态　指观察患者的动静姿态和肢体异常动作。根据"阳主动，阴主静"的一般规律，表现仰卧伸足、面常向外、辗转反侧、卧而不安者，多属阳、热、实证；蜷缩成团、面常向里、身重懒动、嗜卧喜静者，多属阴、寒、虚证。如半身不遂、口眼㖞斜者，多属中风；颈项强直、四肢抽搐、角弓反张者，为肝风内动；四肢痿弱无力，不能握物和行动者，多属痿证。

（二）望局部

1. 望头与发　小儿头形过小或过大，伴智力不全，多属先天不足或肾精亏乏；囟门高突多属实热；囟门下陷多属虚证；囟门迟闭多属肾气不足。头发稀疏不长，是肾气亏虚；脱发多因肾虚或血热；突然出现片状脱发，多属血虚受风。

2. 望目　目赤红肿，属风热或肝火；白睛发黄，多属黄疸；眼睑淡白，属气血不足；眼胞浮肿，多属水肿；眼窝下陷，多为伤津脱液；两目上视，属肝风内动。

3. 望咽喉　咽部红肿疼痛为肺胃有热；咽红干痛为热伤肺津；色淡红不肿，微痛反复发作，或喉痒干咳，多属气阴两亏，虚火上浮；咽喉有灰白伪膜，迅速扩大，剥脱则出血，随即复生，则为白喉。

4. 望齿龈　牙龈红肿或出血，多属胃火上炎；牙齿干燥，属胃热伤津；干燥如枯骨，多属肾阴枯竭；睡中咬牙，多属食积或虫积；齿龈出血疼痛者，属胃火伤络；齿龈不红不痛微肿者，属气虚或虚火上炎。

5. 望斑疹　斑和疹都是皮肤的病变，是疾病过程中的一个症状。皮下出现红色片状斑块，压之不退色，摸之不碍手者，称为斑，多属热入营血，迫血妄行所致；红色疹点如粟粒，高出皮肤，摸之碍手者，称为疹，多属风热郁于血络所致。

（三）望舌

望舌又称舌诊。五脏在舌面的分布一般为舌尖属心肺、舌中属脾胃、舌根属肾、舌两边属肝胆，所以，脏腑的病变可通过舌象反映出来。

望舌，主要是观察舌质和舌苔两个方面。舌质是舌的肌肉脉络组织，又称舌体，可反映脏腑气血的盛衰；舌苔是舌体上附着的一层苔状物，可反映疾病的性质和深浅。正常的舌象为舌体柔软、活动自如、淡红润泽，舌苔薄白均匀、干湿适中，简称"淡红舌，薄白苔"。

望舌时要让患者自然地将舌伸出口外，充分暴露舌体。应循舌尖、舌中、舌根、舌两边的顺序察看，先看舌质，再看舌苔。还应注意"染苔"等假象。

1. 望舌质　主要观察舌质的颜色和形态两个方面的异常变化。

（1）舌色　①淡白舌：较正常色浅淡者，主寒证、虚证；②红舌：较正常色深者，主热证；③绛舌：舌色深红者，主热盛；④紫舌：舌色青紫者，主瘀血、热极、寒证和酒毒等。

（2）舌形　①裂纹舌：舌面有明显裂沟者，多为阴液亏耗之征；②芒刺舌：舌乳头增生、肥大、高起如刺，摸之棘手者，多属里热炽盛，邪热内结；③瘦薄舌：舌体瘦小而薄者，多属阴血不足；④胖大舌：比正常舌大而厚，伸舌满口者，多因水湿痰饮阻滞所致；⑤齿痕舌：舌边见齿印者，多属脾虚水湿内停。

（3）舌态　①强硬舌：舌体僵硬、运动不灵活，以致言语不清者，主热入心包，高热伤津或风痰阻络。②痿软舌：舌体痿软无力、伸卷不灵者，主阴液亏损或气血俱虚，多属病情较重。③颤动舌：舌体不自主颤动、动摇不宁，主要见于动风。④㖞斜舌：伸舌时舌体偏于一侧者，多见于中风患者。⑤吐弄舌：舌伸长而弛缓、吐露口外者，为吐舌；舐弄口唇四周者，为弄舌。两者多见于小儿，属心脾有热或智力发育不全。⑥短缩舌：舌体紧缩不能伸长者，多见病情危重的患者。

2. 望舌苔　主要观察苔色和苔质两方面的异常变化。

（1）苔色　①白苔：主表证、寒证。苔薄白而润，属风寒表证；苔薄白而干，属外感燥邪；苔薄白而舌质偏红，属风热表证；苔白厚滑腻，属痰湿内停或食积不化；舌淡苔白而润，常见于里寒证。②黄苔：主里证、热证。淡黄热轻，深黄热重，焦黄热结。苔薄而黄，多属外感风热；黄而厚腻，多属湿热或痰热；黄厚而干燥，多属热盛伤津。③灰黑苔：主里证，主热极又主寒盛。灰苔即浅黑色，黑苔即深灰色，均为病情较重。灰而滑润，为寒湿内阻或痰饮内停；灰而干燥，为热盛伤津或阴虚火旺。黑而燥裂，为热极津枯；黑而滑润，为阳气虚衰，阴寒内盛。

（2）苔质　①厚薄：能透过苔层隐约见到舌体者为薄苔，多为疾病初起，病邪在表；不能透过苔层见到舌体者为厚苔，表示病邪入里或里有积滞。②润燥：舌苔干湿适中为润苔；苔面水分过多为滑苔，多属水湿内盛；苔面干燥为燥苔，多属津液不足。③腐腻：苔质颗粒较大，疏松而厚，有如豆腐渣，刮之易去，称为腐苔，常见于食积、痰浊等病；苔质细腻致密而黏腻，刮之难去，称为腻苔，为湿浊、痰饮、食积所致。④剥落：舌苔剥落不全，剥落处光滑无苔，称为剥苔，为胃气虚弱；块状剥落，边缘清楚，称"花剥苔"，为胃之气阴两伤；舌苔全部剥落，甚至光洁如镜者，称"镜面舌"，为胃阴枯竭，胃气大伤。

二、闻诊

闻诊是利用听觉和嗅觉收集患者的有关资料，以了解健康状况，测知病情的诊断方法，包括听声音和嗅气味两个方面。

（一）听声音

1. 语声　语声低微无力、少气懒言者，多属虚证、寒证；语声洪亮有力、多言者，属实证；热证。语声重浊，多属外感；新病声哑者，为暴哑，多属外感实证；久喑或逐渐嘶哑，多为肺肾阴虚。若神识不清、胡言乱语、声高有力，称为"谵语"，多属热扰心神的实证；神识不清、语言重复、时断时续、声音低弱，称为"郑声"，多属心气大伤，神无所依的虚证。自言自语、喃喃不休、见人便止、抑郁沉闷者，称为"独语"，多属痰气郁闭，为癫证；兴奋躁动、不避亲疏、狂妄叫骂，多属痰火内扰，为狂证。

2. 呼吸　外感邪气有余，则呼吸气粗；内伤正气不足，则呼吸气微。喘以呼吸急促，甚至张口抬肩为特征，喘息气粗、声高息涌、呼出为快，属实喘，多为肺有实热，或痰饮内停；喘而声低、呼多吸少、气不得续、吸入为快，属虚喘，多属肺肾气虚。哮是一种发作性的痰鸣气喘疾病，以呼吸急促、喉间哮鸣为特征，多因痰饮伏肺，复感外邪引动而发。少气是呼吸微弱、短而声低，其状态比较自然，主诸虚劳损，身体虚弱。短气是呼吸急促而短、不足以息、似喘而不抬肩、喉中无痰鸣声。

3. 咳嗽　咳声重浊，多属实证；咳声低微，多属虚证。干咳无痰或量少黏稠，多属燥邪犯肺或阴虚肺燥。痰易咳出、量少色白，多为寒痰或湿痰。咳痰不爽、痰稠色黄，多为肺热。小儿咳声阵发、连声不绝、咳而气急、弯腰曲背、面红目赤、终止时有鸡鸣样回声，称为"百日咳"。咳声如犬吠，伴声音嘶哑、吸气困难，见于白喉。

4. 呕吐、呃逆、嗳气　三者均为胃失和降，胃气上逆所致。有声有物者为呕；有声无物者为干呕；无声有物者为吐。吐势较猛，声音有力者，多属实热。呃逆和嗳气，均是气从胃中而出，发出有声，其声短促者为呃逆，其声沉长者为嗳气。呃逆连声而有力、发作频繁，多属热证、实证；呃声低微、断断续续，多属寒证、虚证。嗳气酸腐多属实热，见于食滞；嗳声频频无力者，多属脾胃虚寒。

（二）嗅气味

1. 口气　口气臭秽，属胃热，或有龋齿，或口腔不洁；口气酸臭，为胃有宿食。
2. 痰涕　咳吐浊痰脓血，有腥臭味，多属肺痈；浊涕且臭，多属鼻渊。
3. 大小便　大便臭秽为热；气味腥者为寒；大便酸臭，为宿食停滞。小便混浊腥臭，多为湿热下注。

三、问诊

问诊是医护人员对患者或陪诊者进行有目的地询问，借以了解病情的一种诊断方法。在"四诊"中占有相当重要的地位，被称为"诊病之要领，临证之首务"。

知识链接

十问歌

一问寒热二问汗　三问头身四问便

五问饮食六问胸　七聋八渴俱当辨

九问旧病十问因　再参服药审机变

妇女必问经带产　小儿当问麻疹斑

（一）寒热

寒和热是疾病过程中极为常见的症状，问清患者有无寒热及其出现的时间、轻重、特点等情况，有助于分辨疾病的性质。

寒象，有恶寒与畏寒之分。恶寒，一般发病急骤，怕冷程度轻重不一，虽加衣近火亦不能缓解，常由外感引起；畏寒，怕冷程度较轻而时间较长，加衣近火即可缓解，多因阳虚所致。热象，一般指机体受到外邪侵袭，体温升高，多为外感风热；有的仅是患者的主观感觉，体温并不高出正常，多为内伤发热。

1. 恶寒发热　疾病初起恶寒与发热并见，多为外感表证。如发热重、恶寒轻、口干咽痛，是外感风热；如发热轻、恶寒重、无汗身痛，是外感风寒。

2. 寒热往来　患者时冷时热，反复发作，若兼有口苦咽干、胸胁满闷等，多为半表半里证；若先寒战后壮热，发作有定时，多兼有头痛欲裂，汗出热退，一如常人等，多属疟疾。

3. 但热不寒　发热而不恶寒，多属里热证。①壮热：患者高热不退，不恶寒反恶热，多见风寒入里化热，或风热内传的里热实证。常见大汗、大渴、脉洪大等。②潮热：发热如潮，按时而发或按时热甚。若久病午后或入夜发热，且以五心烦热为特征，兼有颧红、盗汗者，属阴虚潮热；若兼有腹满胀痛拒按、大便秘结、舌苔黄燥者，即为阳明潮热，是胃肠燥热内结的阳明实热证。

4. 但寒不热　久病畏寒不发热，兼见肢冷蜷卧、大便溏薄，多属里虚寒证。

（二）汗

问汗，要注意询问汗之有无、多少，出汗时间、部位以及兼证等。

1. 表证辨汗　表证无汗，多属外感寒邪的表实证；表证有汗，多属外感风邪的表虚证。

2. 里证辨汗　①自汗：经常汗出，活动后更甚者，称为"自汗"，多属气虚、阳虚；②盗汗：睡后汗出，睡醒即止者，称为"盗汗"，多属阴虚；③大汗：高热大汗、烦渴饮冷、脉洪大者，多属实热证；④绝汗：大汗淋漓不止、汗出如油，且为冷汗，伴四肢厥冷、脉微欲绝者，多属阴阳离决，阳气外脱的危候；⑤战汗：先见战栗，继而汗出者，多属正气渐复，邪正相争的表现。此外，半侧身体有汗，多见于中风、痿证、截瘫等患者。

（三）疼痛

问疼痛，主要是询问疼痛的性质、部位、程度和时间等。

1. 疼痛性质 胀痛主气滞，刺痛主瘀血，冷痛主寒，灼痛主热，隐痛主虚，重痛主湿，绞痛多因有形实邪闭阻气机所致。

2. 疼痛部位 ①头痛：头痛突然发作，痛势较剧者，多属实证；久痛时发时止者，多属虚证；头痛不止，兼有恶寒发热者，多属外感头痛；头痛时作时止，兼见眩晕者，多属内伤头痛；前额痛连及眉棱骨者，为阳明头痛；两侧痛者，属少阳头痛；头顶痛者，属厥阴头痛；枕部疼痛连项者，属太阳头痛。②身痛：新病周身疼痛，伴有恶寒发热者，多属表证；久病体弱身痛，多属气血不足；关节疼痛，每逢阴雨或天气变化时加重者，多属"痹证"；腰痛绵绵，酸软无力，为肾虚。③胸腹痛：胸中冷痛、咳吐涎沫，多属寒邪犯肺；胸中热痛、烦渴者，多属热邪犯肺；胸痛伴咳吐脓血腥臭痰，多属肺痈；胸膺刺痛而闷者，多属心疼；胸痛掣背、背痛掣胸，多属胸痹；胁肋胀痛，多属肝经气滞；胁肋灼热疼痛，多属肝胆火盛；腹痛拒按、大便秘结者，多属实热证；腹痛喜按喜暖，或便溏者，多属虚寒证；脘腹胀满而痛、嗳腐吞酸者，多属食滞；脐周围痛，时作时止者，多属虫积。

（四）饮食口味

饮食口味包括渴饮、纳食、口味三个方面。

1. 渴饮 渴饮情况，是人体津液盛衰的反映，是辨别寒热的一个重要依据。口不渴，标志津液未伤，多见于寒证、虚证，或热象不显著者；口渴多饮且欲冷饮，多属热盛伤津；渴不欲饮，或渴不多饮，或水入即吐，为痰饮内停；大量饮水，饮不解渴，小便量多者，属消渴；口渴咽干，但欲漱水而不欲咽，脉涩、舌有瘀斑者，多为瘀血内阻。

2. 纳食 病中饮食如常，是胃气未伤，属病轻；病中食量渐增，多属胃气渐复之佳象；病中食量渐减，多属脾胃虚弱。多饮多食，形体反瘦，多属胃火炽盛或消渴；饥而不欲食，多属胃阴不足；厌食油腻厚味，多见于肝胆、脾胃湿热内蕴；嗜食异物（生米、泥土等），多见于小儿虫积；妇女妊娠，可见厌食或偏嗜，一般不属病态。

3. 口味 口苦，多属热证，多属肝胆实热；口甜而黏腻，多属脾胃湿热；口淡无味，多属脾气虚弱；口中泛酸，多属肝胃蕴热；口中有酸腐味，多属饮食积滞；口中咸味，多属肾虚。

（五）二便

主要询问大小便的次数、性状、颜色、气味及有无出血等情况。

1. 大便 大便秘结，兼有腹满胀痛，或发热口渴者，多属实证、热证；久病、年老及产后便秘，多属津亏血少，或气阴两虚；大便溏薄、腹痛即泻、肛门有灼热感、小便短赤者，为热泻；腹冷便溏、腹痛绵绵者，为寒泻；黎明前泄泻（五更泻），多属脾肾阳虚；腹痛即泻、泻后痛减、大便酸臭，属食积；腹痛、便下脓血、里急后重，属大肠湿热；便血鲜红，属热伤血络，或痔疮出血；大便色黑如柏油，多属瘀血内阻；大便时肛门有气坠感，多属气虚下陷。

2. 小便 小便清长，属寒证；小便短赤，属热证；小便频数、量少、色赤、刺痛，为膀胱湿热；小便频数，甚至自遗或失禁，多为肾虚。

（六）睡眠

失眠，兼见心悸健忘、面色无华、食少无力，多为心脾两虚；失眠多梦、头晕目眩、急躁易怒，属肝火旺盛；不易入睡，兼见潮热盗汗、舌红少苔，属阴虚内热；心烦不宁、多梦易醒、面赤舌红，属心火亢盛；失眠、夜卧不安、嗳气腹胀，属脾胃不和；食后困倦欲睡，多属脾气虚弱；病后嗜睡，属正气未复；急性热病若见神昏，多属热入心包。

（七）经带

1. 问月经 月经先期、色鲜红而量多，属血热；月经后期、色紫暗有块、经前腹痛，多属血瘀或寒证；色淡量少、腹痛喜按，多属气血两虚；经行无定期、经前乳房胀痛或腹痛拒按，多属肝郁气滞；闭经，兼见神疲气短、面色无华、舌淡脉细者，多属血虚；腹痛剧烈、舌质紫暗，多属血瘀；经血淋漓，日久不断，称为"漏"；月经突然大下，量多不止，或不在经期之内，阴道大量下血，称为"崩"。

2. 问带下 带下量多稀白，多属虚寒；量多色黄、质稠臭秽，多属湿热；带下如蛋清，伴腰酸者，多属肾虚；赤白带下、黏稠臭秽，多属湿毒下注。

（八）小儿

小儿除一般问诊以外，还要问出生前后情况，如发育，喂养方式，囟门闭合时间，走路、说话迟早，是否患过麻疹、水痘，预防接种情况，有无与传染病患者接触史，以及父母健康状况，有无受惊、着凉、伤食及罹患寄生虫病等。

四、切诊

切诊，是医护人员用手在患者体表的一定部位，进行触、摸、按、压，以了解疾病内在变化和体表反应，从而获取病情资料的一种诊察方法。包括脉诊和按诊。

（一）脉诊

又称"切脉"，是医生用手指触按患者的脉搏，探查脉象，以了解病情的一种诊病方法。

1. 脉诊的部位和方法 关于脉诊的部位，临床常用"寸口诊法"，即医护人员用自己的食、中、无名指指腹触按患者的掌后桡动脉浅表部位。寸口脉分为寸、关、尺三部，掌后高骨（桡骨茎突）的部位为"关"，关前为"寸"，关后为"尺"。左手之寸、关、尺脉，分候心、肝胆、肾；右手之寸、关、尺脉，分候肺、脾胃、命门。诊脉时环境要安静，可先让患者休息片刻，使气血平静，呼吸调匀。嘱患者端坐或仰卧，使手臂与心脏同一水平，掌心向上平放，并在腕关节背部垫上脉枕，使血流通畅。医护人员先用中指定关部，再用食指定寸部，无名指定尺部。一般三指呈弓形，以指腹触按脉体。布指的稀疏，可视患者的高矮而定。轻轻按在皮肤上为"浮取"，用中等力量按至肌肉为"中取"，用重指力按至筋骨间为"沉取"。寸、关、尺三部都有浮、中、沉三候，故称"三部九候"。每次切脉的时间应在1分钟以上。

2. 正常脉象 又称平脉，其特点为：三部有脉，一息四至或五至（每分钟 60～80次），不浮不沉，来去从容，和缓有力，节律均匀。并随年龄、性别、体质、劳逸、情绪和气候等的不同而有相应的变化。

3. 常见病脉与临床意义（表7-1）

表7-1 常见病脉的特征与临床意义

脉象	特 征	临床意义
浮脉	轻取即得，重按稍减而不空，如水漂木	主表证，有力为表实，无力为表虚
沉脉	轻取不应，重按始得，如石沉水底	主里证，有力为里实，无力为里虚
迟脉	脉来迟缓，一息不足四至（每分钟 60 次以下）	主寒证，有力为实寒，无力为虚寒
数脉	脉来快速，一息六至（每分钟 90 次）以上	主热证，有力为实热，无力为虚热
虚脉	三部脉轻取重按均无力	主虚证
实脉	三部脉轻按重按均有力	主实证
细脉	脉细如线，但应指明显	主气血两虚、诸虚劳损
滑脉	往来流利，如珠走盘，应指圆滑	主痰饮、食滞、实热，亦见于孕妇
涩脉	往来艰涩不畅，如轻刀刮竹	主精伤血少、气滞血瘀
弦脉	端直以长，如按琴弦	主肝胆病、痛证、痰饮、疟疾
紧脉	脉来绷紧，应指紧张有力，状如牵绳转索	主寒证、痛证
代脉	脉来时见一止，止有定数，良久方来	主脏气衰微
结脉	脉来缓慢，时而一止，止无定数	主阴盛气结、寒痰瘀血
促脉	脉来急促，时而一止，止无定数	主阳盛实热、气滞血瘀、痰饮、宿食停滞

（二）按诊

按诊是医护人员运用手指的触觉，对患者体表的一定部位进行触摸按压，来诊察疾病的方法。主要内容有按肌肤、按手足、按脘腹。

1. 按肌肤 凡身热按其皮肤，初按热甚，久按热反减轻者，为表热证；久按热更甚者，为里热证。皮肤凉，多属阳虚证。皮肤润泽属津液未伤，皮肤干燥属津液不足。肌肤肿胀，按之有凹陷，松手不能即起者为水肿；松手即起者为气肿。凡疮疡按之肿硬不热者属阴证，按之红肿热痛者属阳证。按之硬而热轻或仅觉肿而不痛者，是未成脓；

按之边硬顶软热甚者，是已化脓；轻按即痛者，是脓在浅表；重按方痛者，是脓在深部；按之有波动感，是脓已成。

2. 按手足 凡疾病初起，手足俱冷者，是阴寒内盛；手足俱热者，是阳盛热炽。手足心较热，多为内伤；而手足背较热，多为外感。在儿科方面，小儿指尖冷主惊厥；中指独热主外感风寒；中指末独冷，为麻痘将发之象。

3. 按脘腹 病变在脘腹（中上腹）属胃，在两胁下（左右上腹）属肝胆，在腰部属肾，在脐周围属脾胃或大小肠，在小腹属膀胱或肾。疼痛喜按者属虚证，拒按者属实证。腹部有肿块，按之软，甚或能散者，称为"瘕"或"聚"，多属气滞；部位固定，按之坚硬不能消失者，称为"癥"或"积"，多属血瘀。腹满叩之如鼓，小便自利者为气胀；小便不利，推之辘辘有声者，为水鼓。

同步训练

一、单项选择题

1. 望神的重点为
   A. 眼神　　　　　　　B. 表情　　　　　　　C. 面色
   D. 动作　　　　　　　E. 气息

2. 得神、失神主要反映
   A. 津液的盈亏　　　　B. 气血的盛衰　　　　C. 疾病的寒热
   D. 精气的有无　　　　E. 邪正的强弱

3. 面色萎黄可见于
   A. 阳虚证　　　　　　B. 阴虚证　　　　　　C. 寒证
   D. 脾虚证　　　　　　E. 气虚证

4. 舌质红，舌苔黄而厚，见于
   A. 里证　　　　　　　B. 表证　　　　　　　C. 实热证
   D. 虚热证　　　　　　E. 寒湿证

5. 神识不清、语言重复、时断时续、声音低弱为
   A. 谵语　　　　　　　B. 郑声　　　　　　　C. 独语
   D. 癫证　　　　　　　E. 狂证

6. 咳声如犬吠，伴声音嘶哑、吸气困难，见于
   A. 百日咳　　　　　　B. 白喉　　　　　　　C. 哮
   D. 喘　　　　　　　　E. 少气

7. 外感病可见
   A. 手足俱冷　　　　　B. 手足畏冷　　　　　C. 手背热
   D. 手心热　　　　　　E. 以上都不是

8. 渴不欲饮，或渴不多饮，或水入即吐，为

A. 津液未伤　　　　B. 消渴　　　　　　C. 热盛伤津

D. 瘀血内停　　　　E. 痰饮内停

9. 口甜而黏腻，多属

A. 肝胆实热　　　　B. 脾胃湿热　　　　C. 脾虚湿停

D. 肝胃蕴热　　　　E. 伤食积滞

10. 黎明前泄泻（五更泻），多属

A. 津亏血少　　　　B. 脾肾阳虚　　　　C. 大肠湿热

D. 瘀血内阻　　　　E. 气虚下陷

11. 失眠、夜卧不安、嗳气腹胀者，属

A. 心脾两虚　　　　B. 肝火旺盛　　　　C. 阴虚内热

D. 心火亢盛　　　　E. 脾胃不和

12. 弦脉的脉象是

A. 脉来绷紧　　　　B. 往来艰涩　　　　C. 端直以长

D. 状如波涛　　　　E. 如水漂木

二、简答题

1. 病情观察有何意义？
2. 五色主病的内容有哪些？
3. 如何观察舌质、舌苔？
4. 从性质看，疼痛分哪几种？其主病如何？
5. 诊脉的部位、方法及注意事项有哪些？

第八章 辨 证

 知识要点

1. 掌握八纲辨证和脏腑辨证各证候的含义、审证依据以及鉴别要点。
2. 熟悉八纲辨证和脏腑辨证的概念。

辨证，就是分析、辨别疾病的证候。即在四诊、八纲的基础上，把疾病过程中具有规律性的一系列证候系统地进行叙述，作为识别疾病、探求病因、审察病机、确定病位和疾病发展趋势的一种诊断方法。八纲辨证是各种辨证的基本纲领。脏腑辨证指根据脏腑生理功能、病理表现，对疾病证候进行归纳，借以推究病机，判断病变部位、性质、正邪盛衰情况的一种辨证方法，是临床各科基础，是辨证体系中的重要组成部分。此外，还有六经辨证、卫气营血辨证、三焦辨证、病因辨证、气血津液辨证、经络辨证等。

第一节 八纲辨证

八纲，即阴、阳、表、里、寒、热、虚、实。通过四诊掌握了辨证资料后，根据病位的深浅、病邪的性质、正气的强弱等，进行分析综合，归纳为八类不同的证候，称为八纲辨证。

疾病的表现尽管是极其复杂的，但基本上都可用八纲加以归纳。阴与阳说明疾病的类别，表与里说明病位的浅深，寒与热说明疾病的性质，实与虚说明邪正的盛衰。其中，阴阳又可概括其他六纲，即表、热、实证为阳，里、寒、虚证属阴，故阴阳又是八纲中的总纲。

一、辨表里

表里是辨别疾病病位浅深的一对纲领，属于相对的概念。广义上来说，就躯壳与内脏而言，躯壳为表，内脏为里；就脏与腑而言，腑为表，脏为里；就经络与脏腑而言，经络为表，脏腑为里等。这种对相对概念的认识，在六经辨证和卫气营血辨证中尤为重要。狭义的表里，指身体的皮毛、肌腠、经络为外，这些部位受邪，属于表证；脏腑、气血、骨髓为内，这些部位发病，统属里证。

表里辨证，在外感病辨证中有重要的意义，可察知病情的轻重、明确病变部位的深浅、预测病理变化的趋势。表证病浅而轻，里证病深而重；表邪入里为病进，里邪出表为病退。了解病的轻重进退，就能掌握疾病的演变规律，取得治疗上的主动权，采取适当的施护措施。

（一）表证

表证指六淫疫疠邪气经皮毛、口鼻侵入所产生的证候。多见于外感病的初期，一般起病急，病程短。表证有两个明显的特点：一是表证是由邪气入侵人体所引起，病位在表；二是起病急，病程短。

临床表现：恶寒，发热，头身疼痛，舌苔薄白，脉浮，兼鼻塞、流涕、咳嗽、喷嚏、咽喉痒痛等。

（二）里证

里证指疾病深在于里（脏腑、气血、骨髓）的一类证候。它与表证相对而言。多见于外感病的中、后期或内伤疾病。里证的成因，大致有三种情况：一是表邪内传入里，侵犯脏腑所致；二是外邪直接侵犯脏腑而成；三是七情内伤、饮食失宜、劳逸等因素，损伤脏腑，引起功能失调，气血逆乱而致病。里证的范围甚广，除了表证以外，其他疾病都可以说是里证。其特点一是病位深在，二是病情一般较重、病程较长。

临床表现：里证病因复杂，病位广泛，症状繁多，常以或寒或热，或虚或实的形式出现。如壮热恶热或微热潮热、烦躁神昏、口渴引饮，或畏寒肢冷、倦卧神疲、口淡多涎、大便秘结、小便短赤或大便溏泄、小便清长、腹痛呕恶、苔厚脉沉。

（三）半表半里证

外邪由表内传，尚未入里，或里邪透表，尚未达表，邪正相搏于表里之间，称为半表半里证。其表现为寒热往来，胸胁苦满，心烦喜呕，默默不欲饮食，口苦，咽干，目眩，脉弦等。

（四）表证和里证的关系

人体的肌肤与脏腑，是通过经络的联系、沟通而表里相通的。疾病发展过程中，在一定的条件下，可出现表里证同病和相互转化，如表里同病、表邪入里、里邪出表等情况。

1. 表里同病 表证和里证在同一时期出现，称表里同病。这种情况的出现，除初病即见表证又见里证外，多因表证未罢，又及于里，或本病未愈，又加标病，如本有内伤，又加外感，或先有外感，又伤饮食之类。表里同病往往表现为寒热、虚实互见，常见表寒里热、表热里寒、表虚里实、表实里虚等。

2. 表里出入 主要为表邪入里和里邪出表。

（1）表邪入里 凡病表证，表邪不解，内传入里，称为表邪入里。多因机体抗邪能力降低，或邪气过盛，或护理不当，或误治、失治等因素所致。例如，凡病表证，本有恶寒发热，若恶寒自罢，不恶寒而反恶热，并见渴饮、舌红苔黄、尿赤等症，便是表邪入里的证候。

（2）里邪出表　某些里证，病邪从里透达于外，称为里邪出表。这是治疗与护理得当，机体抵抗力增强的结果。例如，内热烦躁、咳逆胸闷，继而发热汗出，或斑疹外透，这是病邪由里达表的证候。

表邪入里，表示病势加重；里邪出表，反映邪有去路，病势减轻。掌握表里出入的变化，对于推断疾病的发展转归，有重要意义。

（五）表证和里证的鉴别

辨别表证和里证，主要是审察其寒热、舌象、脉象等变化。一般来说，外感病中，发热恶寒同时并见的属表证，但热不寒、但寒不热的属里证；表证舌苔不变化，里证舌苔多有变化；脉浮主表证，脉沉主里证。

二、辨寒热

寒热是辨别疾病性质的两个纲领。寒证与热证反映机体阴阳的偏盛与偏衰。阴盛或阳虚表现为寒证；阳盛或阴虚表现为热证。寒热辨证在治疗上有着重要意义。中医治则"寒者热之"、"热者寒之"，两者治法正好相反。

（一）寒证

寒证，是疾病的本质属于寒性的证候。可由感受寒邪或机体自身阳虚阴盛所致。由于寒证的病因与病位不同，又可分为几种不同的证型。如感受寒邪，或侵犯肌表，或直中内脏，故有表寒、里寒之别；内寒的成因有寒邪入侵者，有自身阳虚者，故又有实寒、虚寒之分。这里仅就寒证的共性进行分析。

各类寒证的临床表现不尽一致，常见的有恶寒喜暖，面色㿠白，肢冷蜷卧，口淡不渴，痰涎、涕清稀，小便清长，大便稀溏，舌淡苔白润滑，脉迟或紧等。

（二）热证

热证，是疾病的本质属于热性的证候。可由感受热邪或机体自身阴虚阳亢所致。根据热证的病因与病位的不同，亦可分为几种不同的证型。如外感热邪或热邪入里，有表热、里热之别；里热中，又有实热和虚热之分。这里仅就热证的共性进行分析。

各类热证的临床表现也不尽一致，常见的有恶热喜冷，口渴喜冷饮，面红目赤，烦躁不宁，痰、涕黄稠，吐血衄血，小便短赤，大便干结，舌红苔黄而干燥，脉数等。

（三）寒证和热证的鉴别

辨别寒证与热证，不能孤立地根据某一症状作出判断，应对疾病的全部表现进行综合观察、分析，尤其是寒热的喜恶、口渴与不渴、面色的赤白、四肢的凉温，以及二便、舌象、脉象等方面更应细致观察。

（四）寒证和热证的关系

寒证和热证虽有本质的不同，但又相互联系，它们既可在同一患者身上同时出现，表现为寒热错杂的证候，又可在一定的条件下互相转化，出现寒证化热、热证化寒。在疾病发展过程中，特别是危重阶段，有时还会出现假寒或假热的现象。

1. 寒热错杂 指在同一患者身上同时出现寒证和热证，呈现寒热交错的现象。

（1）上下寒热错杂 指患者身体上部与下部的寒热性质不同，包括上寒下热和上热下寒两种情况。上下是相对的概念。如以膈为界，则胸为上，腹为下；对腹部本身而言，上腹胃脘为上，下腹膀胱、大小肠属下。①上寒下热：指在同一时间内，上部表现为寒，下部表现为热的证候。例如，胃脘冷痛、呕吐清涎，同时兼见尿频、尿痛、小便短赤，此为寒在胃而热在膀胱之证候。②上热下寒：指在同一时间内，上部表现为热，下部表现为寒的证候。例如，胸中有热，肠中有寒，既见胸中烦热、咽痛口干的上热证，又见腹痛喜暖、大便稀溏的下寒证。

（2）表里寒热错杂 表里同病而寒热性质不同，称为表里寒热错杂。①表寒里热：指表里同病，寒在表热在里的一种证候。常见于本有内热，又外感风寒，或外邪化热传里而表寒未解的病证。例如，恶寒发热、无汗、头痛身痛、气喘、烦躁、口渴、脉浮紧，即是寒在表而热在里的证候。②里寒表热：指表里同病，表有热里有寒的一种证候。常见于素有里寒而复感风热；或表热证未解，误下以致脾胃阳气损伤的病证。如平素脾胃虚寒，又感风热，临床上既能见到发热、头痛、咳嗽、咽喉肿痛的表热证，又可见大便溏泄、小便清长、四肢不温的里寒证。

寒热错杂的辨证，除了要辨别上下表里的部位之外，关键在于分清寒热的多少。寒多热少者，应以治寒为主，兼顾热证；热多寒少者，应以治热为主，兼顾寒证。

2. 寒热真假 当寒证或热证发展到极点时，有时会出现与疾病本质相反的一些假象，如"寒极似热"、"热极似寒"，即所谓真寒假热、真热假寒。这些假象常见于病情危笃的严重关头，如不细察，往往容易贻误治疗时机。

（1）真寒假热 指内有真寒，外见假热的证候。由于阴寒内盛格阳于外，阴阳寒热格拒而成，故又称"阴盛格阳"。阴盛于内，格阳于外，形成虚阳浮越，阴极似阳的现象。其临床表现，如见身热、面色赤、口渴、脉大等热象，但患者身虽热却反欲盖衣被、渴欲热饮而饮不多、面红时隐时现、浮嫩如妆，不像实热之满面通红，脉大却按之无力，同时还可见到四肢厥冷、下利清谷、小便清长、舌淡苔白等症状。所以，热象是假，阳虚寒盛才是疾病的本质。

（2）真热假寒 指内有真热而外见假寒的证候。由于阳热内盛，阳气闭郁于内，不能布达于四末而形成，或者阳盛于内，拒阴于外，故也称为"阳盛格阴"，根据其阳热闭郁而致手足厥冷的特点，习惯上又把它称为"阳厥"或"热厥"。其内热愈盛则肢冷愈严重，即所谓"热深厥亦深"。其临床表现，如见手足冷、脉沉等，似属寒证，但四肢冷而身热不恶寒反恶热，脉沉数而有力，更见烦渴喜冷饮、咽干、口臭、谵语、小便短赤、大便燥结或热痢下重、舌质红、苔黄而干等症。这种情况的手足厥冷、脉沉就是假寒之象，而内热才是疾病的本质。

知识链接

辨别寒热真假的要领

除了解疾病的全过程外，还应从以下两个方面注意体察。

1. 假象的出现，多在四肢、皮肤和面色方面，而脏腑气血、津液等方面的内在表现常常如实反映着疾病的本质，故辨证时应以里证、舌象、脉象等方面的表现为主要依据。

2. 假象毕竟和真象不同，如假热之面赤，是面色㿠白而仅在颧颊上见浅红娇嫩之色，时隐时现；而真热的面赤却是满面通红。假寒常表现为四肢厥冷，而胸腹部却是大热，按之灼手，或周身寒冷反不欲近衣被；而真寒则是身蜷卧，欲得衣被。

三、辨虚实

虚实是辨别邪正盛衰的两个纲领。虚指正气不足；实指邪气盛实。虚证反映人体正气虚弱而邪气也不太盛；实证反映邪气太盛，而正气尚未虚衰，邪正相争剧烈。虚实辨证，可掌握患者邪正盛衰的情况，为治疗提供依据，实证宜攻，虚证宜补。只有辨证准确，才能攻补适宜，免犯虚虚实实之误。

（一）实证

实证是对人体感受外邪，或体内病理产物停积而产生的各种临床表现的病理概括。其成因有两个方面：一是外邪侵入人体；一是脏腑功能失调以致痰饮、水湿、瘀血等病理产物停积于体内。根据外邪性质的差异、病理产物的不同，而有各自不同的证候表现。

病因不同，实证的表现亦极不一致，而常见的表现为发热、腹胀痛拒按、胸闷、烦躁，甚至神昏谵语、呼吸气粗、痰涎壅盛、大便秘结，或下利、里急后重、小便不利、淋沥涩痛、舌质苍老、舌苔厚腻、脉实有力。

（二）虚证

虚证是对人体正气虚弱各种临床表现的病理概括。其形成，有先天不足、后天失养和疾病耗损等多种原因。虚证的特点是正气亏虚，邪气不盛。

各种虚证的表现极不一致，难以全面概括，常见的有：面色淡白或萎黄，精神萎靡，神疲乏力，心悸气短，形寒肢冷，自汗，大便滑脱，小便失禁，舌淡胖嫩，脉虚沉迟，或五心烦热，消瘦，颧红，口咽干燥，盗汗，潮热，舌红少苔，脉虚细数。

（三）虚证和实证的鉴别

虚证与实证的临床表现已分别介绍如上，但从临床来看，有一些症状，既可见于实证，又可见于虚证，如腹痛，虚证、实证均可发生。因此，要鉴别虚实，须四诊合参，通过望形体、舌象，闻声息，问起病，按胸腹、脉象等多方面进行综合分析。一般说来，虚证必身体虚弱，实证多身体粗壮。虚证者声息低微，实证者声高息粗。久病多虚，暴病多实。舌质淡嫩，脉象无力为虚；舌质苍老，脉象有力为实。

（四）虚证和实证的关系

疾病是一个复杂的发展过程，由于体质、治疗、护理等诸因素的影响，虚证与实证常出现虚实错杂、虚实真假等证候表现。

1. 虚实错杂　凡虚证中夹有实证，实证中夹有虚证，以及虚实并见者，都是虚实错杂证。例如表虚里实、表实里虚、上虚下实、上实下虚等。虚实错杂的证候，由于虚和实错杂互见，所以在治疗上便有攻补兼施之法。但在攻补兼施中还要分别虚实的孰多孰少，因而用药就有轻重主次之分。虚实错杂中根据虚实的多少有实证夹虚、虚证夹实、虚实并重三种情况。

（1）**实证夹虚**　邪实为主，正虚为次。多见于实证过程中正气受损或体虚而新感外邪者。

（2）**虚证夹实**　正虚为主，邪实为次。多见于实证深重，迁延不愈致正气大伤，又余邪未尽者；或素体大虚，复感邪气者。

（3）**虚实并重**　正虚与邪实均十分明显，病情较重。

2. 虚实真假　虚证和实证，有真假疑似之分，辨证时要从错杂的证候中，辨别真假，以去伪存真，才不致犯"虚虚实实"之戒。

（1）**真实假虚**　指疾病本身属实证，但又出现一些虚的现象。如热结肠胃、痰食壅滞、大积大聚之实证，却见神情沉静、身寒肢冷、脉沉伏或迟涩等症脉。若仔细辨别则可发现，神情虽沉静，但语出则声高气粗；脉虽沉伏或迟涩，但按之有力；虽然形寒肢冷，但胸腹久按灼手。其原因并不是病体虚弱，而是实邪阻滞经络，气血不能外达之故，因此，称这类症脉为假象，古称为"大实有羸状"。此时治疗应专力攻邪。

（2）**真虚假实**　指疾病本质属虚证，但又出现一些似实的现象。如素体脾虚，运化无力，因而出现腹部胀满而痛、脉弦等症脉。若仔细辨别即可发现，腹部胀满，却时有减轻，不似实证的常满不减；虽有腹痛，但喜按；脉虽弦，但重按则无力。其原因并不是实邪所致，而是身体虚弱的结果。古人所谓"至虚有盛候"，即指此而言。治疗应用补法。

四、辨阴阳

阴阳是八纲辨证的总纲。在诊断上，可根据临床上证候表现的病理性质，将一切疾病分为阴阳两个主要方面。它可概括其他六个方面的内容，即表、热、实属阳；里、寒、虚属阴。故有人称八纲为"二纲六要"。

在临床上，由于表里寒热虚实之间有时是相互联系交织在一起的，不能截然划分。因此，阴证和阳证之间有时也不是截然分开的，往往出现阴中有阳、阳中有阴的复杂证候。如表里同病、寒热错杂、虚实夹杂等证型就属这类情况。

以阴阳命名的除了阴证、阳证外，还有阴虚证、阳虚证及亡阴亡阳等证，分述如下。

（一）阴证和阳证

1. 阴证 凡符合"阴"的一般属性的证候，称为阴证。如里证、寒证、虚证。具有病程长、病势缓等特点。

不同的疾病，所表现的阴证证候不尽相同，各有侧重，一般常见的有面色暗淡，精神萎靡，身重蜷卧，形寒肢冷，倦怠无力，语声低怯，纳差，口淡不渴，大便稀溏，小便清长，舌淡胖嫩，脉沉迟、微弱、细。

2. 阳证 凡符合"阳"的一般属性的证候，称为阳证。如表证、热证、实证。具有病程短、病势急等特点。

不同的疾病表现的阳证证候也不尽相同，一般常见的有：面色红赤，恶寒发热，肌肤灼热，心烦，躁动不安，语声粗浊或喜怒无常，呼吸气粗，喘促痰鸣，口干渴饮，大便秘结，小便涩痛、短赤，舌质红绛，苔黄黑生芒刺，脉浮数、洪大、滑实。

（二）阴虚证和阳虚证

1. 阴虚证 指体内阴液亏虚，滋润、濡养等作用减退，无以制阳，虚阳偏亢所表现的虚热证候。具有病程长、病势缓等特点。

临床表现：形体消瘦，潮热盗汗，颧赤，口燥咽干，五心烦热，小便短少而赤，大便干结，舌红少苔，脉细数无力。

2. 阳虚证 指体内阳气亏虚，温煦、推动、蒸腾、气化、固摄等作用减退所表现的虚寒证候。多见于久病体弱者，病势一般较缓。

临床表现：面色㿠白，形寒肢冷，唇舌色淡，口淡多涎，喘咳身肿，自汗，头眩，不欲食，腹大胫肿，大便溏薄或五更泄泻，阳痿早泄，精冷不育，或宫冷不孕，舌淡胖嫩，苔白滑，脉沉迟无力。

（三）亡阴和亡阳

亡阴亡阳是疾病的危险证候，救治稍迟，死亡立见。亡阴与亡阳是两个性质不同的病证，亡阴的根本原因是机体内津液大量脱失，从而导致亡阴；亡阳的主要病因是阳气亡脱，因为气可随液脱、可随血脱，所以，亡阳也常见于汗、吐、下太过以及大出血之后，同时，许多疾病的危笃阶段也可出现亡阳。由于阴阳是依存互根的，所以，亡阴可导致亡阳，而亡阳也可致使阴液耗损。临床上，宜分别亡阴、亡阳之主次，及时救治。

1. 亡阴 指体液大量耗损，阴液严重匮乏而欲竭所表现出来的危重证候。

临床表现：身热肢暖，烦躁不安，口渴咽干，唇干舌燥，肌肤皱瘪，小便极少，舌红干，脉细数无力。通常有大汗淋漓的表现，其汗温、咸而稀（吐、下之亡阴，有时可无大汗出）。

2. 亡阳 指体内阳气极度衰微而表现出阳气欲脱的危重证候。

临床表现：大汗出、汗冷、味淡微黏，身凉恶寒，四肝厥冷，蜷卧神疲，口淡不渴，或喜热饮，舌淡白润，脉微欲绝。

第二节 脏腑辨证

脏腑辨证包括脏病辨证、腑病辨证及脏腑兼病辨证，以脏病辨证为其主要内容。本节将临床常见证候简介如下。

一、心气虚、心阳虚

两者多由久病体虚、暴病伤正、禀赋不足或年高体弱等因素引起。心气虚，是心脏的气虚导致全身气虚，或全身气虚而累及心脏的病证。在心气虚的基础上，影响阳气的温煦功能时，出现心阳虚证候。

临床表现：心悸，气短，乏力，活动后加重，面色淡白，或自汗，舌质淡，脉虚为心气虚；若兼见畏寒肢冷，心胸憋闷或痛，唇舌青紫，脉微细为心阳虚。

二、心血虚、心阴虚

心血虚、心阴虚指心血不足或心阴亏虚，不能濡养心脏而表现的证候。常由久病耗伤阴血，或失血过多，或阴血生成不足，或情志化火，暗耗阴血等因素引起。

临床表现：心悸、怔忡、失眠、健忘、多梦，为心血虚、心阴虚的共同症状特点。心血虚兼见眩晕、面色淡白无华、唇舌色淡、脉细弱等；心阴虚兼见五心烦热、潮热、盗汗、两颧潮红、舌红少津、脉细数等。

三、肺气虚

肺气虚证指肺功能减弱，主气、宣降、卫外功能失职所表现的虚弱证候。

临床表现：咳喘无力，气少不足以息，动则益甚，痰液清稀，声音低怯，面色淡白或㿠白，神疲体倦，或有自汗，畏风，易感冒，舌淡苔白，脉虚。

四、肺阴虚

指肺阴不足，失于清肃，虚热内生所表现的证候。多由燥热伤肺，或痨虫袭肺，或久病不愈，耗伤肺阴，致使肺阴不足所致。

临床表现：咳嗽无痰，或痰少而黏，或痰中带血，口咽干燥，形体消瘦，五心烦热，潮热，盗汗，颧红，舌红少津，脉细数。

五、风寒犯肺

多由外感风寒之邪，侵袭肺卫，致使肺气不宣所致。

临床表现：咳嗽，咳痰清稀，伴恶寒，发热，鼻塞，流清涕，咽痒，或头身疼痛，无汗，舌苔薄白，脉浮紧。

六、脾气虚

指脾气不足，运化失司所表现的证候。因饮食失宜，或劳倦过度，或忧思伤脾，或禀赋不足，素体虚弱，或大病初愈等所致。

临床表现：食少，腹胀，大便溏薄，肢体倦怠，少气懒言，面色萎黄，或浮肿，舌淡苔白，脉虚弱。

七、脾阳虚

指脾阳虚衰，阴寒内盛所表现的证候。多由脾气虚发展而来，也可因饮食失调，或过食生冷，或因寒凉药物太过等所致。

临床表现：腹胀，纳少，腹痛喜温喜按，大便溏薄，四肢不温，或肢体困重，或周身浮肿，小便不利，或白带量多质稀，舌淡胖，脉沉迟无力。

八、食滞胃脘

指饮食停滞胃脘，胃纳失常，以脘腹胀满疼痛、嗳腐吞酸，呕泻酸馊腐臭为主要表现的证候。多由饮食不节，暴饮暴食，或素体脾胃虚弱，运化失健等因素所致。

临床表现：胃脘胀闷，甚则疼痛，嗳气吞酸或呕吐酸腐食物，吐后胀痛得减，矢气，便溏，泻下物酸腐臭秽，舌苔厚腻，脉滑。

九、肝气郁结

指肝失疏泄，气机郁滞所表现的证候。多因情志抑郁，或突然的精神刺激而发病。

临床表现：胸胁或少腹胀满疼痛，胸闷喜太息，易怒，或见咽部梅核气，或有痞块；妇女可见两乳房作胀疼痛，痛经，月经不调，甚至闭经；苔白，脉弦。

十、肝血虚

指肝血不足，失于濡养所表现的证候。多因脾胃亏虚，或慢性疾病耗伤肝血，或失血过多所致。

临床表现：眩晕耳鸣，面白无华，爪甲干枯脆薄，夜寐多梦，视力减退或雀盲，或见肢体麻木，手足震颤，肌肉瞤动，关节拘急，屈伸不利；妇女常见月经量少，色淡，甚至闭经；舌淡苔白，脉弦细。

十一、肝胆湿热

指湿热蕴结而肝胆疏泄功能失职所表现的证候。多由感受湿热之邪，或偏嗜肥甘厚腻，湿热内生，或脾虚失运，湿邪内生，郁而化热所致。

临床表现：胁肋部胀痛灼热，或有痞块，厌食油腻，腹胀，口苦泛恶，大便不调，小便短赤，舌红苔黄脉数；或寒热往来，或身目发黄；或阴囊湿疹，瘙痒难忍，或带下黄臭，外阴瘙痒等。

十二、肾阴虚

指肾脏阴液不足，虚热内生所表现的证候。多由久病伤肾，或温热病后期，或禀赋不足，房劳过度，或过服温燥劫阴之品所致。

临床表现：腰膝酸软，眩晕耳鸣，失眠多梦，男子阳强易举，遗精，妇女经少经闭或崩漏，形体消瘦，五心烦热，潮热盗汗，咽干颧红，溲黄便秘，舌红少津，脉细数。

十三、肾阳虚

指肾脏阳气虚衰，温煦失职，气化无权所表现的一类虚寒证候。多由素体阳虚，或年高肾亏，或久病伤肾，或房劳过度等因素所致。

临床表现：腰膝酸软而痛，形寒肢冷，尤以下半身为甚，头目眩晕，精神萎靡，面色苍白或黧黑，舌淡胖苔白，脉沉弱；或男子阳痿，妇女宫寒不孕；或大便清稀，久泻不止，完谷不化，或五更泻；或浮肿，按之凹陷不起，甚则全身浮肿，心悸喘咳。

十四、膀胱湿热

指湿热蕴结膀胱，气化不利所表现的证候。多由感受湿热之邪，或饮食不节，湿热内生，下注膀胱所致。

临床表现：尿频、尿急、尿痛，小便黄赤短少，有灼热感，小腹胀闷，或伴有发热腰痛，或尿血，或尿有结石，舌红苔黄腻，脉数。

同步训练

一、单项选择题

1. 证候的"表里出入"主要说明
   A. 病位　　　　　　　　B. 病势　　　　　　　　C. 证候的性质
   D. 疾病的转归　　　　　E. 邪正之间的关系

2. 八纲证候之间的关系，下列哪项是错误的
   A. 互相联系的　　　　　B. 彼此独立的　　　　　C. 是可变化的
   D. 有错杂兼夹　　　　　E. 是一切辨证的纲领

3. 为真热假寒证的假象是
   A. 手足逆冷　　　　　　B. 神昏息粗　　　　　　C. 舌质红，苔黄而干
   D. 口渴引饮　　　　　　E. 胸腹灼热

4. 有关肺阴虚证的临床表现，下列哪项是错误的
    A. 咳嗽无痰　　　　　B. 形体消瘦　　　　　C. 口燥咽干
    D. 潮热盗汗　　　　　E. 畏风自汗

5. 肝气郁结证的脉象特点为
    A. 脉虚　　　　　　　B. 脉弦　　　　　　　C. 脉滑
    D. 脉洪　　　　　　　E. 脉紧

6. 有关脾阳虚证的临床表现，下列哪项是错误的
    A. 腹胀纳少　　　　　B. 腹痛喜温喜按　　　C. 大便溏薄清稀
    D. 四肢不温　　　　　E. 肛门重坠或脱肛

7. 肾阳虚证的主要临床表现是
    A. 面白神疲，听力减退　B. 发育迟缓，身材矮小　C. 腰膝酸软，形寒肢冷
    D. 久病咳喘，呼多吸少　E. 尿频尿急，小便短少

二、简答题

1. 表里证的鉴别要点是什么？
2. 寒热错杂有哪些类型？
3. 肺气虚的临床表现有哪些？
4. 脾气虚与脾阳虚的临床表现有何不同？

第九章　中医一般护理

 知识要点

1. 掌握中医护理原则、情志护理、饮食护理。
2. 熟悉生活起居护理。
3. 了解中医康复护理。

第一节　中医护理原则

中医护理原则是中医治疗原则在护理学上的扩展与应用，是建立在整体观和辨证观的基础上，运用中医理论指导临床护理的实践经验的总结与概括。

一、预防护理

预防，就是采用一定的措施，防止疾病的发生发展。中医学历来非常重视预防，早在《内经》中就提出了"治未病"的预防思想。所谓治未病，包括未病先防和既病防变两个方面的内容。

（一）未病先防

未病先防，就是在疾病发生之前，做好各种预防工作，以防止疾病的发生。要做到未病先防，一是要培养正气，提高抗病能力，即"正气存内，邪不可干"；二是要防止病邪侵害。

（二）既病防变

既病防变，是指疾病已经发生后，要早期诊治，以防传变。

1. 早期诊治　病邪往往是由表入里、由浅入深、逐步加重的，因此，要抓住时机早期发现、早期诊断、早期治疗。否则病邪就步步深入，治疗就越来越困难。

2. 防止传变　主要是通过先安"未受邪之地"来实现。疾病的发展传变有一定的规律，一般外感热病多遵循六经或卫气营血以及三焦传变，内伤杂病多遵循脏腑五行的生克制化规律或经络传变。

二、辨证施护

辨证施护的原则是中医治疗学中"治则"在护理学中的延伸，用以指导临床，制订出具体的护理措施。其内容包括护病求本、标本缓急、扶正祛邪、异病同护、同病异护，以及因时、因地、因人制宜等。

（一）护病求本

疾病在发展过程中有许多症状表现出来，但症状只是疾病的现象而非本质，只有充分收集各方面的材料，在中医理论指导下综合分析，才能透过现象看本质，找出疾病的根本原因，从而确立相应的治疗和护理措施。护病求本是指护理疾病时必须抓住疾病的本质，并针对疾病的本质进行。这是辨证施护的根本原则。

1. 正护法 又称"逆护法"，指采用与病变本质相反的措施来护理的方法。适用于疾病的本质和现象相一致的病证。有以下四种方法。

（1）寒者热之 对于本质和表现均为寒的病证，采用温热护理法。

（2）热者寒之 对于本质和表现均为热的病证，采用寒凉护理法。

（3）虚则补之 对于本质和表现均为虚的病证，采用补益护理法。

（4）实则泻之 对于本质和表现均为实的病证，采用攻下护理法。

2. 反护法 又称"从护法"，指采用与病变假象一致的措施来护理疾病的方法。适用于疾病的现象与本质不完全一致的病证。有以下4种方法。

（1）热因热用 指用热护法护理具有假热征象病证的方法。

（2）寒因寒用 指用寒护法护理具有假寒征象病证的方法。

（3）塞因塞用 指用补益法护理具有闭塞不通征象的虚证的方法。

（4）通因通用 指用通护法护理具有通泻征象的实证的方法。

（二）标本缓急

护理疾病时，有标本主次之不同。本是本质，是事物的主要矛盾；标是现象，是事物的次要矛盾。标本是相对的，一般来说，正气为本，邪气为标；病机为本，症状为标；缓证为本，急证为标；先病为本，后病为标；原发病为本，继发病为标。故在运用时，应抓住主要矛盾，以确定护理的先后、主次。

1. 急则护其标 指标证甚急，可能危及生命时，护理应先紧急配合抢救，迅速采取措施以解除危急症状（标），以免危及生命。

2. 缓则护其本 指在病情平稳和缓的情况下或标证经处理后已缓解的情况下，针对疾病本质，从根本上解除疾病的护理原则。

3. 标本兼护 指在标本俱急或标本俱缓的情况下，采用标本同护的原则，包括护本为主兼以祛邪，或以祛邪护标为主兼以扶正两种方法。

（三）扶正祛邪

疾病的发生、发展与转归取决于正邪双方的盛衰变化，正能胜邪则病退，邪能胜正则病进，因此，治疗和护理疾病的关键，就是要扶助正气，祛除邪气，促使疾病早日好转和痊愈。

1. 扶正和祛邪的含义

扶正，即扶助正气，增强体质，以提高机体抗邪、抗病能力的一种治疗和护理方法。主要适用于虚证，即所谓"虚则补之"。

祛邪，即祛除邪气，以消除或削弱病邪对机体侵害或损伤的一种治疗和护理方法。主要适用于实证，即所谓"实则泻之"。

2. 扶正和祛邪的运用原则

（1）攻补应用要合理，即虚证宜扶、实证宜泻。

（2）掌握虚实的主次关系，决定攻、补之先后与轻重缓急。

（3）扶正不留邪，祛邪不伤正。

3. 扶正和祛邪的关系 扶正是为了祛邪，使疾病早日痊愈；祛邪是为了扶正，消除致病因素对机体正气的损伤。因此，扶正与祛邪相辅相成，要根据不同的情况，可采用先祛邪后扶正、先扶正后祛邪、扶正与祛邪并用的方法。

（四）同病异护、异病同护

由于疾病在发展过程中，一种病可能有多种证，一种证也可能存在于多种疾病当中。故在治疗与护理中，要掌握同病异护与异病同护的原则。

1. 同病异护 指同一种病，由于发病的时间、地域不同，或疾病所处的阶段不同，或患者体质的差异，故反映出的证候亦不同，因而采用不同的护理方法，即"证同护亦同"。

2. 异病同护 指某些不同病证，在其发展的过程中出现了大致相同的病机和证候，故可采用大致相同的护理方法，即"证异护亦异"。

（五）三因制宜

人的生理活动、病理变化与时令气候、地域环境、体质等因素是密切相关的。因此，护理疾病时，必须考虑这些因素。这种因时、因地、因人的不同而采用不同的护理措施的方法，称"三因制宜"。

第二节　生活起居护理

生活起居护理是指患者在患病期间，护理人员根据病情予以相应的指导和精心合理的生活照料。其目的是保养患者的正气，调整机体内外阴阳的平衡，增强机体抗御外邪的能力，促进疾病的治疗和康复。

一、劳逸有节

有劳必须有逸，古人认为，劳和逸必须"中和"，有常有节，不偏不过。过度疲倦会损害人体，过度安逸亦可致病。只有动静结合，劳逸适度，才能活动筋骨，通畅气血，强健体魄，增强毅力，保持生命活力的旺盛。

（一）避免过劳

劳动是健康的源泉，合理的体力劳动和脑力劳动可使机体精气充沛而神旺，经络通畅，气血调和，肢节滑利，体质增强，抗病能力提高，但劳动必须适度。中医学认为，过度劳累常常是疾病发生的重要原因之一，能降低机体抵抗力，影响内在脏腑器官的功能。即使是看上去并不过分用力的日常坐、卧、立、行，若是持续过久，也会损害机体。即古人所说"久视伤血"、"久立伤骨"、"久行伤筋"、"久坐伤肉"。

（二）避免过逸

过劳伤人，过度安逸同样可以致病。过逸是指过度空闲，包括体力劳动和脑力劳动两个方面。中医学认为，"逸则气滞"。一旦形体过度安逸，肌肉筋骨活动过少，容易使人气血迟滞而不得流畅，脾胃消化机能减退，引起食欲减退、身体软弱无力、抵抗力下降。同时筋骨肌肉日久不用，必然会"用进废退"，肢体瘦弱无力或肥胖臃肿，动则气喘心悸。适当的脑力劳动可以预防衰老，尤其是老年人，在日常生活中要尽量避免过度安逸，经常性地合理用脑，以预防老年痴呆。

二、起居有常

中医学养生的一个基本要求是"起居有常"，即起居作息、日常生活要有规律，这是强身健体、延年益寿的重要原则。若起居作息毫无规律，恣意妄行，会导致适应能力减退、抵抗力下降等现象的出现，进而引起多种疾病，以致影响寿命。

（一）顺应四时，平衡阴阳

中医学认为，人与自然界是一个有机的整体。《内经》指出："人以天地之气生，合四时之法成"、"人与天地相应"。因此，在护理工作中，应根据四时阴阳变化和自然界的规律指导患者的生活起居。

自然界有春、夏、秋、冬四季变化，人的生理活动也会相应改变。善于养生者，就要使机体与四季变化相适应，保持人与自然环境的统一协调，以祛病延年。在对患者进行护理时要做到春防风、夏防暑、长夏防湿、秋防燥、冬防寒。即在春季护理中，要防止患者体内阳气过分消耗，对慢性阳虚的患者，抓紧春季时间用食物或药物补益阳气，以防止风邪侵袭；夏季白天当阴居避暑，夜间不贪凉夜露，以防多汗伤津或感受寒凉之邪，并适当饮用生津止渴的降温饮料。此时体内阳气若无过多损耗，有所储备，就能抵御秋冬寒邪侵扰，预防腹泻、咳喘等病证的发生。在秋冬时节，护理上应注意防寒保暖，保护患者机体阴津藏而不泄，对慢性阴虚津亏患者，借此季节以食物或药物来填补阴津，使阴津积蓄，才能预防春夏阳亢之时对阴津的耗散。一般除冬季外，可以在晨起时行日光浴，通过皮肤与寒冷空气的接触，适当锻炼皮肤（以不受凉为宜），可以提高人的防御能力，有利于疾病康复。另外，有些疾病易在季节交替时复发或加重，故此时应加强对患者生活起居各方面的调护。

（二）睡眠充足，适当锻炼

"服药千朝，不如独眠一宿"，睡眠不足，易耗伤正气。患者应有充足的休息和睡眠时间，按时就寝、按时起床，生活作息规律。重病患者应卧床休息，但要避免昼息夜作，阴阳颠倒。在病情允许的情况下，凡能下床活动的患者每天都应保持适度的活动与锻炼。适度的活动能使气血流畅、筋骨坚实，可提神爽志、增强抵御外邪的能力，有利于机体功能的恢复。

（三）慎避外邪，形神共养

患病之人正气虚弱，易于受到六淫和疫疠之气等外邪的侵袭。在生活起居护理中应遵循"虚邪贼风，避之有时"的原则。指导患者根据四时气候的变化及时添减衣物，在反常气候或遇到传染病流行时，要注意避之有时，或采取其他方式提高机体抗病能力，避免外邪侵袭。

在生活起居护理中，既要注意形的保养，更要注重神的调摄。形是神的物质基础，神是形的外在表现，两者密切相关、相辅相成。所谓养形，是指通过提供充足的营养和医疗条件以及适当的休息和活动，对人体的五脏六腑、气血津液、四肢百骸、五官九窍等进行摄养和护理；所谓养神，是指应用各种方式调节患者的情志活动，使其达到心态平和的精神状态，以利于疾病的康复。

三、环境适宜

（一）病室安排应适宜病情

良好的环境有助于患者的治疗和康复，在护理中应根据患者病证的性质安置合适的病室环境。如寒证、阳虚证者，多有畏寒怕风等症，故应安置在向阳温暖的房间，使患者感到温暖舒适；热证、阴虚证者，多有恶热喜凉等症，可安置在背阳凉爽的房间，使患者感到心静凉爽。同时，病室要保持安静，避免噪音，特别是心气虚的患者更应注意，以免其因突然的声响而引起心悸。

（二）病室应通风整洁

病室的空气要保持流通、清新。病室内常有各种分泌物和排泄物等秽浊之气，会影响患者的食欲和休息。因此，病室要保持清洁，经常通风换气，保持室内空气新鲜，使患者神清气爽、气血通畅，促使疾病康复。但忌强风、对流风，以防感冒。病室的陈设要简单实用，易清洁和搬动，做到定期消毒，保持地面、床、椅等用品的整洁。

（三）病室应温湿度适宜

病室应保持适宜的温度，一般以 18℃～20℃为宜。室温过高，会使患者感到燥热难受，又易感暑邪；室温过低，会使患者感到寒凉，又易感寒邪。不同的病证要根据具体情况作出相应的调整，如阳虚证、寒证患者病室的温度应偏高；阴虚证、热证患者病室的温度可略低。病室湿度以 50%～60% 为宜。对于阳虚、痰湿较盛的患者，病室的湿度宜偏低；对于阴虚证、燥热证患者，湿度可略高些。

（四）病室应保持适度的光线

病室光线一般宜充足而柔和，使患者感到舒适而不刺眼，避免日光直射到患者的面部。患者休息时，光线宜暗，应用窗帘遮挡。光线调节须因病证而宜，如热证、阳亢患者，光线宜暗；痉症、癫狂症患者，应避免强光刺激；寒证、风寒湿痹患者，光线宜充足。

第三节　情志护理

情志护理是指以中医基础理论为指导，以良好的护患关系为桥梁，应用科学的护理方法，改善和消除患者的不良情绪状态，从而达到预防和治疗疾病的目的的一种方法。

一、情志护理的原则

（一）诚挚体贴，全面照顾

由于角色、环境改变，患者的情志状态和行为不同于正常人，常常产生焦虑、紧张、悲观、抑郁等情绪。护理人员应运用多学科的知识来处理患者的心理反应，了解患者日常生活情况、对自己疾病的看法、存在的思想问题、家庭关系、人际交往等情况，调动其主观能动性，帮助树立战胜疾病的信心，以和蔼、诚恳的态度，同情、关怀的心情，协助患者适应新的社会角色。

（二）因人施护，有的放矢

患者由于家庭、职业、年龄、经济条件、知识经验、生活阅历、性格的不同，所患疾病及病程长短的不同，其心理状态也不同。因此，在情志护理过程中，应特别强调根据患者的遗传禀赋、性别年龄、自然条件、社会环境、精神因素等特点因人施护。

（三）乐观豁达，怡情养性

修身养性，保持心情舒畅，能使机体气顺神安、心清形静、气血调和、脏腑功能平衡协调，从而有益于健康。对患者而言，不管其病情如何，乐观豁达的心态均可以促进疾病的康复。

（四）避免刺激，稳定情绪

人生病时，适应噪音的能力减弱，而安静的环境则能使患者心情愉快、身体舒适、睡眠充足、饮食增加，有利于疾病的康复。因此，护理人员在说话、行动与工作时应特别注意四轻：说话轻、走路轻、操作轻、关门轻。对于前来探视患者的亲朋好友，可根据患者的具体病情，提醒探视者保持言语平和、情绪稳定，以免给患者带来各种不良刺激。

二、情志护理的方法

中医情志护理以中医形神理论和藏象五志论为基础。喜、怒、忧、思、悲、恐、惊七情，概括了复杂情感过程的基本状态及情绪、情感等心理活动。要预防七情致病，就必须保持心情舒畅、精神乐观，避免七情过激。

（一）以情胜情法

以情胜情是以中医五行相克的理论为依据创立的独特的情志护理方法。即有意识地采用一种情志抑制另一种情志，达到淡化，甚至消除不良情绪，以恢复正常精神状态的一种护理方法。根据五行相克的规律，怒胜思、思胜恐、恐胜喜、喜胜悲、悲胜怒。比如，对于突然或过度喜悦所造成的精神散乱，骤然施以平素畏惧的事物，则有以水折火之效。但应注意，临床运用时并不能完全按照五行制胜的原理简单机械地生搬硬套，而应具体情况具体分析。

（二）移情解惑法

移情，指排遣情思，使思想焦点转移他处，在护理工作中，主要指采取一定的措施，将患者的注意力从疾病转移到其他方面。常用的移情方法包括运动、音乐欣赏、书法绘画、读书赋诗、种花养鸟、下棋垂钓以及外出旅游等。在这些方法中，音乐欣赏及书法绘画对陶冶情志最为有益。

解惑，是通过一定的方法，解除患者对事物的误解和疑惑，从而恢复健康。俗语说"病者多疑"，特别是性格抑郁、沉默寡言的患者更为突出。患者常常产生各种各样的疑惑或猜测，或小病疑大，或轻病疑重，或久病疑死，最终疑虑成疾。所以，在护理工作中，应经常与患者一起分析病情，阐明本质，以解除其精神负担，使患者从迷惑中解脱出来。

（三）暗示法

暗示法是利用语言、动作或其他方式，也可以结合其他治疗方法，使被治疗者在不知不觉中受到积极暗示的影响，从而不加主观意志地接受心理医生的某种观点或指令，解除心理上的压力和负担，实现消除疾病症状或提高某种治疗方法效果的目的。暗示治疗的方法有很多，如言语暗示、药物暗示、情境暗示、手术暗示等。护理工作者对患者的安慰、鼓励、解释、保证等也都有暗示的成分。此外，患者还可以进行积极的自我暗示，如反复强化"一定能战胜疾病"、"医生能治好我的病"、"吃药能治好病"等意识，从而促使病情向好转的方向发展。

（四）顺情从欲法

顺情从欲，是指顺从患者的意志、情绪，满足患者心身需要的一种治疗方法。适用于当某种个人欲望未能得到满足，遂致内怀深忧而生的情志病变。护理人员应鼓励患者毫无保留地进行倾诉，充分宣泄内心深处的心理矛盾和痛苦情绪，将压抑已久的不愉快、欲望与冲突等全部发泄出来，以排除心理障碍、恢复正常的情志活动，达到解除心理负担的目的。

第四节　饮食护理

饮食护理是指在治疗疾病的过程中，根据辨证施护的原则，利用食物自身的特性，对患者进行营养和膳食方面的护理和指导，以补益脏腑，泻实祛邪，调整阴阳，从而提高患者的抵抗能力，加快疾病的康复。

一、食物的性能和分类

（一）热性食物

热性食物具有温里祛寒、益火助阳的作用，适用于阴寒内盛的实寒证。热性食物多辛香炽烈，容易助火伤津，凡热证及阴虚者应忌用，如白酒、生姜、葱、蒜、辣椒等。

（二）温性食物

温性食物具有温中暖胃、通阳散寒等作用，适用于阳气虚弱的虚寒证或实寒证较轻者。这类食物比热性食物平和，但仍有一定的助火、伤律、耗液之势，凡热证及阴虚火旺者应慎用或忌用，如羊肉、狗肉、桂圆等。

（三）寒性食物

寒性食物具有清热、泻火、解毒等作用，适用于发热较高、热毒深重的里实热证。寒性食物易损伤阳气，故阳气不足、脾胃虚弱患者应慎用，如苦瓜、绿茶、绿豆等。

（四）凉性食物

凉性食物具有清热养阴的作用，适用于发热、痢疾、痈肿以及目赤肿痛、咽喉肿痛等里热证。凉性食物较寒性食物平和，但久服仍能损伤阳气，故阳虚、脾气虚弱患者应慎用，如李子、梨等。

（五）平性食物

平性食物没有明显的寒凉或温热偏性，故不致积热或生寒，为人们日常所习用，也是患者饮食调养的基本食物。但因其味有辛、甘、酸、苦、咸之别，因而其功效也有不同，应根据患者的病情和体质状况灵活选用，如大豆、玉米、猪肉、鸡蛋等。

（六）补益性食物

补益性食物具有益气、养血、壮阳、滋阴的作用。根据其寒凉温热的不同，分为温补、清补和平补三类。

1. 清补类食物 一般具有寒凉性质，有滋阴清热的作用，如鸭、甲鱼、豆腐、莲子、冰糖等，适用于阴虚证或热证者。寒证和素体阳虚者慎用或禁用。

2. 温补类食物 一般具有温热性质，有温中助阳、散寒的作用，如羊肉、狗肉、核桃等。适用于阳虚证、寒证或久病体弱者。热证和阴虚火旺者慎用或禁用。

3. 平补类食物 所谓"平"，是指此类食物没有明显的寒凉或温热偏性，适用于各类病证，尤其常用于疾病的恢复期，也适用于正常人的补益，如鸡蛋、猪肉、鸡肉、银耳等。

（七）发散性食物

发散类食物习惯上称为"发物"，是中医饮食调护中应十分重视的一类食物。发散类食物多腥、膻、荤、燥，食之易于动风生湿生痰、发毒助火助邪，易诱发旧病尤其是皮肤病，或加重新病。比较典型的发物是大部分海鲜类，食用菌类，禽畜类中的猪头、鸡头、公鸡、狗肉、各种野味，蔬菜类中的生姜、葱、蒜、芫荽、香椿、辣椒，淡水产品中的鲤鱼、虾、蟹等。

二、饮食调护的原则

饮食调护并非无限度地补充营养，而须遵循一定的原则，以达到恢复元气，改善机体功能，治疗疾病的目的。

（一）饮食有节，定时定量

定时，是指进食宜有较为固定的时间。有规律地进食，可以保证消化、吸收功能有节奏地进行，脾胃不受损伤。反之，贪无定时，打乱了胃肠消化的正常规律，则会使脾胃功能失调，消化能力减弱，食欲逐渐减退，损害健康。

定量，是指进食宜饥饱适中，恰到好处。过饥则机体营养来源不足，无以保证营养供给，使机体逐渐衰弱，影响健康；过饱则会加重胃肠负担，使食物停滞于胃肠，不能及时消化，影响营养的吸收和输布。

在护理中，应根据病情指导患者按时、定量进餐，养成良好的饮食习惯，切忌暴饮暴食，以免伤及脾胃。

（二）调和四气，谨和五味

1. 调和四气 饮食物的"四气"，是指寒、热、温、凉四种不同的性质。饮食过寒或过热，会导致人体阴阳失调，而发生某些病变。如多食生冷、寒凉之物，可损伤脾胃阳气，使寒湿内生，发生腹痛、泄泻等症；多食油煎、温热之物，可耗伤脾胃阴液，使肠胃积热，出现口渴、口臭、便秘等症。因此，饮食必须注意寒热适当，不可凭自己的喜恶而偏嗜过寒过热之品。

2. 谨和五味 "五味"一是泛指所有食物，二是指食物的性味。所以，"谨和五味"的含义包括两方面，一为多种食物合理搭配，如五谷、五畜、五菜、五果等要合理摄入；二为食物的辛、甘、酸、苦、咸五味要调和，不可过酸、过辣等。不同食物所含的营养成分各有不同，只有做到各种食物合理搭配，才能使人体得到均衡的营养，满足各种生理活动的需要。

（三）重视脾胃，注意卫生

脾胃为后天之本、气血生化之源，是人体消化饮食及生化气血的重要器官，脾胃功能的健全与否直接影响饮食的消化、吸收和输布。在饮食调护过程中，要重视脾胃功能的调理，不能片面追求营养摄入，强进荤腥油腻之品，以免加重脾胃负担，导致病邪滞留，加重病势。

在饮食调护中还应注意食物宜新鲜，忌生冷、不洁的食物，防止病从口入；进食的环境要整洁宁静，气氛要轻松愉快，以助于食物的消化吸收；指导患者饭前洗手、饭后漱口，不能食后即睡，饭后要避免做剧烈运动，养成良好的饮食卫生习惯。

（四）辨证施食，相因相宜

疾病有寒、热、虚、实之分，食物有四性五味之别。在饮食调护中应根据病证、病位、病性及人的年龄、体质强弱、天时地利诸因素，结合食物的性味归经选择食物，注意不同疾病的饮食宜忌，做到因证施食、因时施食、因地施食和因人施食。如体胖者多痰湿，饮食宜清淡，多食蔬菜、瓜果，忌食肥甘厚腻、助湿生痰之品；老年人脾胃功能虚弱，运化无力，宜食清淡、温热熟软之品，忌食生冷、黏腻、不易消化之品。

三、饮食调护的宜忌

临床上许多疾病难愈，或愈而复发，往往与不注意饮食宜忌有关。《金匮要略》中指出："所食之味，有与病相宜，有与病为害，若得宜则补体，为害则成疾。"因此，饮食调护中强调饮食宜忌是十分重要和必要的。

（一）疾病饮食宜忌

1. 饮食宜忌与疾病的关系 食物有四性五味之别，疾病有寒热虚实、阴阳表里之辨，所摄入食物的性味应与疾病的属性相适应，否则会影响治疗结果。在指导患者饮食时，须根据患者体质、疾病的不同，选择不同属性的食物，以达到"虚则补之，实则泻之，寒者热之，热者寒之"的以饮食调理疾病的目的。如寒证患者宜食温性、热性食物，忌食寒凉、生冷食物，不可过食雪梨、鲜藕、香蕉等瓜果。热证患者宜食寒凉平性之品，忌辛辣、醇酒、炙烤等热性食物，如辣椒、姜、葱、蒜、烟酒等。阳虚者宜温补，忌用寒凉；阴虚者宜滋补、清淡，忌用温热。一般虚证患者多伴有脾胃虚弱、消化吸收功能减退，饮食应以清淡而富有营养为宜，不宜食用耗气伤津、腻滞难化的食物。

2. 常见疾病的饮食宜忌

（1）外感病证　宜食清淡食物，如面条、米粥、新鲜蔬菜、水果等。高热伤津者可多饮水，或以西瓜汁、梨汁、藕汁代茶饮。忌食腥腻、酸涩之品，以防外邪内陷入里，如肥肉、鱼虾、食醋等。

（2）肺系病证　饮食宜清淡，补充多种维生素、无机盐，以利于机体代谢功能的修复，补充咳嗽或发热所消耗的能量。忌食油腻、辛辣、烟酒及发物。食物避免过咸、过甜、过冷、过热，以免加重病情。咳嗽痰黄者，宜多食萝卜、梨、枇杷等清热化痰之品；痰中带血者，宜多食藕节、藕汁等清热止血之品；久病肺阴亏虚者，宜多食百合、银耳、甲鱼等滋阴补肺之品。

（3）心系病证　饮食宜清淡低盐，多食富含维生素 B、C 及豆制品类食物。食盐应控制在每日 5~6g 之内，尽可能以植物油作为食用油。血脂增高者可多食山楂、洋葱、大蒜，血压增高者可以芹菜煎水或决明子代茶饮。忌食高脂肪、高胆固醇食物，如猪油、动物内脏、蛋黄等。忌烟酒。

（4）脾胃系病证　日常饮食应以清淡、细软易消化、富有营养的食物为主。忌生冷、煎炸、硬固类及刺激性食物。胃酸过多者，应避免摄入刺激胃液分泌的食物，如浓茶、咖啡、辣椒等，宜少食多餐；合并消化道出血者应进食无渣流质，如牛奶、米汤等。

（5）肝胆系病证　饮食宜清淡、营养丰富，多食蛋、奶、鱼、瘦肉及豆制品。忌辛辣烟酒刺激品，少食动物性脂肪。肝胆疾病急性期以素食为主，肝硬化腹水应低盐或无盐饮食。

（6）肾系病证　饮食宜清淡、富于营养，可多食动物性补养类食物。水肿者应低盐或无盐饮食；肾功能减退者的饮食应以优质低蛋白、低磷、高钙、高维生素、高热量为原则，适当限制钠、钾摄入量。

（二）服药饮食宜忌

食物与药物一样，均有自己的性能作用，各类食物中也有诱发疾病的品种。如蔬菜中的蘑菇、笋、香菇，瓜果中的南瓜，禽畜中的猪头、鸡头，水产中的带鱼、虾、蟹等，在患病过程中，要注意禁食此类食物。同时，为了避免食物与药物之间发生相互作用而影响病情和治疗效果，要注意饮食禁忌，即食物与食物之间、食物与药物之间的忌口。在服药期间，一般忌食生冷、黏腻、腥臭等不易消化及有刺激性的食物。

第五节　中医康复护理

一、中医康复护理的概念

中医康复护理是运用中医整体观念和辨证施护理论，利用传统康复护理的方法，配合康复医疗手段、传统康复训练和养生方法，对残疾者、慢性病者，老年病者以及急性病恢复期，通过积极的康复护理措施，使形体和精神能尽量地恢复到原来的健康状态。

二、中医康复护理的原则

（一）养生护理原则

养生护理要遵循"神形兼养"的原则，在实施中，把调摄精神与因人、因地、因时制宜的护理原则相结合，制定出康复护理计划。"形神兼养"是以养神为主，特别是对于精神残疾的患者实用意义更大，中医养神采用养形调神，以动静结合、动中求静为原则，其实质是以动静结合来调和人体阴阳气血的运行，促进机体康复。

（二）综合护理原则

综合护理原则主要是针对不同病证进行综合施护，适用于病情复杂、老弱痼疾者，用单一康复方法不易奏效，遵循标本缓急的护理原则，根据病情的轻重、缓急、新病旧病等不同情况，制定出急则护标、缓则护本的康复护理计划。

（三）整体护理原则

整体康复护理原则是以中医基础理论中的整体观念为基础，对康复对象进行全面的身心护理。

1. 顺应四时气候变化护理　遵照人与自然界是统一的整体的观点，康复护理必须顺应四时气候变化的自然规律，给予患者适当的护理。

2. 适应社会环境护理　对康复对象的社会环境各方面因素应该有所了解，以便进行有的放矢的情志护理。使患者能够正确对待病情，克服内心的困扰，树立信心，适应社会。

3. 注重全面的身心护理　人体是一个有机的整体，在护理康复对象时不仅要细心观察患者的五官、形体、色脉等外在变化，以了解和判断内脏病变，而且要注意观察患者的情志变化，从而拟定出相应的康复护理措施。

4. 因人、因证、因病程护理

（1）因人施护　护理时要根据每个人的身体素质、行为习惯、病情轻重、残疾程度、文化水平、经济条件的不同，采取不同的康复护理措施。

（2）因证施护　根据康复对象所患病证的不同，采取相应的护理措施。

（3）因病程施护　主要是指康复对象在同一疾患的不同康复期，应采取不同的护理措施，以适应病程中不同阶段的护理要求。

三、中医康复护理的方法

（一）针灸、推拿康复疗法

针灸、推拿康复法是指在中医经络理论的指导下，选择一定的腧穴进行针刺、艾灸或推拿，以促使患者身心康复的一类方法。经络通达上下，沟通表里，纵横交错，联系人体各脏腑组织，具有运行气血、传导感应的作用。因此，通过针刺、艾灸或推拿不同经络的腧穴，可疏通经气，调节人体相应脏腑组织的功能，达到治愈疾病的目的。

（二）运动康复疗法

运动对人体有着运行气血、协调脏腑、疏通经络、强健筋骨、宁神定志、激发潜能的作用，可达到防治疾病、促进早日康复的目的。在康复护理过程中，应根据患者的病情轻重、体质强弱、个人爱好等，选择适当的运动种类。一般肥胖、糖尿病、心脏病和老年患者，可选择步行、慢跑等；体弱者，可选择打太极拳、五禽戏、八段锦等；高血压、眩晕、失眠者，宜选择散步、钓鱼、气功等。

（三）饮食康复疗法

饮食康复疗法是指根据患者气血阴阳的虚损情况及脾胃的运化能力，有针对性地选择饮食的品种和数量，以促进机体恢复健康的方法。

（四）调摄情志康复疗法

通过谈心开导、音乐、娱乐等多种方法调畅情志，使患者在轻松、愉悦、舒畅的气氛中接受治疗。

（五）生活起居调护

顺应四时气候变化，随时增减衣被，以免复感外邪。制订合理的作息时间，保证充足的睡眠；坚持锻炼，起居有常，劳逸有度；饮食有节，饥饱有度，饮食宜清淡、易消化，少食多餐，多吃瓜果蔬菜，忌食肥甘厚味、辛辣之品。训练患者自助进食、穿衣、梳饰、排泄等，帮助残疾者自理生活，提高生活的质量。

（六）娱乐康复疗法

引导患者通过琴、棋、书、画、音乐、舞蹈等方法怡情悦志，促使身心的康复。

（七）作业疗法

作业疗法是针对患者的功能障碍，从日常生活活动、手工操作劳动等文体活动中，选用针对性强、能恢复患者功能和技巧的作业，让患者按照指定的要求进行训练，以逐步复原其功能的方法。

（八）物理康复疗法

指运用运动以及电、光、声、滋、水、蜡、压力等物理方法预防、治疗伤痛，促进功能恢复的治疗方法。

同步训练

简答题

1. 中医护理原则包括哪些方面？
2. 简述生活起居护理的要求。
3. 简述情志护理的原则和方法。
4. 简述饮食护理的内容。
5. 中医康复护理的原则有哪些？

第十章　方药及用药护理

知识要点

> 1. 掌握常用中药的内服法与护理。
> 2. 熟悉中药、方剂的基本知识。
> 3. 了解常用中成药。

第一节　中药的基本知识

中药是在中医理论指导下,用以防病治病的天然药物及其加工制品。包括植物药、动物药和矿物药等,其中以植物药居多。

一、中药的性能

中药的性能简称"药性",主要包括四气、五味、升降浮沉、归经、毒性等。

1. 四气 又称四性,即寒、热、温、凉四种药性。一般而言,能减轻或消除热证、阳证的药物,属于寒凉药,具有清热作用;反之,能减轻或消除寒证、阴证的药物,属于温热药,具有散寒作用。此外,还有一类寒、热之性不明显,作用较平和的药物,称为平性药。

2. 五味 五味即辛、甘、酸、苦、咸五种药物滋味。通常将涩附于酸、淡附于甘。

辛:可发散、行气行血。一般治疗表证和气滞血瘀证的药物,如麻黄、香附、川芎等,都具有辛味。

甘:可补益、和中、缓急、调和药性。补益药、调和药及止痛药多味甘,如人参大补元气,饴糖缓急止痛,甘草缓和药性、调和诸药等。

酸:可收敛、固涩,多用于体虚滑脱证。如山茱萸涩精、敛汗,五倍子涩肠止泻,乌梅敛肺止咳、涩肠止泻等。

苦:可清泄火热、泄降气逆、通泄大便、燥湿。如黄芩、栀子清热泻火,杏仁、葶苈子降气平喘,半夏降逆止呕,大黄泻热通便,黄连清热燥湿,苍术苦温燥湿等。

咸:可泻下通便、软坚散结,多用于瘰疬、瘿瘤、痰核、癥瘕及燥结便秘等病证。如海藻、昆布治瘿瘤,玄参、牡蛎治瘰疬,鳖甲软坚消癥,芒硝泻下通便等。

淡：可渗湿利尿、利水消肿，多用于水肿、小便不利等证。如茯苓、猪苓利水消肿，通草、金钱草利尿通淋、利湿退黄等。

3. 升降浮沉 指药物对人体作用的趋向性。升是上升，趋向于上；降是下降，趋向于下；浮是发散，趋向于外；沉是向内收敛，趋向于内。解表药、温里药、祛风寒湿药、行气药、活血祛瘀药、开窍药、补益药、涌吐药等多具有升浮特性；清热药、泻下药、利水渗湿药、降气平喘药、降逆和胃药、安神药、平肝息风药、收敛止血药、收涩药等多具有沉降特性。

4. 归经 指药物对机体某部分的选择性治疗作用。如桔梗、杏仁能治胸闷、咳喘，归肺经。

5. 药物的毒性 含义有二：一指广义的毒性，即药物的偏性，也就是药物治病的特性；二指狭义的毒性，即现代意义的不良反应。现在已普遍将毒性的含义定义为后一种。

二、中药的用法

（一）中药的配伍、剂量、禁忌

1. 配伍 指根据病情需要和药性特点按照一定的组合原则，将两种以上的药物配合应用的方法。单味药的应用及药物间的配伍关系可以概括为 7 个方面，即药物的"七情"。

（1）单行 即用单味药治病。如独参汤，单用一味人参治疗虚脱证。

（2）相须 即性能功效相类似的药物配合应用，可增强原有的共同功效。如麻黄、桂枝均为辛温之品，都能发汗，两者配伍，可以产生协同作用而增强解表的功效。

（3）相使 即以一种药物为主，另一种药物为辅，以提高主药的疗效。如黄芪与茯苓配合，治疗气虚水肿，茯苓可提高黄芪补气利水之效。

（4）相畏 即一种药物的毒性和不良反应，能被另一种药物减轻或消除。如生半夏、生南星的毒性能被生姜减轻和消除，所以说生半夏、生南星畏生姜。

（5）相杀 即一种药物能减轻或消除另一种药物的毒性或不良反应。相杀与相畏实际上是同一种配伍关系的两种说法。

（6）相恶 一种药物可使另一种药物的功效降低或消除。如莱菔子能削弱人参的补气作用，所以说人参恶莱菔子。

（7）相反 两种药物合用后产生毒性或不良反应。如"十八反"、"十九畏"中的药物。

2. 剂量 即用量，系干燥的生药在汤剂中成人一日内服量，或在复方中药和药之间的比较分量，即相对剂量。临床上主要依据所用药物的性质、作用强弱及患者的年龄、性别、体质、病程长短、病势轻重等具体情况而定。除剧毒药、峻烈药、精制药及某些贵重药物外，一般单味中药常用内服剂量为 3～10g；部分中药常用量较大，剂量为 10～30g。新鲜药物用量加倍。

3. 用药禁忌

（1）配伍禁忌 ①十八反：甘草反甘遂、大戟、海藻、芫花，乌头反贝母、瓜蒌、半夏、白蔹、白及，藜芦反人参、沙参、丹参、玄参、细辛、芍药；②十九畏：硫黄畏朴硝，水银畏砒霜，狼毒畏密陀僧，巴豆畏牵牛，丁香畏郁金，川乌、草乌畏犀角，牙硝畏三棱，官桂畏赤石脂，人参畏五灵脂。

（2）妊娠用药禁忌 ①禁用药：大多毒性较强，或药性峻猛，如水银、砒霜、雄黄、轻粉、斑蝥、马钱子、蟾酥、川乌、草乌、藜芦、胆矾、瓜蒂、巴豆、甘遂、大戟、芫花、牵牛子、商陆、麝香、干漆、水蛭、虻虫、三棱、莪术、天南星、白附子等；②慎用药：主要是破血逐瘀、破气消积、攻下导滞及辛热之品，如桃仁、红花、牛膝、川芎、丹皮、姜黄、大黄、番泻叶、芦荟、枳实、芒硝、附子、肉桂、半夏等。

（3）服食禁忌 指由于用药或疾病本身的关系而避免服用的食物，简称食忌，俗称忌口。如地黄、何首乌忌葱、蒜、萝卜，薄荷忌鳖肉，茯苓忌醋，鳖甲忌苋菜及蜜反生葱等。热病忌食辛辣、油腻、煎炸之品，寒病忌食生冷，胸痹忌食肥肉、脂肪、动物内脏，水肿忌食盐，消渴忌食糖，疮疡、皮肤病忌食鱼、虾、蟹等腥膻发物及辛辣刺激之品等。

（二）中药的煎煮法

1. 物品准备 药物、煎药器皿、水、过滤器、药瓶或药杯。

2. 操作方法

（1）煎药器皿 宜带盖陶瓷砂锅，或搪瓷器皿，忌铁、铜、铝等金属器具。

（2）煎煮用水 以洁净为原则，如自来水、井水、蒸馏水等。第一煎加水至高过药物的2~3cm处，第二煎加水量为第一煎的1/2~1/3。

（3）泡药 煎煮之前用冷水浸泡药物30~60分钟。

（4）火候与时间的控制 一般先以武火（急火）煮沸，再改成文火（慢火）煎煮。煎药时间要根据药材性能及煎药要求酌定，一般药物第一煎20~30分钟，第二煎10~15分钟。若药物煎干、煎煳绝不能服用，以防止药物变性而发生不良反应。

3. 特殊煎煮法

（1）先煎 矿物、贝壳类等药物如生石膏、磁石、代赭石、龙骨、牡蛎、石决明等，宜打碎先煎20~30分钟后再下其他药；某些有毒药物如乌头、附子等，须先煎45~60分钟，再加其他药物同煎；某些质地较轻、用量多或泥沙较多的药物如芦根、竹茹、灶心土、糯稻根等，宜先煎煮，取汁澄清，再用此汁代水煎其他药。

（2）后下 解表药、芳香化湿药、泻下药，如薄荷、香薷、木香、砂仁、钩藤、白豆蔻、大黄、番泻叶、沉香、丁香、佩兰、荆芥、茵陈等，宜在其他药物煎好后再下，煎煮4~5分钟即可。

（3）包煎 某些粉末状、有黏性或绒毛类药物经煎煮后，其药汁混浊难咽，或刺激喉咙，或易粘锅，在入药时宜用纱布包裹入煎。如车前子、葶苈子、蒲黄、海金沙、旋覆花、辛夷、滑石等。

（4）另煎（另炖）　贵重药如人参、鹿茸、羚羊角等，入汤剂时应另煎取汁。

（5）烊化（溶化）　胶类药材煎煮时容易粘锅、熬焦，入药宜单独加温烊化后，置于去渣药液中趁热搅拌或微煮，溶化后趁热服下。如阿胶、龟板胶、鹿角胶、饴糖、蜂蜜等。

（6）冲服　某些芳香类药物，煎煮则有效成分会全部挥发散失；或某些名贵药材，为节省材料，应研末冲服。如麝香、冰片、苏合香、三七、西洋参、五味子、牛黄等。

（7）泡服　含有挥发油、用量又少的药物，可用刚煮沸的开水浸泡30分钟，或用煮好的一部分药液趁热浸泡，取汁服用。如藏红花、肉桂、番泻叶、胖大海等。

4. 注意事项

（1）核对医嘱，明确用药途径。

（2）打开药包，检查有无需要先煎、后下、包煎、另煎、烊化等特殊处理的中药，如有将其取出，按要求处理。

（3）将全部中药倒入药锅内（特殊药物除外），加入冷水浸泡，注意浸泡时间要根据药材质地而定。

（4）根据药物性质及功能调节煎药时间和火力。煎煮过程中，应有专人看守，防止药液溢出，注意不要频繁掀盖搅拌。

（5）煎好的药汁用过滤器去渣倒出后，再放入凉水煎煮第二煎，第一煎及第二煎药混合后装入药瓶中或药杯内，加标签注明患者病区、床号、姓名、用法，注意保温。

（6）倒掉药渣，清洗用物，归还原处。

5. 护理措施

（1）服药时间　一般来说，泻下药、驱虫药宜在空腹时服，滋补药及多数药物宜在饭前服，消食健胃药及对胃肠有刺激作用的药物宜在饭后服，安神药宜在睡前30分钟到1小时服，缓下药宜睡前服，截疟药宜在疟疾发作前2小时服，急性病不拘时服，慢性病定时服药。

（2）服药次数　汤药一般每天1剂，通常服3次；病缓者可服2次；病情急重者，可每隔4小时左右服药一次。呕吐或药物中毒宜小量频服。

（3）服药温度　汤剂一般宜温服。

（4）给药途径　给药途径是影响药物疗效的因素之一。有些药物必须以某种特定的途径给药，才能发挥某种作用。中药的传统给药途径，除口服外，还有皮肤给药，黏膜表面给药，吸入、舌下给药，直肠给药等多种途径。现代中药的给药途径还有皮下注射、肌肉注射、穴位注射和静脉注射等。

第二节 常用中药及其用法与护理

一、解表药

（一）常用解表药表解

表 10 – 1 辛温解表药

药名	性味	功效	临床应用
麻黄	辛、微苦，温	发汗解表，宣肺平喘，利水消肿	风寒感冒；咳嗽气喘；风水水肿
桂枝	辛、甘，温	发汗解肌，温通经脉，助阳化气	风寒感冒；寒凝血滞诸痛证；痰饮、蓄水证；心悸
紫苏	辛，温	发汗解表，行气宽中	风寒感冒；脾胃气滞，胸闷呕吐
生姜	辛，温	发汗解表，温中止呕，温肺止咳	风寒感冒；脾胃寒证；胃寒呕吐；肺寒咳嗽
香薷	辛，微温	发汗解表，化湿和中，利水消肿	风寒感冒；水肿脚气
荆芥	辛，微温	发表散风，透疹消疮，炒炭止血	外感表证；麻疹不透，风疹瘙痒；疮疡初起兼有表证；吐衄下血
防风	辛、甘，微温	发表散风，胜湿止痛，止痉	外感表证；风疹瘙痒；风湿痹痛；破伤风
羌活	辛、苦，温	解表散寒，祛风胜湿，止痛	风寒感冒；风寒湿痹
白芷	辛，温	解表散寒，祛风止痛，通鼻窍，燥湿止带，消肿排脓	风寒感冒；头痛、牙痛、痹痛等多种疼痛；鼻渊；带下证；疮痈肿毒
细辛	辛，温（小毒）	解表散寒，祛风止痛，通窍，温肺化饮	风寒感冒；头痛、牙痛、风湿痹痛；鼻渊；肺寒咳喘
苍耳子	辛、苦，温(有毒)	发散风寒，通鼻窍，祛风湿，止痛	风寒感冒；鼻渊；风湿痹痛
辛夷	辛，温	发散风寒，宣通鼻窍	风寒感冒；鼻渊

表 10 – 2 辛凉解表药

药名	性味	功效	临床应用
桑叶	甘、苦，寒	疏散风热，清肺润燥，平抑肝阳，清肝明目	风热感冒，温病初起；肺热、燥热咳嗽；肝阳上亢；目赤昏花
菊花	辛、甘、苦，微寒	疏散风热，平抑肝阳，清肝明目，清热解毒	风热感冒，温病初起；肝阳上亢；目赤昏花；疮痈肿毒
薄荷	辛，凉	疏散风热，清利头目，利咽透疹，疏肝行气	风热感冒，温病初起，头痛眩晕，目赤多泪，咽喉肿痛；麻疹不透，风疹瘙痒；肝郁气滞，胸闷胁痛
葛根	甘、辛，凉	解肌退热，透疹，生津止渴，升阳止泻	表证发热，项背强痛；麻疹不透；热病口渴，消渴；热泄热痢，脾虚泄泻
柴胡	苦、辛，微寒	解表退热，疏肝解郁，升举阳气	表证发热及少阳证；肝郁气滞；气虚下陷，脏器脱垂
升麻	辛、微甘，微寒	解表透疹，清热解毒，升举阳气	外感表证；麻疹不透；齿痛口疮，咽喉肿痛，温毒发斑；气虚下陷，脏器脱垂，崩漏下血
蝉蜕	甘，寒	疏散风热，利咽开音，透疹，明目退翳，息风止痉	风热感冒，温病初起，咽痛音哑；麻疹不透，风疹瘙痒；目赤翳障，急慢惊风，破伤风
淡豆豉	苦、辛，凉	解表，除烦	外感表证，热病烦闷
牛蒡子	辛、苦，寒	疏散风热，宣肺祛痰，利咽透疹，解毒消肿	风热感冒，温病初起；麻疹不透，风疹瘙痒；痈肿疮毒，丹毒，痄腮喉痹

（二）解表药的用法与护理

1. 煎服方法　解表药多属轻清辛散之品，不宜久煎，煮沸后用文火煮 5～10 分钟。宜温服或热服，服后饮热汤或热粥，加衣被助汗，以微汗为宜。

2. 起居调护　室内整洁安静，室温适宜；注意休息，避风寒。

3. 饮食调护　宜食清淡、易消化的半流质或软食，多饮开水，忌荤腥油腻及生冷之品。

4. 施护观察　注意观察并记录患者的症状及体温、脉象变化。对老幼及重症患者要特别加强护理，防止高热抽搐、虚脱或其他并发症。

二、清热药

（一）常用清热药表解

表 10-3　清热泻火药

药名	性味	功效	临床应用
石膏　生用——煅用	甘、辛，大寒	清热泻火，除烦止渴	温热病气分实热证；肺热喘咳；胃火牙痛，头痛，消渴
		敛疮生肌，收湿，止血	溃疡不敛，湿疹瘙痒，水火烫伤，外伤出血
知母	苦、甘，寒	清热泻火，生津润燥	热病烦渴；肺热燥咳；骨蒸潮热；内热消渴；肠燥便秘
芦根	甘，寒	清热泻火，生津止渴，除烦，止呕，利尿	热病烦渴；胃热呕哕；肺热咳嗽，肺痈吐脓；热淋涩痛
栀子	苦、甘，寒	泻火除烦，清热利湿，凉血解毒，凉血止血	热病心烦；湿热黄疸；血淋涩痛；血热吐衄；目赤肿痛；火毒疮疡；血热吐血、衄血、尿血、崩漏
天花粉	甘、微苦，微寒	清热泻火，生津止渴，消肿排脓	热病烦渴；肺热燥咳；内热消渴；疮疡肿毒
淡竹叶	甘、辛、淡，寒	清热泻火，除烦，生津，利尿	热病烦渴；口疮尿赤
夏枯草	辛、苦，寒	清热泻火，明目，散结消肿	目赤肿痛，头痛眩晕，目珠夜痛；瘰疬，瘿瘤；乳痈肿痛
决明子	甘、苦、咸，微寒	清肝明目，润肠通便	目赤肿痛，羞明多泪，目暗不明；头痛，眩晕；肠燥便秘

表 10 - 4　清热燥湿药

药名	性味	功效	临床应用
黄芩	苦，寒	清热燥湿，泻火解毒，止血，清热安胎	湿温，暑湿，胸闷呕恶，湿热痞满，黄疸泻痢；肺热咳嗽，高热烦渴；血热吐衄；痈肿疮毒；胎动不安
黄连	苦，寒	清热燥湿，泻火解毒	湿热痞满，呕吐吞酸；湿热泻痢；高热神昏，心烦不寐，血热吐衄；痈肿疔疮，目赤牙痛；消渴；外用治湿疹、湿疮、耳道流脓
黄柏	苦，寒	清热燥湿，泻火除蒸，解毒疗疮	湿热带下，热淋；湿热泻痢、黄疸；湿热脚气、痿证；骨蒸劳热，盗汗，遗精；疮疡肿毒，湿疹瘙痒
龙胆草	苦，寒	清热燥湿，泻肝胆火	湿热黄疸、阴肿阴痒、带下、湿疹瘙痒；肝火头痛、目赤耳聋、胁痛口苦；惊风抽搐
苦参	苦，寒	清热燥湿，杀虫利尿	湿热泻痢、便血、黄疸；湿热带下、阴肿阴痒，湿疹湿疮，皮肤瘙痒，疥癣；湿热小便不利
白鲜皮	苦，寒	清热燥湿，祛风解毒	湿热疮毒，湿疹，疥癣；湿热黄疸；风湿热痹

表 10 - 5　清热解毒药

药名	性味	功效	临床应用
金银花	苦，寒	清热解毒，疏散风热	痈肿疔疮；外感风热，温病初起；热毒血痢
连翘	苦，微寒	清热解毒，消痈散结，疏散风热	痈肿疮毒，瘰疬痰核；风热外感，温病初起；热淋涩痛
大青叶	苦，寒	清热解毒，凉血消斑	热入营血，温毒发斑；喉痹口疮，痄腮丹毒
板蓝根	苦，寒	清热解毒，凉血，利咽	外感发热，温病初起，咽喉肿痛；温毒发斑，痄腮，丹毒，痈肿疮毒
青黛	咸，寒	清热解毒，凉血消斑，清肝泻火，定惊	温毒发斑，血热吐衄；咽痛口疮，火毒疮疡；咳嗽胸痛，痰中带血；暑热惊痫，惊风抽搐
贯众	苦，微寒	清热解毒，凉血止血，杀虫	风热感冒；温毒发斑；血热出血；虫疾
蒲公英	苦、甘，寒	清热解毒，消痈散结，利湿通淋	痈肿疔毒；乳痈内痈；热淋涩痛；湿热黄疸
野菊花	苦，寒	清热解毒	痈疽疔疖；咽喉肿痛；目赤肿痛，头痛眩晕
鱼腥草	辛，微寒	清热解毒，消痈排脓，利尿通淋	肺痈吐脓，肺热咳嗽；热毒疮毒；湿热淋证
败酱草	辛、苦，微寒	清热解毒，消痈排脓，祛瘀止痛	肠痈肺痈；痈肿疮毒；产后瘀阻腹痛
土茯苓	苦、淡，平	解毒，除湿，通利关节	杨梅毒疮；肢体拘挛；淋浊带下，湿疹瘙痒；痈肿疮毒
白头翁	苦，寒	清热解毒，凉血止痢	热毒血痢；疮痈肿毒

表 10 – 6　清热凉血药

药名	性味	功效	临床应用
生地	甘、苦，寒	清热凉血，养阴生津	热入营血，舌绛烦渴，斑疹吐衄；阴虚内热，骨蒸劳热；津伤口渴，内热消渴，肠燥便秘
玄参	甘、苦、咸，微寒	清热凉血，泻火解毒，滋阴	温邪入营，内陷心包，温毒发斑；热病伤阴，津伤便秘，骨蒸劳嗽；目赤咽痛，瘰疬，白喉，痈肿疮毒
牡丹皮	苦、甘，微寒	清热凉血，活血祛瘀	温毒发斑，血热吐衄；温病伤阴，阴虚发热，夜热早凉，无汗骨蒸；血滞经闭，痛经；跌打伤痛；痈肿疮毒
赤芍	苦，微寒	清热凉血，散瘀止痛	温毒发斑，血热吐衄；目赤肿痛，痈肿疮疡；肝郁胁痛，经闭痛经，癥瘕腹痛，跌打损伤
水牛角	苦，寒	清热凉血，解毒，定惊	温病高热，神昏谵语，惊风，癫狂；血热妄行斑疹、吐衄；痈肿疮疡，咽喉肿痛

表 10 – 7　清虚热药

药名	性味	功效	临床应用
青蒿	苦、辛，寒	清透虚热，凉血除蒸，解暑，截疟	温邪伤阴，夜热早凉；阴虚发热，劳热骨蒸；暑热外感，发热口渴；疟疾寒热
地骨皮	甘，寒	凉血退蒸，清肺降火	阴虚发热，盗汗骨蒸；肺热咳嗽；血热出血
银柴胡	甘，微寒	清虚热，除疳热	阴虚发热，疳积发热
胡黄连	苦，寒	退虚热，除疳热，清湿热	骨蒸潮热；小儿疳热；湿热泻痢

（二）清热药的用法与护理

1. 煎服方法　煮沸后用文火煮 10～15 分钟（清热解毒或清热解暑之品，煎煮时间要稍短）。饭后 30 分钟凉服或微温服，中病即止，不可过用。

2. 起居调护　病室宜通风、凉爽。炎热季节应用空调，根据患者发热程度，调节室内温度。不宜劳累，高热患者应卧床休息。

3. 饮食调护　饮食宜清淡，忌辛辣、油腻、煎炒之品。高热口渴时，可多饮清凉饮料，如西瓜汁、芦根煎水代茶饮等以助清热。

4. 施护观察　密切观察并记录患者体温、脉搏、呼吸、神志及伴随症状等变化，必要时给予物理、药物、针刺等降温措施。

5. 用药注意　清热类药物寒凉而易伤脾胃，凡脾胃虚弱、食少便溏者慎用。热证易伤津液，苦寒药物又易化燥伤阴，故阴虚患者亦当慎用。

三、泻下药

(一) 常用泻下药表解

表 10 - 8　攻下药

药名	性味	功效	临床应用
大黄	苦，寒	泻下攻积，清热泻火，凉血解毒，逐瘀通经	积滞便秘；血热吐衄，目赤咽肿；热毒疮疡，烧烫伤；瘀血证；湿热痢疾、黄疸、淋证
芒硝	咸，苦，寒	泻下攻积，润燥软坚，清热消肿	积滞便秘；咽痛、口疮、目赤及痈疮肿痛
番泻叶	甘、苦，寒	泻下通便	热结便秘；腹水肿胀
芦荟	苦，寒	泻下通便，清肝，杀虫	热结便秘；烦躁惊痫；小儿疳积

表 10 - 9　润下药

药名	性味	功效	临床应用
火麻仁	甘，平	润肠通便	肠燥便秘
郁李仁	辛、甘，平	润肠通便，利水消肿	肠燥便秘；水肿胀满及脚气浮肿
松子仁	甘，温	润肠通便，润肺止咳	肠燥便秘；肺燥干咳

表 10 - 10　峻下逐水药

药名	性味	功效	临床应用
甘遂	苦，寒（有毒）	泻水逐饮，消肿散结	水肿，鼓胀，胸胁停饮；风痰癫痫；疮痈肿毒
芫花	苦、辛，温（有毒）	泻水逐饮，祛痰止咳，杀虫疗疮	胸胁停饮，水肿，鼓胀；咳嗽痰喘；头疮、白秃、顽癣及痈肿
商陆	苦，寒（有毒）	泻下利水，消肿散结	水肿，鼓胀；疮痈肿毒
牵牛子	苦，寒（有毒）	泻下逐水，去积杀虫	水肿，鼓胀；痰饮喘咳；虫积腹痛
巴豆	辛，热（大毒）	峻下冷积，逐水退肿，祛痰利咽，外用蚀疮	寒积便秘；腹水鼓胀；喉痹痰阻；痈肿未溃，疥癣恶疮

(二) 泻下药的用法与护理

1. 煎服方法　大黄须后下或泡服，不宜久煎；芒硝须冲服或溶化后服；番泻叶宜泡服；芦荟宜入丸散服。峻下逐水药多用散剂；巴豆多与他药制成丸剂；润下药多作丸剂。泻下药一般宜空腹服用，如单纯为通便而服用润下药，应于睡前服用，因其苦寒易伤胃气，应得泻即止，不宜再服。

2. 饮食调护　饮食调理因病而异，实热证者，以清补膳食为宜，忌食辛热毒发之物；里寒证者，以甘温平补膳食为宜，忌服寒凉滋腻食品。应多食蔬菜等含粗纤维的食物，戒烟酒。

3. 施护观察 服药后要细心观察其脉象、血压、神志等的变化及腹痛、腹泻情况。如腹痛剧烈、腹泻不止、大汗淋漓，或腹泻不多，但呕吐频频、气短心慌等为中毒现象，应及时报告医生进行处理，以防发生意外。

4. 用药注意 攻下药、峻下逐水药作用峻猛或有毒性，易伤正气，故年老体虚、脾胃虚弱者当慎用，妇女胎前产后及经期须忌用。病后体虚、年老体弱者以及产妇津血不足而致大便干结难下者，应选用润下类药物。

四、祛风湿药

（一）常用祛风湿药表解

表 10 - 11　祛风湿药

药名	性味	功效	临床应用
独活	辛、苦，微温	祛风湿，止痹痛，解表	风寒湿痹；风寒夹湿表证；少阴头痛
威灵仙	辛、咸，温	祛风湿，通络止痛，消骨鲠	风湿痹证；骨鲠咽喉
乌梢蛇	甘，平	祛风，通络，止痉	风湿顽痹，中风半身不遂；小儿惊风，破伤风，麻风，疥癣
伸筋草	微苦、辛，温	祛风湿，舒筋活络	风寒湿痹，肢软麻木；跌打损伤
路路通	苦，平	祛风通络，利水消肿，通经	风寒湿痹；水肿；经闭；乳少
木瓜	酸，温	舒筋活络，和胃化湿	风湿痹证；脚气水肿，吐泻转筋
秦艽	辛、苦，平	祛风湿，通络止痛，退虚热，清湿热	风湿痹证；中风不遂；骨蒸潮热，疳积发热；湿热黄疸
防己	苦、辛，寒	祛风湿，止痛，利水消肿	风湿痹证；水肿，小便不利，脚气；湿疹疮毒
豨莶草	辛、苦，寒	祛风湿，利关节，解毒	风湿痹痛，中风半身不遂；风疹，湿疮，疮痈
桑寄生	苦、甘，平	祛风湿，益肝肾，强筋骨，安胎	风湿痹证；崩漏经多，胎漏，胎动不安
五加皮	辛、苦，温	祛风湿，补肝肾，强筋骨，利水	风湿痹证；筋骨痿软，小儿行迟，体虚乏力；水肿，脚气

（二）祛风湿药的用法与护理

1. 煎服方法 本类药物多对胃肠道有刺激，宜在饭后服用。

2. 起居调护 病室宜温暖、向阳、干燥、通风，防止复感外邪而加重病情。

3. 饮食调护 饮食护理因病而异，宜食易消化、营养丰富之品，忌生冷油腻之物。

4. 用药注意 药性多燥而易耗伤阴血，阴虚血亏者应慎用。

五、祛湿药

(一) 常用祛湿药表解

表 10 – 12 芳香化湿药

药名	性味	功效	临床应用
藿香	辛，微温	化湿，解暑，止呕	湿阻中焦；呕吐；暑湿，湿温
苍术	辛、苦，温	燥湿健脾，祛风散寒	湿阻中焦；风湿痹证；风寒夹湿表证
厚朴	苦、辛，温	燥湿消痰，下气除满	湿阻中焦，脘腹胀满；食积气滞，腹胀便秘；痰饮喘咳
佩兰	辛，平	化湿，解暑	湿阻中焦；暑湿，湿温
砂仁	辛，温	化湿行气，温中止泻，安胎	湿阻中焦及脾胃气滞证；脾胃虚寒吐泻；气滞妊娠恶阻及胎动不安
白豆蔻	辛，温	化湿行气，温中止呕	湿阻中焦及脾胃气滞证；呕吐

表 10 – 13 利水消肿药

药名	性味	功效	临床应用
茯苓	甘、淡，平	利水消肿，渗湿，健脾，宁心	水肿，痰饮；脾虚泄泻；心悸，失眠
猪苓	甘、淡，平	利水消肿，渗湿	水肿，小便不利；泄泻
薏苡仁	甘、淡，凉	利水消肿，渗湿，健脾，除痹，清热排脓	水肿，小便不利，脚气；脾虚泄泻；湿痹拘挛；肺痈，肠痈
泽泻	甘，寒	利水消肿，渗湿，泄热	水肿，小便不利；泄泻；淋证，遗精
冬瓜皮	甘，凉	利水渗湿，清热解暑	水肿；暑热证
玉米须	甘，平	利水消肿，利湿退黄	水肿；黄疸

表 10 – 14 利尿通淋药

药名	性味	功效	临床应用
车前草	甘，微寒	利尿通淋，渗湿止泻，明目，祛痰	淋证，水肿；泄泻；目赤肿痛，目暗昏花，翳障；痰热咳嗽
滑石	甘、淡，寒	利尿通淋，清热解暑，收湿敛疮	热淋，石淋，尿热涩痛；暑湿，湿温；湿疮，湿疹，痱子
川木通	苦，寒	利尿通淋，清心火，通经下乳	热淋涩痛，水肿；口舌生疮，心烦尿赤；经闭乳少
通草	甘、淡，微寒	利尿通淋，通气下乳	淋证，水肿；产后乳汁不下
地肤子	辛、苦，寒	利尿通淋，清热利湿，止痒	淋证；阴痒带下；风疹，湿疹
海金沙	甘、咸，寒	利尿通淋，止痛	诸淋涩痛
萆薢	苦，平	利湿去浊，祛风除痹	膏淋，白浊；风湿痹痛
扁蓄	苦，微寒	利尿通淋，杀虫止痒	淋证；虫证，湿疹，阴痒

表 10－15　利湿退黄药

药名	性味	功效	临床应用
茵陈	苦、辛，微寒	利湿退黄，解毒疗疮	黄疸；湿疮瘙痒
金钱草	甘、咸，微寒	利湿退黄，利尿通淋，解毒消肿	湿热黄疸；石淋，热淋；痈肿疔疮，毒蛇咬伤
虎杖	微苦，微寒	利湿退黄，清热解毒，散瘀止痛，化痰止咳	湿热黄疸，淋浊，带下；水火烫伤，痈肿疮毒，毒蛇咬伤；经闭，癥瘕，跌打损伤；肺热咳嗽

（二）祛湿药的用法与护理

1. 煎服方法　某些祛湿类药物气味芳香，富含挥发油，入汤剂不宜久煎，一般煎煮 10 分钟即可，以免影响药效。

2. 起居调护　病室宜温暖、向阳、干燥、通风。

3. 饮食调护　宜食易消化、营养丰富之品，忌生冷油腻之物。

4. 用药注意　祛湿类药物药性苦寒，易伤脾胃，脾胃虚弱者应慎用。

六、温里药

（一）常用温里药表解

表 10－16　温里药

药名	性味	功效	临床应用
附子	辛、甘，大热（有毒）	回阳救逆，补火助阳，散寒止痛	亡阳；阳虚；寒痹
肉桂	辛、甘，大热	补火助阳，散寒止痛，温经通脉，引火归源	阳痿，宫冷；腹痛，寒疝；腰痛，胸痹，阴疽，闭经，痛经；虚阳上浮
干姜	辛，热	温中散寒，回阳通脉，温肺化饮	脾胃虚寒、寒邪直中之腹痛、呕吐、泄泻；亡阳；寒饮喘咳
吴茱萸	辛、苦，热（小毒）	散寒止痛，降逆止呕，助阳止泻	寒凝疼痛；胃寒呕吐；虚寒泄泻
丁香	辛，温	温中降逆，散寒止痛，温肾助阳	胃寒呕吐、呃逆；脘腹冷痛；阳痿，宫冷
小茴香	辛，温	散寒止痛，理气和胃	寒疝腹痛，睾丸偏坠胀痛，少腹冷痛，痛经；中焦虚寒气滞证
花椒	辛，温	温中止痛，杀虫止痒	中寒腹痛，寒湿吐泻；虫积腹痛；湿疹，阴痒
高良姜	辛，热	散寒止痛，温中止呕	胃寒冷痛；胃寒呕吐

（二）温里药的用法与护理

1. 煎服方法　肉桂宜后下，附子宜先煎、久煎；阴寒太盛、药物入口即吐者，宜采用冷服，或少佐苦寒、咸寒之品。

2. 起居调护 病室宜温暖，防寒保暖。服药后宜卧床休息，加厚衣被以助药力。

3. 饮食调护 宜温补、营养丰富、易消化的流质或半流质饮食，忌生冷瓜果之品。

4. 用药注意 温里药药性多辛热燥烈，易耗阴助火，凡实热、阴虚火旺、津血亏虚者忌用，孕妇应慎用。

七、理气药

(一) 常用理气药表解

表 10-17 理气药

药名	性味	功效	临床应用
陈皮	辛、苦，温	理气健脾，燥湿化痰	脾胃气滞；呕吐，呃逆；湿痰、寒痰咳嗽；胸痹
青皮	苦、辛，温	疏肝破气，消积化滞	肝郁气滞；气滞脘腹疼痛；食积腹痛；癥瘕积聚，久疟疟块
枳实	苦、辛、酸，温	破气除痞，化痰消积	胃肠积滞，湿热泻痢；胸痹，结胸；气滞胸胁疼痛；产后腹痛
木香	辛、苦，温	行气止痛，健脾消食	脾胃气滞；泻痢里急后重；腹痛胁痛，黄疸，疝气疼痛；气滞血瘀之胸痹
香附	辛、微苦、微甘，平	疏肝解郁，调经止痛，理气调中	肝郁气滞胁痛、腹痛；月经不调，痛经，乳房胀痛；脾胃气滞腹痛
乌药	辛，温	行气止痛，温肾散寒	寒凝气滞之胸腹诸痛证；下元虚寒之尿频、遗尿
沉香	辛、苦，微温	行气止痛，温中止呕，纳气平喘	胸腹胀痛；胃寒呕吐；虚喘
川楝子	苦，寒（小毒）	行气止痛，杀虫疗癣	肝郁化火所致诸痛证；虫积腹痛；头癣，秃疮
佛手	辛、苦，温	疏肝解郁，理气和中，燥湿化痰	肝郁胸胁胀痛，气滞脘腹疼痛；久咳痰多，胸闷作痛
薤白	辛、苦，温	通阳散结，行气导滞	胸痹；脘腹痞满胀痛，泻痢里急后重
柿蒂	苦、涩，平	降气止呃	各种呃逆

(二) 理气药的用法与护理

1. 煎服方法 多含有挥发油成分，不宜久煎。须中病即止，不宜过剂。

2. 起居调护 病室安静、整洁、舒适、温度适宜、空气新鲜，使患者精神愉快，避免噪声等不良刺激。生活起居有节，注意休息。

3. 饮食调护 宜温通类膳食，忌生冷瓜果、油腻厚味之品。

4. 用药注意 本类药物大多辛温香燥，血虚、阴虚火旺者慎用。孕妇慎用。

八、消导药

（一）常用消导药表解

表 10 – 18　消导药

药名	性味	功效	临床应用
山楂	酸、甘，微温	消食化积，行气散瘀	饮食积滞（油腻肉食积滞）；泻痢腹痛，疝气痛；瘀阻胸腹痛，痛经
神曲	甘、辛，温	消食和胃	饮食积滞（尤宜外感表证兼食滞者）
麦芽	甘，平	消食健胃，回乳消胀	米面薯芋食滞；断乳，乳房胀痛
莱菔子	辛、甘，平	消食除胀，降气化痰	食积气滞；咳喘痰多，胸闷食少
鸡内金	甘，平	消食健胃，涩精止遗	饮食积滞，小儿疳积；肾虚遗精、遗尿；砂石淋证；胆结石
谷芽	甘、温	消食和中，健脾开胃	米面薯芋食滞及脾虚食少消化不良

（二）消导药的用法与护理

1. 煎服方法　消导之药，气味清淡，取其气者，为理气宣散之品，煎煮时间宜稍短；药味重厚，取其质者，如消食祛积、软坚之品，煎煮时间宜稍久（沸后煎煮20～30分钟）。消导药宜饭后温服。

2. 饮食调护　以平补之类膳食为宜。定时定量，少食多餐，以软、烂、清淡、易消化、富有营养为原则。忌生冷坚硬、肥甘厚味之品。

3. 用药注意　服人参时忌用莱菔子；哺乳期妇女忌用麦芽。

九、止血药

（一）常用止血药表解

表 10 – 19　止血药

药名	性味	功效	临床应用
大蓟	甘、苦，凉	凉血止血，散瘀，解毒消痈	血热出血；热毒疮痈；湿热黄疸
小蓟	甘、苦，凉	凉血止血，散瘀，解毒消痈	血热出血；热毒疮痈；下焦湿热
地榆	苦、酸、涩，微寒	凉血止血，解毒敛疮	血热出血；烫伤，湿疹，疮疡痈肿
白茅根	甘，寒	凉血止血，清热利尿，清肺胃热	血热出血；水肿，热淋，黄疸；胃热呕吐，肺热咳喘
苎麻根	甘，寒	凉血止血，安胎，清热解毒	血热出血；胎动不安，胎漏下血
侧柏叶	苦、涩，寒	凉血止血，化痰止咳，生发乌发	血热出血；肺热咳嗽；脱发，须发早白
槐花	苦，微寒	凉血止血，清肝泻火	血热出血；肝火上炎之目赤、头痛
三七	甘、微苦，温	化瘀止血，活血定痛	出血；跌打损伤，瘀血肿痛

药名	性味	功效	临床应用
茜草	苦，寒	凉血化瘀止血，通经	出血；血瘀经闭，跌打损伤；风湿痹痛
白及	苦、甘、涩，寒	收敛止血，消肿生肌	出血（尤多用于肺胃出血）；痈肿疮疡，手足皲裂，水火烫伤
血余炭	苦，平	收敛止血，化瘀利尿	出血；小便不利
藕节	甘、涩，平	收敛止血	出血
仙鹤草	苦、涩，平	收敛止血，止痢，截疟，补虚	出血；腹泻，痢疾；疟疾寒热；脱力劳伤
艾叶	辛、苦，温	温经止血，散寒调经，安胎	出血；下焦虚寒或寒客胞宫之月经不调、痛经；胎动不安
炮姜	苦、涩，温	温经止血，温中止痛	虚寒性出血、腹痛、腹泻
灶心土	辛，温	温中止血，止呕，止泻	脾胃虚寒之出血；胃寒呕吐；脾虚久泻

（二）止血药的用法与护理

1. 煎服方法 止血药用量用法各不相同，有须炒炭者、有不须炒者、有主要用于汤剂者、有直接研粉吞服者、有须用量较大者，各随药性应用之。

2. 起居调护 出血期应注意卧床休息。大出血者须绝对卧床，减少说话和活动，以免耗气动血。

3. 饮食调护 饮食有节，以营养丰富、易消化为原则，禁烟酒，禁食辛辣、煎炸之品，以免辛燥动火，迫血妄行。

4. 情志调护 应耐心细致地解释、劝慰与疏导，消除患者紧张、恐惧的心理，使之情绪稳定、身心放松，配合治疗。

5. 施护观察 注意观察出血的部位、数量、颜色、次数，定时测量记录血压、脉搏、呼吸等，如有异常，应及时报告医生。大出血时，要迅速采取急救措施。

十、活血化瘀药

（一）常用活血化瘀药表解

表 10－20 活血化瘀药

药名	性味	功效	临床应用
川芎	辛，温	活血行气，祛风止痛	血瘀气滞之头痛、风湿痹痛
乳香	辛、苦，温	活血行气止痛，消肿生肌	跌打损伤，疮疡痈肿；气滞血瘀之痛证
没药	辛、苦，平	活血止痛，消肿生肌	与乳香相似。乳香偏于行气、伸筋，多用于痹证。没药偏于散血化瘀，多用于血瘀气滞较重之胃痛
延胡索	辛、苦，温	活血，行气，止痛	血瘀气滞诸痛证
郁金	辛、苦，寒	活血止痛，行气解郁，清心凉血，利胆退黄	气滞血瘀之胸、胁、腹痛；热病神昏，癫痫痰闭；吐血，衄血，倒经，尿血，血淋；肝胆湿热黄疸，胆石症

续表

药名	性味	功效	临床应用
姜黄	辛、苦，温	活血行气，通经止痛	气滞血瘀之心、胸、胁、腹诸痛；风湿痹痛
五灵脂	苦、咸、甘，温	活血止痛，化瘀止血	瘀血阻滞之痛证；瘀滞出血
丹参	苦，微寒	活血调经，祛瘀止痛，凉血消痈，除烦安神	月经不调，闭经痛经，产后瘀滞腹痛；血瘀心痛，脘腹疼痛，癥瘕积聚，跌打损伤及风湿痹证；疮痈肿毒；热病烦躁神昏及心悸失眠
益母草	辛、苦，微寒	活血调经，利水消肿，清热解毒	血滞经闭、痛经、经行不畅、产后恶露不尽、瘀滞腹痛；水肿，小便不利；跌打损伤，疮痈肿毒，皮肤瘾疹
桃仁	苦、甘，平（小毒）	活血祛瘀，润肠通便，止咳平喘	瘀血阻滞，肺痈，肠痈；肠燥便秘；咳嗽气喘
红花	辛，温	活血通经，祛瘀止痛	血滞经闭、痛经、产后瘀滞腹痛；癥瘕积聚；胸痹心痛，血瘀腹痛，胁痛；跌打损伤，瘀滞肿痛；瘀滞斑疹色暗
牛膝	苦、甘、酸，平	活血通经，补肝肾，强筋骨，利水通淋，引火（血）下行	瘀血阻滞之经闭、痛经、经行腹痛、胞衣不下及跌仆伤痛；腰膝酸痛，下肢痿软；淋证，水肿，小便不利；火热上炎、阴虚火旺之头痛、眩晕、齿痛、口舌生疮、吐血、衄血
鸡血藤	苦、微甘，温	行血补血，调经，舒筋活络	月经不调，痛经，闭经；风湿痹痛，手足麻木，肢体瘫痪及血虚萎黄
穿山甲	咸，微寒	活血消癥，通经，下乳，消肿排脓	癥瘕，经闭；风湿痹痛，中风瘫痪；产后乳汁不下；痈肿疮毒，瘰疬
水蛭	咸、苦，平（小毒）	破血通经，逐瘀消癥	血瘀经闭，癥瘕积聚；跌打损伤，心腹疼痛
土鳖虫	咸，寒（小毒）	破血逐瘀，续筋接骨	跌打损伤，筋伤骨折，瘀肿疼痛；血瘀经闭，产后瘀滞腹痛，积聚痞块
莪术	辛、苦，温	破血行气，消积止痛	癥瘕积聚、经闭及心腹瘀痛；食积脘腹胀痛
三棱	辛、苦，平	破血行气，消积止痛	与莪术基本相同，常相须为用。但三棱偏于破血，莪术偏于破气
骨碎补	苦，温	活血续伤，补肾强骨	跌打损伤或创伤，筋骨损伤，瘀滞肿痛；肾虚腰痛脚弱，耳鸣耳聋，牙痛，久泻

（二）活血化瘀药的用法与护理

1. 煎服方法 多宜酒、醋制，饭后服，或酌配消食健胃药，以助药物吸收。

2. 饮食调护 饮食有节。若治疮疡肿毒之证，饮食以清补为主，忌食公鸡、鲤鱼、虾、蟹及辛辣之品；治跌打损伤等证，饮食以平补为宜。

3. 施护观察 注意观察患者疼痛的程度、肿块的大小及软硬度的变化等。

4. 用药注意 本类药物易耗血动血，忌用于经期出血过多及其他出血证无瘀血者。孕妇慎用或忌用。

十一、化痰止咳平喘药

(一)常用化痰止咳平喘药表解

表 10-21 温化寒痰药

药名	性味	功效	临床应用
半夏	辛,温(有毒)	燥湿化痰,降逆止呕,消痞散结;外用消肿止痛	湿痰、寒痰证;呕吐;心下痞,结胸,梅核气;瘿瘤,痰核,痈疽肿毒及毒蛇咬伤
天南星	苦、辛,温(有毒)	燥湿化痰,祛风解痉;外用散结消肿	湿痰、寒痰证;风痰眩晕,中风,癫痫,破伤风;痈疽肿痛,蛇虫咬伤
白附子	辛、甘,温(有毒)	祛风痰,止痉,止痛,解毒散结	中风痰壅,口眼㖞斜,惊风癫痫,破伤风;痰厥头痛,眩晕;瘰疬痰核,毒蛇咬伤
白芥子	辛,温	温肺化痰,利气,散结消肿	寒痰喘咳,悬饮;阴疽流注,肢体麻木,关节肿痛
旋覆花	苦、辛、咸,微温	降气行水化痰,降逆止呕	咳喘痰多,痰饮蓄结,胸膈痞满;噫气,呕吐
皂荚	辛、咸,温(小毒)	祛顽痰,通窍开闭,祛风杀虫	顽痰阻肺,咳喘痰多;中风,痰厥,癫痫,喉痹痰盛
白前	辛、苦,微温	降气化痰	咳嗽痰多,气喘

表 10-22 清化热痰药

药名	性味	功效	临床应用
前胡	苦、辛,微寒	降气化痰,疏散风热	痰热咳喘;风热咳嗽
桔梗	苦、辛,平	宣肺,祛痰,利咽,排脓	咳嗽痰多,胸闷不畅;咽喉肿痛,失音;肺痈吐脓;癃闭,便秘
川贝母	苦、甘,微寒	清热化痰,润肺止咳,散结消肿	虚劳咳嗽,肺热燥咳;瘰疬,乳痈,肺痈
浙贝母	苦,寒	清热化痰,散结消痈	风热、痰热咳嗽;瘰疬,瘿瘤,乳痈疮毒,肺痈
瓜蒌	甘、微苦,寒	清热化痰,宽胸散结,润肠通便	痰热咳喘;胸痹,结胸;肺痈,肠痈,乳痈;肠燥便秘
竹茹	甘,微寒	清热化痰,除烦止呕	痰热、肺热咳嗽;痰热心烦不寐;胃热呕吐,妊娠恶阻
竹沥	甘,寒	清热豁痰,定惊利窍	痰热咳喘;中风痰迷,惊痫癫狂
天竺黄	甘,寒	清热化痰,清心定惊	小儿惊风,中风癫痫,热病神昏;痰热咳喘
昆布	咸,寒	消痰软坚,利水消肿	瘿瘤,瘰疬,睾丸肿痛;痰饮水肿

表 10 – 23　止咳平喘药

药名	性味	功效	临床应用
苦杏仁	苦，微温（小毒）	止咳平喘，润肠通便	咳嗽气喘；肠燥便秘
苏子	辛，温	降气化痰，止咳平喘，润肠通便	咳喘痰多；肠燥便秘
百部	甘、苦，微温	润肺止咳，杀虫灭虱	新久咳嗽，百日咳，肺痨咳嗽；蛲虫，阴道滴虫，头虱及疥癣
紫菀	苦、辛、甘，温	润肺化痰止咳	咳嗽有痰
款冬花	辛、微苦，温	润肺止咳化痰	咳喘
马兜铃	苦、微辛，寒	清肺化痰，止咳平喘，清肠消痔	肺热咳喘；痔疮肿痛或出血
枇杷叶	苦，微寒	清肺止咳，降逆止呕	肺热咳嗽，气逆喘急；胃热呕吐，哕逆
桑白皮	甘，寒	泻肺平喘，利水消肿	肺热咳喘；水肿
白果	甘、苦、涩，平（有毒）	敛肺化痰定喘，止带缩尿	哮喘痰嗽；带下，白浊；尿频，遗尿

（二）化痰止咳平喘药的用法与护理

1. 煎服方法　半夏、南星、白芥子、皂荚等大多有毒，内服剂量不宜过大；祛痰药宜饭后温服；平喘药宜在哮喘发作前服。

2. 饮食调护　应给予清淡、易消化、富有营养的食物。发热期以素食、流质为宜，鼓励多饮水，忌辛辣刺激、过咸过甜、油腻食物，戒烟忌酒。

3. 施护观察　重点观察咳嗽的变化及痰的质、量、色、味及咳痰是否通畅。痰多、咳嗽无力者，应协助拍背排痰，必要时用吸痰器以助排痰；呼吸困难者应给予氧气吸入。若咳嗽增剧、胸痛，则提示病情加重，应及时报告医生。

4. 用药注意　外感咳喘初起或痰壅咳喘者，不宜用敛肺止咳药。

十二、平肝息风药

（一）常用平肝息风药表解

表 10 – 24　平抑肝阳药

药名	性味	功效	临床应用
石决明	咸，寒	平肝潜阳，清肝明目	肝阳上亢，头晕目眩；目赤，翳障，视物昏花
珍珠母	咸，寒	平肝潜阳，安神定惊，明目	肝阳上亢，头晕目眩；惊悸失眠，心神不宁；目赤翳障，视物昏花
代赭石	苦，寒	平肝潜阳，重镇降逆，凉血止血	肝阳上亢，头晕目眩；呕吐，呃逆，噫气；气逆喘息；血热吐衄，崩漏
刺蒺藜	辛、苦，微温	平肝疏肝，祛风明目	肝阳上亢，头晕目眩；胸胁胀痛，乳闭胀痛；风热上攻，目赤翳障；风疹瘙痒，白癜风
牡蛎	咸，微寒	重镇安神，潜阳补阴，软坚散结	心神不安，惊悸失眠；肝阳上亢，头晕目眩；痰核，瘰疬，瘿瘤，癥瘕积聚；滑脱诸证

表 10-25　息风止痉药

药名	性味	功效	临床应用
羚羊角	咸，寒	平肝息风，清肝明目，清热解毒	肝风内动，惊痫抽搐；肝阳上亢，头晕目眩；肝火上炎，目赤头痛；温热病壮热神昏，热毒发斑
牛黄	苦，凉	化痰开窍，凉肝息风，清热解毒	热病神昏，小儿惊风，癫痫；口舌生疮，咽喉肿痛，牙痛，痈疽疔毒
钩藤	甘，凉	清热平肝，息风定惊	头痛，眩晕；肝风内动，惊痫抽搐
天麻	甘，平	息风止痉，平抑肝阳，祛风通络	肝风内动，惊痫抽搐；眩晕，头痛；肢体麻木，手足不遂，风湿痹痛
地龙	咸，寒	清热定惊，通络，平喘，利尿	高热惊痫，癫狂；气虚血滞，半身不遂；痹证；肺热哮喘；小便不利，尿闭不通
全蝎	辛，平（有毒）	息风镇痉，攻毒散结，通络止痛	痉挛抽搐；疮疡肿毒，瘰疬结核；风湿顽痹；顽固性偏正头痛
蜈蚣	辛，温（有毒）	息风镇痉，攻毒散结，通络止痛	痉挛抽搐；疮疡肿毒，瘰疬结核；风湿顽痹；顽固性头痛
僵蚕	咸、辛，平	祛风定惊，化痰散结	惊痫抽搐；风中经络，口眼㖞斜；风热头痛，目赤，咽痛，风疹瘙痒；痰核，瘰疬

（二）平肝息风药的用法与护理

1. 煎服方法　矿石、贝壳类质重性降，用量应大，生用应打碎先煎；钩藤有效成分易被高热破坏，入汤剂应后下；羚羊角为贵重之品，一般入丸散服用；虫类药物宜研末冲服；全蝎、蜈蚣有毒，用量不宜过大；平肝息风类药宜饭后服。

2. 饮食调护　饮食以清淡、营养丰富、易消化的流质为主。

3. 施护观察　注意观察血压、脉搏、神志、瞳孔等的变化，若见异常，应速报医生。

4. 用药注意　本类药物药性各不同，有偏于寒凉者，也有偏于温燥者。一般来说，脾虚慢惊者，非寒凉所宜；阴虚血亏者，又当慎用温燥之品。

十三、开窍药

（一）常用开窍药表解

表 10-26　开窍药

药名	性味	功效	临床应用
麝香	辛，温	开窍醒神，活血通经，消肿止痛，催产	闭证神昏；疮疡肿毒，瘰疬痰核，咽喉肿痛；血瘀经闭，癥瘕，心腹暴痛，头痛，跌打损伤，风寒湿痹；难产，死胎，胞衣不下
冰片	辛、苦，微寒	开窍醒神，清热止痛	闭证神昏；目赤肿痛，喉痹口疮；疮疡肿痛，疮溃不敛，水火烫伤
苏合香	辛，温	开窍醒神，辟秽，止痛	寒闭神昏；胸腹冷痛，满闷
石菖蒲	辛、苦，温	开窍醒神，化湿和胃，宁神益志	痰蒙清窍，神志昏迷；湿阻中焦；噤口痢；健忘，失眠，耳鸣，耳聋

（二）开窍药的用法与护理

1. 煎服方法 本类药物内服仅入丸剂、散剂，不宜煎服。且为救急、治标之品，只宜暂服，不可久服。

2. 饮食调护 宜营养丰富、易消化的流质或半流质饮食。高热昏迷者须禁食，予以静脉输液补充足够的水分和营养。

3. 施护观察 密切观察体温、脉搏、呼吸、血压的变化，及面色、汗出、舌象等情况。昏迷患者要保持呼吸道通畅，并及时清除口腔、鼻腔内的分泌物。

4. 用药注意 忌用于高血压、脑血管意外、颅脑外伤等所致昏厥属虚脱者。

十四、安神药

（一）常用安神药表解

表 10 - 27 重镇安神药

药名	性味	功效	临床应用
朱砂	甘，微寒（有毒）	清心镇惊，安神解毒	心神不宁，心悸，失眠；惊风，癫痫；疮疡肿毒，咽喉肿痛，口舌生疮
磁石	咸，寒	镇惊安神，平肝潜阳，聪耳明目，纳气平喘	心神不宁，惊悸，失眠，癫痫；头晕目眩；耳鸣耳聋，视物昏花；肾虚气喘
龙骨	甘、涩，平	镇惊安神，平肝潜阳，收敛固涩	心神不宁，心悸失眠，惊痫癫狂；肝阳眩晕；滑脱诸证；湿疮痒疹，疮疡久溃不敛
琥珀	甘，平	镇惊安神，活血散瘀，利尿通淋	心神不宁，心悸失眠，惊风，癫痫；痛经经闭，心腹刺痛，癥瘕积聚；淋证，癃闭

表 10 - 28 养心安神药

药名	性味	功效	临床应用
酸枣仁	甘、酸，平	养心益肝，安神，敛汗	心悸失眠；自汗，盗汗
柏子仁	甘，平	养心安神，润肠通便	心悸失眠；肠燥便秘
远志	苦、辛，温	安神益智，祛痰开窍，消散痈肿	失眠多梦，心悸怔忡，健忘；癫痫惊狂；咳嗽痰多；痈疽疮毒，乳房肿痛，喉痹
合欢皮	甘，平	解郁安神，活血消肿	心神不宁，忿怒忧郁，烦躁失眠；跌打骨折，血瘀肿痛；肺痈，疮痈肿毒
灵芝	甘，平	补气安神，止咳平喘	心神不宁，失眠，惊悸；咳喘痰多；虚劳

（二）安神药的用法与护理

1. 煎服方法 矿石介壳类药物质重，应打碎先煎、久煎。如研粉服用，易伤胃气，不宜多服、久服。脾胃虚弱者，更须慎用。朱砂有毒，琥珀入煎易于结块，远志能引起恶心呕吐，所以应注意用量用法。安神药宜午后或晚上临睡前服用，以达安神催眠之效。

2. 饮食调护 饮食有节，以清淡可口为原则，忌烟酒、辛辣厚味之品。晚餐不宜过饱。

3. 施护观察 注意了解其失眠的特点及伴随症状，观察其睡眠情况、用药情况及反应等。

4. 用药注意 部分药物有毒当慎用。

十五、补益药

（一）常用补益药表解

表 10 - 29　补气药

药名	性味	功效	临床应用
人参	甘、微苦，平	大补元气，补脾益肺，生津，安神益智	元气虚脱；肺脾心肾气虚；热病气虚，津伤口渴及消渴
西洋参	甘、微苦，凉	补气养阴，清热生津	气阴两伤；肺气虚及肺阴虚；热病气虚，津伤口渴及消渴
黄芪	甘，微温	健脾补中，升阳举陷，益卫固表，利尿，托毒生肌	脾气虚；气虚自汗；气血亏虚，疮疡难溃难腐，或溃久难敛
白术	甘，苦温	健脾益气，燥湿利尿，止汗，安胎	脾气虚；气虚自汗；脾虚胎动不安
党参	甘，平	补脾肺气，补血，生津	脾肺气虚；气血两虚；气津两伤
大枣	甘，温	补中益气，养血安神，缓和药性	脾虚；脏躁及失眠
山药	甘，平	补脾养胃，生津益肺，补肾涩精	脾虚；肺虚；肾虚；消渴气阴两虚
甘草	甘，平	补脾益气，祛痰止咳，缓急止痛，清热解毒，调和诸药	心气不足，脉结代、心动悸；脾气虚；咳喘；脘腹、四肢挛急疼痛；热毒疮疡、咽喉肿痛及药物、食物中毒；调和药性
蜂蜜	甘，平	补中，润燥，止痛，解毒	脾气虚弱及中虚脘腹挛急疼痛；肺虚久咳及燥咳；便秘；解乌头类药毒
刺五加	甘、微苦，温	益气健脾，补肾安神	脾肺气虚；肾虚腰膝酸痛；心脾不足，失眠、健忘

表 10 – 30 补阳药

药名	性味	功效	临床应用
鹿茸	甘、咸，温	补肾阳，益精血，强筋骨，调冲任，托疮毒	肾阳虚衰，精血不足：肾虚骨弱，腰膝无力或小儿五迟；冲任虚寒，崩漏带下；疮疡久溃不敛，阴疽疮肿内陷不起
巴戟天	辛、甘，微温	补肾助阳，祛风除湿	肾阳虚阳痿、宫冷不孕、小便频数；风湿腰膝疼痛及肾虚腰膝酸软无力
杜仲	甘，温	补肝肾，强筋骨，安胎	肾虚腰痛及各种腰痛；胎动不安或习惯性流产
补骨脂	苦、辛，温	补肾壮阳，固精缩尿，温脾止泻，纳气平喘	肾虚阳痿、腰膝冷痛；肾虚遗精、遗尿、尿频；脾肾阳虚五更泄泻；肾不纳气，虚寒喘咳
紫河车	甘、咸，温	补肾益精，养血益气	肾阳不足，精血衰少；气血不足；肺肾两虚之咳喘
菟丝子	辛、甘，平	补肾益精，养肝明目，止泻，安胎	肾虚腰痛、阳痿遗精、尿频及宫冷不孕；肝肾不足，目暗不明；脾肾阳虚，便溏泄泻；肾虚胎动不安
冬虫夏草	甘，温	补肾益肺，止血化痰	阳痿遗精、腰膝酸痛；久咳虚喘、劳嗽痰血
淫羊藿	辛、甘，温	补肾壮阳，祛风除湿	肾阳虚衰，阳痿尿频，腰膝无力；风寒湿痹，肢体麻木
续断	苦、辛，微温	补益肝肾，强筋健骨，止血安胎，疗伤续折	阳痿不举，遗精遗尿；腰膝酸痛，寒湿痹痛；崩漏下血，胎动不安；跌打损伤，筋伤骨折
锁阳	甘，温	补肾助阳，润肠通便	肾阳亏虚，精血不足；血虚津亏，肠燥便秘
肉苁蓉	甘、咸，温	补肾助阳，润肠通便	肾阳亏虚，精血不足；肠燥津枯便秘

表 10 – 31 补血药

药名	性味	功效	临床应用
当归	甘、辛，温	补血调经，活血止痛，润肠通便	血虚诸证；血虚血瘀之月经不调、经闭、痛经；虚寒性腹痛，跌打损伤，痈疽疮疡，风寒痹痛；血虚肠燥便秘
熟地黄	甘，微温	补血养阴，填精益髓	血虚诸证；肝肾阴虚
何首乌	苦、甘、涩，微温	制用：补益精血，生用：解毒，截疟，润肠通便	精血亏虚，头晕眼花，须发早白，腰膝酸软，遗精，崩带；久疟，痈疽，瘰疬，肠燥便秘等
阿胶	甘，平	补血，滋阴，润肺，止血	血虚；出血；肺阴虚燥咳；热病伤阴之心烦失眠及阴虚风动，手足瘛疭等
白芍	苦、酸，微寒	养血敛阴，柔肝止痛，平抑肝阳	肝血亏虚及血虚月经不调；肝脾不和之胸胁脘腹疼痛或四肢挛急疼痛；肝阳上亢之头痛眩晕
龙眼肉	甘，温	补益心脾，养血安神	心脾两虚及脾虚气弱，便血崩漏

表 10 – 32　滋阴药

药名	性味	功效	临床应用
沙参	甘、苦，寒	养阴清肺，益胃生津	肺阴虚；胃阴虚
麦门冬	甘、微苦，微寒	养阴生津，润肺清心	胃阴虚；肺阴虚；心阴虚
天门冬	甘、苦，寒	养阴润燥，清肺生津	肺阴虚；肾阴虚；热病伤津之食欲不振、口渴及肠燥便秘
百合	甘，微寒	养阴润肺，清心安神	肺阴虚；阴虚有热之失眠心悸及百合病心肺阴虚内热
石斛	甘，微寒	益胃生津，滋阴清热	胃阴虚及热病伤津；肾阴虚
玉竹	甘，微寒	养阴润燥，生津止渴	肺阴虚；胃阴虚
黄精	甘，平	补气养阴，健脾，润肺，益肾	阴虚肺燥之干咳少痰及肺肾阴虚之劳咳久咳；脾虚阴伤；肾精亏虚
枸杞子	甘，平	滋补肝肾，益精明目	肝肾阴虚及早衰诸证
女贞子	甘、苦，凉	补肝肾阴，乌须明目	肝肾阴虚
旱莲草	甘、酸，寒	滋补肝肾，凉血止血	肝肾阴虚；阴虚血热的失血证
黑芝麻	甘，平	补益肝肾，润肠通便	肾精肝血亏虚之早衰诸证；肠燥便秘
龟板	甘，寒	滋阴潜阳，益肾健骨，养血补心	肝肾阴虚所致的阴虚阳亢、阴虚内热、阴虚风动证；肾虚筋骨痿弱；阴血亏虚之惊悸、失眠、健忘
鳖甲	甘、咸，寒	滋阴潜阳，退热除蒸，软坚散结	肝肾阴虚；癥瘕积聚

（二）补益药的用法与护理

1. 煎服方法　补益药大多质重味厚，宜多加水浸透、煎透，一般煮沸后文火煎煮20～30分钟，趁热过滤，取汁频服。阿胶、鹿角胶宜烊化；人参另煎。本类药宜饭前或空腹服用。

2. 饮食调护　要注意"三分治疗，七分营养"和"药补不如食补"的原则，在辨证的基础上，以平补膳食缓缓调理为要，忌辛辣、油腻、生冷及不易消化之品。

3. 起居调护　注意生活规律，起居有节，勿过劳，保持充足的睡眠和休息，节制房事。

4. 用药注意　以渐进为主，不可大量摄补，以防壅滞之弊。

十六、收涩药

（一）常用收涩药表解

表 10 – 33　止汗药

药名	性味	功效	临床应用
麻黄根	甘、涩，平	固表止汗	自汗，盗汗
浮小麦	甘，凉	固表止汗，益气，除热	自汗，盗汗；骨蒸潮热
糯稻根须	甘，平	止虚汗，退虚热	自汗，盗汗；虚热不退，骨蒸潮热

表 10 – 34 敛肺涩肠药

药名	性味	功效	临床应用
五味子	酸、甘，温	收敛固涩，益气生津，补肾宁心	久咳虚喘；自汗，盗汗；遗精，滑精；久泻不止；津伤口渴，消渴；心悸，失眠，多梦
乌梅	酸、涩，平	敛肺止咳，涩肠止泻，安蛔止痛，生津止渴	肺虚久咳；久泻，久痢；蛔厥腹痛，呕吐；虚热消渴
五倍子	酸、涩，寒	敛肺降火，止咳止汗，涩肠止泻，固精止遗，收敛止血，收湿敛疮	咳嗽，咯血；自汗，盗汗；久泻，久痢；遗精，滑精；崩漏，便血痔血；湿疮，肿毒
诃子	苦、酸、涩，平	涩肠止泻，敛肺止咳，利咽开音	久泻，久痢；久咳，失音
石榴皮	酸、涩，温	涩肠止泻，杀虫，收敛止血	久泻，久痢；虫积腹痛；崩漏，便血
肉豆蔻	辛，温	涩肠止泻，温中行气	虚泻，冷痢；胃寒胀痛，食少呕吐
赤石脂	甘、涩，温	涩肠止泻，收敛止血，敛疮生肌	久泻，久痢；崩漏，便血；疮疡久溃

表 10 – 35 固精缩尿止带药

药名	性味	功效	临床应用
山茱萸	酸、涩，微温	补益肝肾，收敛固涩	腰膝酸软，头晕耳鸣，阳痿；遗精滑精，遗尿尿频；崩漏，月经过多；大汗不止，体虚欲脱
覆盆子	酸、甘，微温	固精缩尿，益肝肾明目	遗精滑精，遗尿尿频；肝肾不足，目暗不明
桑螵蛸	甘、咸，平	固精缩尿，补肾助阳	遗精滑精，遗尿尿频，白浊；阳痿
金樱子	酸、涩，平	固精缩尿止带，涩肠止泻	遗精滑精，遗尿尿频，带下；久泻，久痢
莲子	甘、涩，平	固精止带，补脾止泻，益肾养心	遗精，滑精；带下；脾虚泄泻；心悸，失眠
芡实	甘、涩，平	益肾固精，健脾止泻，除湿止带	遗精，滑精；脾虚久泻；带下
海螵蛸	咸、涩，微温	固精止带，收敛止血，制酸止痛，收湿敛疮	遗精，带下；崩漏，吐血，便血及外伤出血；胃痛吐酸；湿疮，湿疹，溃疡不敛

（二）收涩药的用法与护理

1. 饮食调护 宜食富于营养、易消化之品，忌食生冷、寒凉之品。

2. 用药注意 收涩药性涩敛邪，忌用于表邪未解、咳嗽初起、湿热所致之泻痢带下、血热出血以及郁热未清者。

第三节 方剂的基本知识

一、方剂的组成

方剂是在辨证立法的基础上选择合适的药物组合而成的。药物的功用各有所长，也各有所偏，通过合理的配伍，增强或改变其原有的功用，调其偏性，制其毒性，消除或减缓其对人体的不利因素，使各具特性的药物发挥综合作用。

（一）方剂的组成原则

1. 君药 即针对主病或主证起主要治疗作用的药物。其药力居方中之首，用量较作为臣、佐药应用时要大。在一个方剂中，君药是首要的，是不可缺少的药物。

2. 臣药 一是辅助君药加强治疗主病或主证的药物；二是针对兼病或兼证起治疗作用的药物。其药力小于君药。

3. 佐药 一是佐助药，即协助君、臣药以加强治疗作用，或直接治疗次要的兼证；二是佐制药，即用以消除或减缓君、臣药的毒性与烈性；三是反佐药，即根据病情需要，用与君药性味相反而又能在治疗中起相成作用的药物。其药力小于臣药，一般用量较轻。

4. 使药 一是引经药，即能引方中药以达病所的药物；二是调和药，即具有调和诸药作用的药物。其药力较小，用量亦轻。

（二）方剂的组成变化

1. 药味加减变化 分两种情况，一种是佐使药的加减变化。佐使药于方中药力较小，不至于使方剂功用发生本质变化，所以这种加减变化是在主治病证不变的情况下对某些药物适当的加减，以治疗病变过程中的次要症状。另一种是臣药的加减。这种加减改变了方剂的配伍关系，会使方剂的功效发生大的变化。

2. 药量加减变化 药量是标识药力的，方剂的药物组成虽然相同，但因其剂量配伍不同，其配伍关系也会因剂量发生变化而变化，功用、主治也因之而变。

3. 剂型更换变化 同一方剂，尽管用药、用量完全相同，但剂型不同，其功用也不尽相同。但这种差异只是药力大小与峻缓的区别，在主治病情上有轻重缓急之分而已。

二、剂型

方剂组成以后，还要根据病情与药物特点制成一定的形态，称为剂型。

1. 汤剂 指将药物饮片加水或酒浸泡后，再煎煮一定时间，去渣取汁制成的汤液。主要供内服；外用的多作洗浴、熏蒸及含漱。其特点是吸收快，能迅速发挥药效，且能根据具体病情的变化而随证加减，适用于病证较重或病情不稳定的患者。

2. 散剂 指将药物粉碎，混合均匀而制成粉末状制剂。分内服与外用两类。内服散剂一般是研制成细粉，以温开水送服，量小者亦可直接吞服；亦有制成粗末，以水煎取汁服的，称为煮散。散剂的特点是制作简便、吸收较快、节省药材、便于服用与携带。外用散剂一般作为外敷，掺撒疮面或患病部位。亦可用于点眼、吹喉等。外用时应研成极细粉末，以防刺激疮面。

3. 丸剂 指将药物研制成细粉或取药材提取物，加适宜的黏合剂制成球形的固体剂型。丸剂与汤剂相比，吸收较慢、药效持久、节省药材、便于携带与服用。适用于慢性、虚弱性疾病，如六味地黄丸等。但也有一些丸剂药性比较峻急，多含芳香类药物与毒性药物，不易作汤剂煎服，如安宫牛黄丸、舟车丸等。常用的丸剂有蜜丸、水丸、浓缩丸等。

4. 膏剂　指将药物用水或植物油煎熬去渣而制成的剂型。有内服和外用两种，内服膏剂有流浸膏、浸膏、煎膏三种；外用膏剂分软膏、硬膏两种。

5. 酒剂　又称药酒，指将药物用白酒或黄酒浸泡，或加温隔水炖煮，去渣取液供内服或外用。酒有活血通络、易于发散和助长药效的特性，故适宜于祛风通络和补益剂中使用，如风湿药酒、参茸药酒、五加皮酒等。外用酒剂尚可祛风活血、止痛消肿。

6. 丹剂　内服丹剂无固定剂型，每以药品贵重或药效显著而名之曰丹，如至宝丹、活络丹等。外用丹剂亦称丹药，是以某些矿物类药经高温烧炼制成的不同结晶形状的制品。常研粉涂撒疮面，治疗疮疡痈疽，亦可制成药条、药线和外用膏剂应用。

7. 条剂　亦称药捻，即将药物细粉用桑皮纸黏药后搓捻成细条，或将桑皮纸捻成细条再黏着药粉而成。用时插入疮口或瘘管内，能化腐拔毒、生肌收口，如红升丹药条等。

9. 线剂　亦称药线，即将丝线或棉线置药液中浸煮，经干燥制成的外用制剂。用于治疗瘘管、痔疮或赘生物，通过所含药物的轻度腐蚀作用和药线的紧扎作用，使其引流通畅或萎缩、脱落。

13. 栓剂　古称坐药或塞药，即将药物细粉与基质混合制成的一定形态的固体制剂。置于腔道并在其间融化或溶解而释放药物，有杀虫止痒、滑润、收敛等作用。

14. 冲剂（颗粒剂）　即将药材提取物加适量赋形剂或部分药物细粉制成的干燥颗粒或块状制剂，用时以开水冲服。冲剂具有作用迅速、味道可口、体积较小、服用方便等特点，深受患者欢迎。常用的有感冒退热冲剂、银翘解毒颗粒等。

15. 片剂　即将药物细粉或药材提取物与辅料混合压制而成的片状制剂。片剂用量准确、体积小。味很苦或具恶臭的药物压片后再包糖衣，使之易于服用。如需在肠道吸收的药物，则又可包肠溶衣，使之在肠道中崩解。

16. 糖浆剂　即将药物煎煮去渣取汁浓缩后，加入适量蔗糖溶解制成的浓蔗糖水溶液。糖浆剂具有味甜量小、服用方便、吸收较快等特点，尤其适用于儿童服用，如止咳糖浆等。

17. 口服液　即将药物用水或其他溶剂提取，经精制而成的内服液体制剂。该制剂集汤剂、糖浆剂、注射剂的制剂特色，具有剂量较小、吸收较快、服用方便、口感适宜的优点。如双黄连口服液、人参蜂王浆口服液等。

18. 注射剂　亦称针剂，即将药物经过提取、精制、配制等步骤而制成的灭菌溶液、无菌混悬液或供配制成液体的无菌粉末，为供皮下、肌肉、静脉注射的一种制剂。具有剂量准确、药效迅速、适于急救、不受消化系统影响的特点，对于神志昏迷，难于口服用药的病人尤为适宜，如生脉注射液、四逆注射液等。

此外，尚有茶剂、露剂、锭剂、搽剂、胶囊剂、灸剂、熨剂、灌肠剂、气雾剂等。

三、常用方剂表解

表 10 - 36　解表剂

方剂名称	药物组成	功效	临床应用
麻黄汤	麻黄　桂枝　杏仁　炙甘草	发汗解表，宣肺平喘	外感风寒表实证
桂枝汤	桂枝　芍药　生姜　大枣　炙甘草	解肌发表，调和营卫	外感风寒表虚证
小青龙汤	麻黄　芍药　细辛　干姜　桂枝　半夏　五味子　炙甘草	解表散寒，温肺化饮	外寒里饮证
银翘散	金银花　连翘　桔梗　薄荷　竹叶　芦根　牛蒡子　荆芥穗　淡豆豉　生甘草	辛凉透表，清热解毒	温病初起
桑菊饮	桑叶　菊花　杏仁　连翘　薄荷　桔梗　甘草　芦根	疏风清热，宣肺止咳	风温初起，表热轻证
麻杏石甘汤	麻黄　生石膏　杏仁　炙甘草	辛凉疏肺，清热平喘	外感风邪，邪热壅肺证
败毒散	羌活　独活　柴胡　川芎　前胡　茯苓　枳壳　桔梗　人参　甘草	散寒祛湿，益气解表	气虚，外感风寒湿邪表证

表 10 - 37　清热剂

方剂名称	药物组成	功效	临床应用
白虎汤	生石膏　知母　粳米　炙甘草	清热生津	气分热盛证
清营汤	水牛角　生地　玄参　麦冬　竹叶心　黄连　银花　连翘　丹参	清营解毒，透热养阴	热入营分
犀角地黄汤	水牛角　生地　芍药　牡丹皮	清热解毒，凉血散瘀	热入血分
黄连解毒汤	黄连　黄芩　黄柏　栀子　黄芩	泻火解毒	三焦火毒
普济消毒饮	黄连　玄参　桔梗　连翘　马勃　板蓝根　牛蒡子　薄荷　僵蚕　陈皮　升麻　柴胡　生甘草	清热解毒，疏风散邪	大头瘟
导赤散	生地　木通　生甘草梢　竹叶	清心利水养阴	心经火热，心热移于小肠
龙胆泻肝汤	龙胆草　黄芩　栀子　泽泻　木通　车前子　当归　生地　柴胡　甘草	清泻肝胆实火，清利肝经湿热	肝胆实火上炎，肝胆湿热下注
泻白散	地骨皮　桑白皮　粳米　炙甘草	清泻肺热，止咳平喘	肺热喘咳
玉女煎	生石膏　熟地　麦冬　知母　牛膝	清胃热，滋肾阴	胃热阴虚
芍药汤	黄连　黄芩　大黄　槟榔　木香　当归　芍药　官桂　甘草	清热燥湿，调气和血	湿热痢疾
青蒿鳖甲汤	青蒿　鳖甲　生地　知母　丹皮	养阴透热	温病后期，邪伏阴分证

表 10 – 38　和解剂

方剂名称	药物组成	功效	临床应用
小柴胡汤	柴胡　黄芩　半夏　生姜　人参　大枣　炙甘草	和解少阳	伤寒少阳证，热入血室
四逆散	柴胡　芍药　枳实　炙甘草	透邪解郁，疏肝理脾	肝脾气郁，阳郁厥逆
逍遥散	柴胡　白芍　当归　茯苓　白术　甘草　煨姜　薄荷	疏肝解郁，养血健脾	肝郁血虚脾弱证
痛泻要方	炒白术　炒芍药　炒陈皮　防风	补脾柔肝，祛湿止泻	脾虚肝旺之痛泻
半夏泻心汤	半夏　黄芩　干姜　人参　黄连　大枣　炙甘草	寒热平调，消痞散结	寒热错杂之痞证

表 10 – 39　泻下剂

方剂名称	药物组成	功效	临床应用
大承气汤	大黄　芒硝　枳实　厚朴	峻下热结	阳明腑实，热结旁流，里热实证之热厥、痉病或发狂等
麻子仁丸	麻子仁　芍药　枳实　大黄　厚朴　杏仁	润肠泄热，行气通便	胃肠燥热，脾约便秘证
济川煎	当归　牛膝　肉苁蓉　泽泻　升麻　枳壳	温肾益精，润肠通便	肾虚精亏便秘证
十枣汤	芫花　甘遂　大戟　大枣	攻逐水饮	悬饮，水肿
增液承气汤	玄参　麦冬　生地　大黄　芒硝	滋阴增液，泻热通便	阳明温病，热结阴亏

表 10 – 40　温里剂

方剂名称	药物组成	功效	临床应用
理中丸	干姜　人参　白术　炙甘草	温中祛寒，补气健脾	脾胃虚寒
小建中汤	饴糖　桂枝　芍药　大枣　生姜　炙甘草	温中补虚，和里缓急	中焦虚寒，肝脾不和
四逆汤	附子　干姜　炙甘草	回阳救逆	心肾阳衰寒厥证
当归四逆汤	当归　桂枝　芍药　细辛　大枣　通草　炙甘草	温经散寒，养血通脉	血虚寒厥

表 10 – 41　补益剂

方剂名称	药物组成	功效	临床应用
四君子汤	人参　白术　茯苓　炙甘草	补气健脾	脾胃气虚
参苓白术散	人参　莲子肉　薏苡仁　砂仁　桔梗　白扁豆　白茯苓　甘草　白术　山药	益气健脾，渗湿止泻	脾虚湿盛
补中益气汤	黄芪　炙甘草　人参　当归　橘皮　升麻　柴胡　白术	补中益气，升阳举陷	脾虚气陷，气虚发热
玉屏风散	黄芪　白术　防风	益气固表止汗	表虚自汗
生脉散	人参　麦冬　五味子	益气养阴，敛阴止汗	温热、暑热，耗气伤阴；久咳伤肺，气阴两虚
完带汤	白术　人参　山药　白芍　苍术　陈皮　柴胡　车前子　甘草　黑芥穗	补脾疏肝，化湿止带	脾虚肝郁，湿浊带下
四物汤	熟地　当归　白芍　川芎	补血调血	营血虚滞
归脾汤	白术　茯神　人参　黄芪　当归　酸枣仁　龙眼肉　远志　木香　炙甘草	益气补血，健脾养心	心脾气血两虚，脾不统血
八珍汤	人参　白术　白茯苓　当归　白芍　熟地　川芎　炙甘草	益气补血	气血两虚
炙甘草汤	炙甘草　生姜　桂枝　人参　生地黄　阿胶　麦冬　麻仁　大枣	益气滋阴，通阳复脉	阴血阳气虚弱，心脉失养；虚劳肺痿
六味地黄丸	熟地　山萸肉　山药　泽泻　牡丹皮　茯苓	滋补肝肾	肝肾阴虚
肾气丸	干地黄　山药　山茱萸　泽泻　茯苓　牡丹皮　桂枝　附子	补肾助阳	肾阳不足

表 10 – 42　固涩剂

方剂名称	药物组成	功效	临床应用
牡蛎散	煅牡蛎　黄芪　小麦　麻黄根	敛阴止汗，益气固表	体虚自汗，盗汗
四神丸	补骨脂　肉豆蔻　五味子　吴茱萸	温肾暖脾，固肠止泻	脾肾阳虚之肾泄
固冲汤	白术　龙骨　山萸肉　海螵蛸　棕榈炭　黄芪　牡蛎　白芍　茜草　五倍子	固冲摄血，益气健脾	脾肾亏虚，冲脉不固

表 10 – 43　安神剂

方剂名称	药物组成	功效	临床应用
朱砂安神丸	朱砂　黄连　生地　当归　炙甘草	镇心安神，清热养血	心火亢盛，阴血不足
天王补心丹	酸枣仁　柏子仁　当归　天冬　麦冬　生地　人参　丹参　玄参　白茯苓　朱砂　五味子　远志　桔梗	滋阴清热，养血安神	阴虚血少，神志不安
酸枣仁汤	酸枣仁　茯苓　知母　川芎　甘草	养血安神，清热除烦	肝血不足，虚热内扰

表 10 - 44 开窍剂

方剂名称	功效	临床应用
安宫牛黄丸	清热解毒，开窍醒神	邪热内陷心包
至宝丹	化浊开窍，清热解毒	痰热内闭心包
紫雪丹	清热开窍，息风止痉	温热病，热闭心包及热盛动风
苏合香丸	芳香开窍，行气止痛	寒闭

表 10 - 45 理气剂

方剂名称	药物组成					功效	临床应用
越鞠丸	苍术	香附	川芎	神曲	栀子	行气解郁	六郁
柴胡疏肝散	柴胡 陈皮	芍药 甘草	川芎	香附	枳壳	疏肝行气，活血止痛	肝气郁滞
半夏厚朴汤	半夏	厚朴	茯苓	生姜	苏叶	行气散结，降逆化痰	痰气郁结于咽喉之梅核气
苏子降气汤	苏子 当归	半夏 肉桂	前胡 生姜	厚朴 大枣	陈皮 炙甘草	降气平喘，祛痰止咳	上实下虚喘咳证
金铃子散	川楝子	延胡索				疏肝泄热，活血止痛	肝郁化火
旋覆代赭汤	旋覆花 半夏	人参 生姜	代赭石 大枣	炙甘草		降逆化痰，益气和胃	胃虚痰阻气逆证

表 10 - 46 理血剂

方剂名称	药物组成					功效	临床应用
血府逐瘀汤	桃仁 红花 赤芍 川芎 牛膝 当归 生地 柴胡 枳壳 桔梗 甘草					活血化瘀，行气止痛	胸中血瘀证
补阳还五汤	生黄芪 当归尾 赤芍 地龙 川芎 桃仁 红花					补气，活血，通络	中风之气虚血瘀证
温经汤	吴茱萸 川芎 当归 白芍 丹皮 桂枝 生姜 半夏 人参 阿胶 麦冬 甘草					温经散寒，养血祛瘀	冲任虚寒，瘀血阻滞
生化汤	当归	桃仁	川芎	炮姜	炙甘草	养血祛瘀，温经止痛	产后恶露不行，少腹疼痛
丹参饮	丹参	檀香	砂仁			活血祛瘀，行气止痛	血瘀气滞之心胃诸痛
咳血方	青黛	瓜蒌仁	海浮石	栀子	诃子	清肝宁肺，凉血止血	肝火犯肺之咳血

表 10 - 47　治风剂

方剂名称	药物组成	功效	临床应用
川芎茶调散	川芎　羌活　细辛　白芷　荆芥　防风 薄荷　炙甘草　清茶	疏风止痛	外感风邪头痛
消风散	当归　知母　苍术　甘草　生地 防风　蝉蜕　苦参　胡麻仁　荆芥 生石膏　牛蒡子　木通	疏风除湿，清热养血	风疹，湿疹
镇肝熄风汤	怀牛膝　代赭石　龙骨　牡蛎　玄参 天冬　龟板　白芍　茵陈　川楝子 生麦芽　甘草	镇肝息风，滋阴潜阳	肝肾阴虚，肝阳化风之类中风
天麻钩藤饮	天麻　钩藤　石决明　杜仲　牛膝 桑寄生　栀子　黄芩　益母草　茯神 夜交藤	平肝息风,清热活血,补益肝肾	肝阳偏亢，肝风上扰
大定风珠	鸡子黄　阿胶　生白芍　干地黄 麦冬　麻仁　生龙骨　生龟板 生牡蛎　五味子　炙甘草	滋阴息风	阴虚风动

表 10 - 48　治燥剂

方剂名称	药物组成	功效	临床应用
杏苏散	苏叶　杏仁　半夏　茯苓　前胡　桔梗 枳壳　甘草　大枣　橘皮　生姜	轻宣凉燥，理肺化痰	外感凉燥
桑杏汤	桑叶　杏仁　沙参　象贝　栀皮　梨皮 香豉	清宣温燥，润肺止咳	外感温燥
麦门冬汤	麦冬　人参　粳米　半夏　大枣 炙甘草	清养肺胃，降逆下气	虚热肺痿，胃阴不足
益胃汤	沙参　麦冬　冰糖　生地　玉竹	养阴益胃	胃阴不足
养阴清肺汤	生地　玄参　薄荷　麦冬　甘草 贝母　丹皮　炒白芍	养阴清肺，解毒利咽	白喉之阴虚燥热证
百合固金汤	百合　熟地　生地　白芍　桔梗　贝母 当归　甘草　玄参　麦冬	滋养肺肾，止咳化痰	肺肾阴亏，虚火上炎

表 10－49 祛湿剂

方剂名称	药物组成	功效	临床应用
藿香正气散	白术 茯苓 厚朴 大腹皮 陈皮 半夏曲 甘草 藿香 苏叶 白芷 桔梗 生姜 大枣	解表化湿，理气和中	外感风寒，内伤湿滞
平胃散	苍术 厚朴 陈皮 炙甘草 生姜 大枣	燥湿健脾，行气和胃	湿滞脾胃
三仁汤	杏仁 白蔻仁 薏苡仁 滑石 通草 竹叶 半夏 厚朴	宣畅气机，清利湿热	湿温初起及暑温夹湿之湿重于热证
五苓散	泽泻 茯苓 猪苓 白术 桂枝	利水渗湿，温阳化气	膀胱气化不利之蓄水证
茵陈蒿汤	茵陈蒿 栀子 大黄	清热，利湿，退黄	湿热黄疸
八正散	车前子 瞿麦 萹蓄 滑石 木通 栀子 大黄 炙甘草	清热泻火，利水通淋	湿热淋证
苓桂术甘汤	茯苓 桂枝 白术 炙甘草	温阳化饮，健脾利湿	中阳不足之痰饮
真武汤	附子 茯苓 生姜 白术 芍药	温阳利水	阳虚水泛

表 10－50 祛痰剂

方剂名称	药物组成	功效	临床应用
二陈汤	半夏 白茯苓 橘红 炙甘草	燥湿化痰，理气和中	湿痰
清气化痰丸	瓜蒌仁 杏仁 陈皮 枳实 黄芩 茯苓 胆南星 制半夏 生姜汁	清热化痰，理气止咳	痰热咳嗽
半夏白术天麻汤	半夏 白术 天麻 茯苓 橘红 甘草 生姜 大枣	化痰息风，健脾祛湿	风痰上扰之眩晕头痛

【附】

一、常用中成药

表 10－51 常用中成药简表

方剂名称	功效	主治
感冒清热颗粒	疏散风寒，解表清热	风寒感冒，头痛发热，咳嗽咽干
正柴胡饮颗粒	发散风寒，解热止痛	风寒初起
荆防颗粒	发汗解表，散风祛湿	风寒感冒，咳嗽白痰
九味羌活丸	疏风解表，散寒除湿	外感风寒夹湿
银翘解毒丸（片）	疏风解表，清热解毒	风热感冒
感冒退热颗粒	清热解毒，疏风解表	外感风热，热毒壅盛
羚羊感冒片	清热解表	流行性感冒
桑菊感冒片	疏风清热，宣肺止咳	风热感冒初起
防风通圣丸	解表通里，清热解毒	外寒内热，表里俱实
葛根芩连丸	解肌，清热，止泻，止痢	湿热蕴结所致的泄泻
藿香正气水	解表化湿，理气和中	外感风寒，内伤湿滞
暑热感冒颗粒	祛暑解表，清热，生津	感冒属暑热证
清暑解毒颗粒	清暑解毒，生津止渴	夏季暑热；防治痱、疖
清暑益气丸	祛暑利湿，补气生津	暑湿外感兼气虚

（解表剂）

	方剂名称	功效	主治
清热剂	牛黄解毒片	清热解毒	火热内盛
	黄连上清丸	散风清热，泻火止痛	风热上攻，肺胃热盛
	清胃黄连片	清胃泻火，解毒消肿	肺胃火盛
	双黄连口服液	疏风解表，清热解毒	外感风热感冒
	板蓝根颗粒	清热解毒，凉血利咽	肺胃热盛所致扁桃体炎、腮腺炎等
	银黄片	清热疏风，利咽解毒	外感风热，肺胃热盛
	抗病毒颗粒	清热解毒	病毒性感冒
	茵栀黄口服液	清热解毒，利湿退黄	肝胆湿热所致的黄疸
	利胆片	清热止痛	胆道疾病，脘腹疼痛
	茵陈五苓丸	清湿热，利小便	肝胆湿热，脾肺郁结，湿热黄疸
	复方黄连素片	清热燥湿，行气止痛，止痢止泻	大肠湿热，赤白下痢，里急后重或暴注下泻，肛门灼热
泻下剂	复方芦荟胶囊	调肝益肾，清热润肠，宁心安神	心肝火盛，大便秘结
	当归龙荟丸	泻火通便	肝胆火旺
	清宁丸	清热泻火，消肿通便	火毒内蕴，咽喉肿痛，口舌生疮
	一清胶囊	清热泻火解毒，化瘀凉血止血	火毒血热
	麻仁滋脾丸	润肠通便	年老久病虚弱，阴虚津亏
	通便灵胶囊	润肠通便	阴虚便秘
祛湿剂	排石颗粒	清热利水，通淋排石	下焦湿热之石淋
	草薢分清丸	分清化浊，温肾利湿	肾气不化，清浊不分
	石淋通片	清热利尿，通淋排石	湿热下注
温里剂	附子理中丸	温中健脾	脾胃虚寒
	香砂养胃丸	温中和胃	胃阳不足，湿阻气滞
	良附丸	温胃理气	寒凝气滞
	温胃舒胶囊	温胃养胃，行气止痛，助阳暖中	脾胃虚寒
	小建中颗粒	温中补虚，缓急止痛	脾胃虚寒
理气剂	气滞胃痛颗粒	疏肝理气，和胃止痛	肝郁气滞之胃痛
	越鞠丸	理气解郁，宽中除满	气滞型胃脘痛
	木香顺气丸	行气化湿，健脾和胃	肝气犯胃，胃痛走窜
	元胡止痛片	理气，活血，止痛	气滞血瘀
	三九胃泰颗粒	清热燥湿，行气活血，柔肝止痛	湿热内蕴、气滞血瘀所致的胃痛
消导剂	保和丸	消食，导滞，和胃	食积停滞
	枳实导滞丸	消积导滞，清利湿热	饮食积滞，湿热内阻
	香砂枳术丸	健脾开胃，行气消痞	脾虚气滞
	健脾丸	健脾开胃	脾胃不和
	山楂丸	健脾消积	脾弱食积
	健胃消食片	健胃消食	脾胃虚弱

	方剂名称	功效	主治
理血剂	复方丹参片	活血化瘀，理气止痛	气滞血瘀之胸痹
	血府逐瘀丸	活血祛瘀，行气止痛	气滞血瘀之胸痹
	麝香保心丸	芳香温通，益气强心	气滞血瘀、脉络闭塞之胸痹
	冠心苏合丸	理气，宽胸，止痛	寒凝气滞、心脉不通之胸痹
	速效救心丸	行气活血，祛瘀止痛	气滞血瘀、心脉闭阻之胸痹
	地奥心血康胶囊	活血化瘀，行气止痛	瘀血内阻之胸痹、心悸
	通心络胶囊	益气活血，通络止痛	心气虚乏、血瘀阻络之胸痹、中风
	槐角丸	清肠疏风，凉血止血	血热之肠风便血、痔疮肿痛
	三七胶囊	散瘀止血，消肿止痛	外伤出血，跌仆肿痛
祛痰剂	通宣理肺丸	解表散寒，宣肺止咳	风寒束肺，肺气不宣
	半夏露糖浆	止咳化痰	支气管炎
	杏仁止咳糖浆	止咳化痰	痰浊阻肺
	蛇胆川贝枇杷膏	清肺止咳，祛痰定喘	燥邪犯肺引起的咳嗽咳痰、胸闷气喘
	橘红片（丸）	清肺，化痰，止咳	痰热咳嗽
	养阴清肺丸	养阴润燥，清肺利咽	阴虚肺燥
	蛤蚧定喘丸	滋阴清肺，止咳平喘	肺肾两虚，阴虚肺热
	桂龙咳喘宁胶囊	止咳化痰，降气平喘	外感风寒，痰湿阻肺
	苏子降气丸	降气化痰	咳嗽痰多，痰不易出，胸闷
治风剂	川芎茶调散	疏风止痛	外感风邪头痛
	正天丸	疏风活血，通络止痛	外感风邪、瘀血阻络而致的头痛
	通天口服液	活血化瘀，祛风止痛	瘀血阻滞，风邪上扰
	大活络丸	祛风止痛，祛湿豁痰，舒筋活络	缺血性中风，风湿痹证
	天麻钩藤颗粒	平肝息风，清热安神	肝阳上亢头痛
	牛黄降压片	清心化痰，平肝安神	心肝火旺，痰热壅盛
	脑立清丸	平肝潜阳，醒脑安神	肝阳上亢之头痛
	全天麻胶囊	平肝，息风，止痉	肝风上扰之头晕目眩
	脑血栓片	活血化瘀，醒脑通络，潜阳息风	瘀血阻络，肝阳上亢
	华佗再造丸	活血化瘀，化痰通络，行气止痛	痰瘀阻络之中风恢复期和后遗症
	天麻头痛片	养血祛风，散寒止痛	风寒头痛，血瘀头痛
	眩晕宁片	健脾利湿，益肝补肾	痰湿中阻，肝肾不足
安神剂	天王补心丸	滋阴养血，补心安神	心阴不足之失眠
	柏子养心丸	补气，养血，安神	心气虚寒之失眠
	养血安神丸	养血安神	失眠多梦，心悸头晕
	安神健脑液	益气养血，滋阴生津，养心安神	气血两亏，阴津不足之失眠
	安神补脑液	生精补髓，益气养血，强脑安神	肾精不足，气血两亏之失眠
	安神补心丸	养心安神	心血不足，虚火内扰之失眠
	枣仁安神液	养血安神	心血不足之失眠
	解郁安神颗粒	疏肝解郁，安神定志	情志不舒，肝郁气滞之失眠
	朱砂安神丸	清心养血，镇惊安神	胸中烦热，心烦，失眠

	方剂名称	功效	主治
补虚剂	补中益气丸	补中益气，升阳举陷	脾胃虚弱，中气下陷
	参芪片	补益元气	气虚体弱，四肢无力
	当归补血口服液	补气益血	气血两虚
	归脾丸	益气健脾，养血安神	心脾两虚
	六味地黄丸	滋阴补肾	肾阴亏损
	知柏地黄丸	滋阴降火	阴虚火旺
	左归丸	滋肾补阴	真阴不足
	大补阴丸	滋阴降火	阴虚火旺，咯血，耳鸣
	麦味地黄丸	滋肾养肺	肺肾阴亏
	杞菊地黄丸	滋肾养肝	肝肾阴亏
	河车大造丸	滋阴清热，补肾益肺	肺肾两亏
	金匮肾气丸	温补肾阳，化气行水	肾阳不足
	消渴丸	滋肾养阴，益气生津	气阴两虚之消渴
	生脉饮	益气复脉，养阴生津	气阴两亏，心悸气短，脉微自汗
固涩剂	缩泉丸	补肾缩尿	肾虚小便频数、遗尿
	金锁固精丸	固肾缩精	肾虚不固之遗精滑泄等
	固本益肠片	健脾温肾，涩肠止泻	脾虚、脾肾阳虚之泄泻
	固肠止泻丸	调和肝脾，涩肠止泻	肝脾不和，泻痢腹痛
	涩肠止泻散	收敛止泻，健脾和胃	脾胃气虚所致泄泻
	四神丸	温肾散寒，涩肠止泻	肾阳不足之泄泻
和解剂	小柴胡颗粒	解表散热，疏肝和胃	外感病，邪犯少阳，寒热往来
	逍遥丸	疏肝健脾，养血调经	肝郁脾虚所致的月经不调、胸胁胀痛、头晕目眩
	加味逍遥丸	疏肝清热，健脾养血	肝郁血虚、肝脾不和之头晕目眩、月经不调
	柴胡疏肝丸	疏肝理气，消胀止痛	肝气郁滞，胁肋疼痛，或纳少腹胀，经前腹痛
	护肝片	疏肝理气，健脾消食	慢性肝炎及早期肝硬化
	左金丸	泻火疏肝，和胃止痛	肝火犯胃之脘胁疼痛、口苦嘈杂、呕吐酸水
	疏肝和胃口服液	疏肝解郁，和胃止痛	肝胃不和之两胁胀满、胃脘疼痛、大便不调
开窍剂	清开灵注射液	清热解毒，化痰通络，醒神开窍	热病，神昏，中风偏瘫
	安宫牛黄丸	清热解毒，镇惊开窍	热入心包，高热惊厥，神昏谵语
	牛黄清心丸	清心化痰，镇惊祛风	风痰阻窍
	苏合香丸	芳香开窍，行气止痛	痰迷心窍所致的痰厥昏迷，中风偏瘫，肢体不利以及中暑，心胃气痛
	礞石滚痰丸	逐痰降火	痰火扰心，便秘

二、中药煎煮操作流程

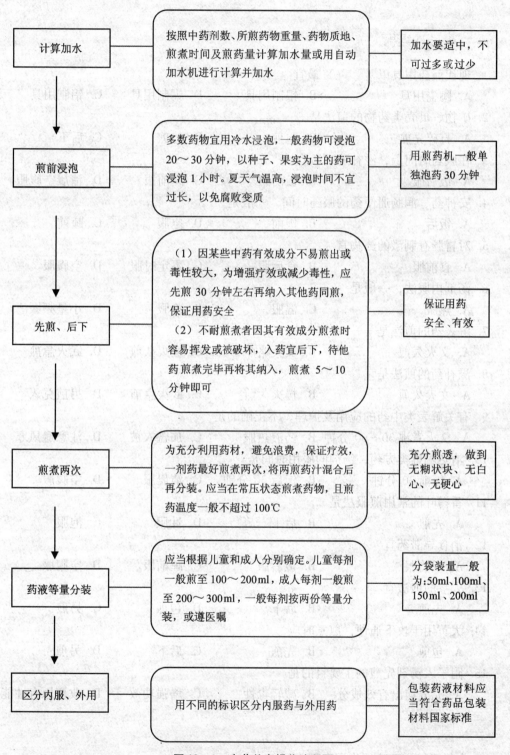

计算加水 → 按照中药剂数、所煎药物重量、药物质地、煎煮时间及煎药量计算加水量或用自动加水机进行计算并加水 → 加水要适中，不可过多或过少

煎前浸泡 → 多数药物宜用冷水浸泡，一般药物可浸泡20～30分钟，以种子、果实为主的药可浸泡1小时。夏天气温高，浸泡时间不宜过长，以免腐败变质 → 用煎药机一般单独泡药30分钟

先煎、后下 →（1）因某些中药有效成分不易煎出或毒性较大，为增强疗效或减少毒性，应先煎30分钟左右再纳入其他药同煎，保证用药安全
（2）不耐煎煮者因其有效成分煎煮时容易挥发或被破坏，入药宜后下，待他药煎煮完毕再将其纳入，煎煮5～10分钟即可 → 保证用药安全、有效

煎煮两次 → 为充分利用药材，避免浪费，保证疗效，一剂药最好煎煮两次，将两煎药汁混合后再分装。应当在常压状态煎煮药物，且煎药温度一般不超过100℃ → 充分煎透，做到无糊状块、无白心、无硬心

药液等量分装 → 应当根据儿童和成人分别确定。儿童每剂一般煎至100～200ml，成人每剂一般煎至200～300ml，一般每剂按两份等量分装，或遵医嘱 → 分袋装量一般为：50ml、100ml、150ml、200ml

区分内服、外用 → 用不同的标识区分内服药与外用药 → 包装药液材料应当符合药品包装材料国家标准

图 10 -1 中药煎煮操作流程图

同步训练

一、单项选择题

1. 现代煎药用具以（ ）最宜
   A. 陶瓷用具   B. 银制用具   D. 铜制用具   C. 铝制用具

2. 矿物、贝壳类药物的煎法是
   A. 打碎先煎   B. 包煎   D. 另煎   C. 后下

3. 在服药时间上，滋补药一般宜
   A. 饭后服   B. 饭前服   C. 睡前服   D. 清晨空腹服

4. 安神药、润肠通便药的服药时间，一般是
   A. 饭后   B. 饭前   D. 空腹   C. 睡前

5. 对胃肠有刺激的药物宜
   A. 食前服   B. 食后服   C. 不定时服   D. 空腹服

6. 汤剂内服法，一般是
   A. 热服   C. 温服   B. 冷服   D. 小量频服

7. 解表药的煎法是
   A. 文火久煎   B. 文火略煎   C. 慢火久煎   D. 武火急煎

8. 滋补药的煎法是
   A. 文火久煎   B. 慢火久煎   C. 武火急煎   D. 另煎兑入

9. 有关解表类中药的应用及护理，不正确的是
   A. 文火煮沸 30～60 分钟   B. 药液热服   C. 加盖衣被   D. 注意避风寒

10. 清热解毒类方药，汤剂的服用时间是
    A. 饭前 30 分钟   B. 饭后 30 分钟   C. 清晨服   D. 空腹服

11. 番泻叶的常用煎服法是
    A. 先煎   B. 后下   D. 冲服   C. 泡服

12. 消食导滞药宜
    A. 饭前服   B. 饭后服   C. 睡前服   D. 空腹服

13. 人参的煎法宜
    A. 先煎   B. 后下   D. 包煎   C. 另煎

14. 大黄用于攻下通便，煎煮时应
    A. 包煎   B. 先煎   C. 后下   D. 另煎

15. 附子入汤剂先煎的主要目的是
    A. 充分煎出有效成分   B. 减轻毒性   C. 增强功效   D. 改变原有性能

二、简答题

1. 中药四气、五味的作用有哪些？

2. 解表类药物的煎煮方法及服药护理要点有哪些?
3. 清热类药物的用法及注意事项有哪些?
4. 特殊煎法有哪些?
5. 常用剂型有哪些?

第十一章　中医护理技术操作

知识要点

1. 掌握常用腧穴的定位与操作，艾炷灸法、艾条灸法、拔火罐法、穴位按摩法、刮痧法、熏洗法等7种常见中医护理技术操作。

2. 熟悉毫针刺法、耳针法、电针法、皮内针法、水针法、皮肤针法、温针灸法、全身药浴法、湿敷法、换药法、涂药法、敷药法、贴药法、药熨法、坐药法、中药保留灌肠法等16种中医护理技术操作。

第一节　针　刺　法

针刺法指在中医基本理论指导下，将金属制成的针，运用各种手法刺入人体不同部位（穴位）的一种治疗方法。

一、腧穴

腧穴，又称穴位，是人体脏腑经络之气输注于体表的特殊部位，也是针灸治疗疾病的刺激点。

（一）腧穴的分类、作用、取穴法

1. 腧穴的分类

（1）十四经穴　简称"经穴"，指有固定的名称、位置，分布于十二经脉、任脉和督脉上的腧穴，共有361个，是腧穴的主要部分。

（2）奇穴　又称"经外奇穴"，指有固定的名称、位置，但尚未列入十四经系统，对某些病证有特殊疗效的腧穴。

（3）阿是穴　指无固定名称、位置，而是以压痛点或其他与疾病有关的反应点作为针灸施术部位的腧穴。

2. 腧穴的作用

（1）近治作用　腧穴均可以治疗该穴所在部位及邻近组织、器官的病证。

（2）远治作用　十四经腧穴中，尤其是十二经脉在四肢肘膝关节以下的腧穴，可以治疗本经循行所到达的远隔部位的病证。

（3）特殊作用　针刺某些腧穴,具有双向良性调整作用和相对特异治疗作用。例如泄泻时,针刺天枢能止泻;便秘时,针刺天枢又能通便。又如大椎可退热,至阴可矫正胎位等。

3. 取穴法

（1）体表解剖标志定位法　是以人体解剖学的各种体表标志为依据来确定腧穴位置的方法,可分为固定标志和活动标志两种。

固定标志:指利用不受人体活动影响而固定不移的体表解剖标志取穴的方法,如骨节、五官轮廓、发际、指（趾）甲、乳头、肚脐等。

活动标志:指利用受活动影响的体表解剖标志取穴的方法,如关节、肌肉、肌腱、皮肤随活动而出现的空隙、凹陷、皱纹、尖端等。

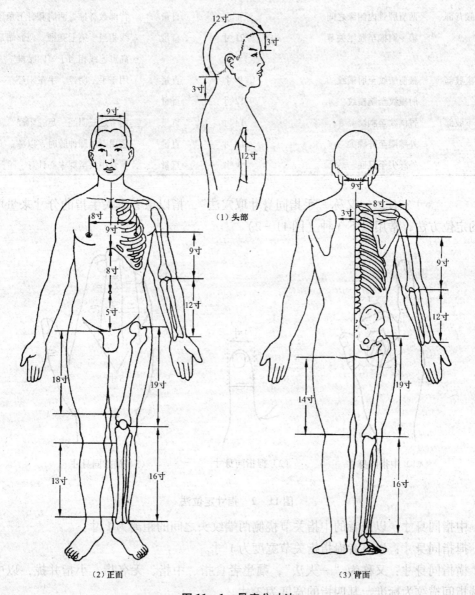

（1）头部

（2）正面　　　　　　　　　　（3）背面

图 11 – 1　骨度分寸法

（2）"骨度"折量定位法　指以体表骨节为主要标志，折量全身各部的长度和宽度，定出分寸用于腧穴定位的方法（表 11 -1，图 11 -1）。

表 11 -1　常用骨度分寸简表

部位	起止点	长度	量法	说明
头部	前发际中点至 后发际中点	12 寸	直量	前后发际不明时，从眉心至 第七颈椎棘突为 18 寸
胸腹部	胸剑联合至脐中点	8 寸	直量	胸部直量，以肋骨计算，每
	脐中点至耻骨联合上缘	5 寸	直量	一条肋骨为 1.6 寸
	两乳头间	8 寸	横量	用于胸腹部
腰背部	两肩胛骨内侧缘之间	6 寸	直量	背部数脊椎，两肩胛骨下角连
	第一胸椎至骶尾关节	21 寸	直量	线相当于第七胸椎；两髂嵴最 高点连线相当于第四腰椎
上肢部	腋前皱纹至肘横纹	9 寸	直量	用于手三阴经、手三阳经
	肘横纹至腕横纹	12 寸	直量	
下肢部	臀横纹至腘窝	14 寸	直量	用于足三阴经、足三阳经
	外膝眼至外踝尖	16 寸	直量	适用于屈膝伸膝时，以膝
	外踝尖至足底	3 寸	直量	髌骨中央至踝中心计算

（3）指寸定位法　又称"手指同身寸取穴法"，指以患者本人手指的分寸来量取腧穴的定位方法，常用以下 3 种（图 11 -2）。

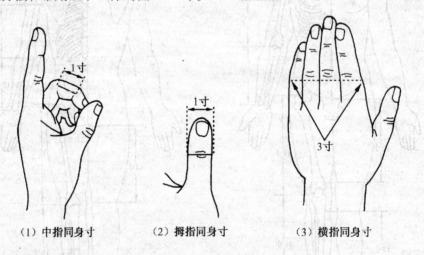

（1）中指同身寸　　　（2）拇指同身寸　　　（3）横指同身寸

图 11 -2　指寸定位法

中指同身寸：以患者的中指关节桡侧两端纹头之间的距离为 1 寸。

拇指同身寸：以患者拇指指关节宽度为 1 寸。

横指同身寸：又称为"一夫法"，嘱患者食指、中指、无名指、小指并拢，以中指近端指间横纹为标准，其四指的宽度为 3 寸。

（4）简便取穴法 是临床上一种简便易行的取穴方法。如立正姿势，垂手中指端取风市穴；两手虎口自然平直交叉，在食指尽端到达处取列缺穴等。

（二）常用腧穴

1. 手太阴肺经常用腧穴

【经脉循行】起于胸部外上方，经上肢内侧面桡侧缘下行，经掌后桡骨茎突，入寸口动脉处，循鱼际桡侧缘，到达拇指桡侧末端。支脉，从列缺穴分出，经手腕桡侧走向食指末端，与手阳明大肠经相交接（图11-3）。

【主治病证】喉、胸、肺部疾病及经脉循行部位的其他病证（表11-2）。

表11-2 手太阴肺经常用腧穴的定位、主治与操作简表

穴名	定位	主治	操作
尺泽	微屈肘，肘横纹中，肱二头肌肌腱桡侧凹陷处	咳嗽，咯血，气喘，潮热，咽喉肿痛，肘臂挛痛等	直刺0.5~1寸，或点刺放血，可灸
列缺	侧掌，前臂桡侧缘，桡骨茎突上方，腕横纹上1.5寸	咳嗽，气喘，咽喉肿痛，头痛，项强，口眼㖞斜，手腕酸痛，肩背痛等	向上斜刺0.3~0.5寸，可灸
少商	拇指桡侧甲角旁0.1寸	喘咳，咽喉肿痛，心胸烦满，发热，中暑，小儿惊风	针刺0.1~0.2寸，或用三棱针点刺出血，可灸

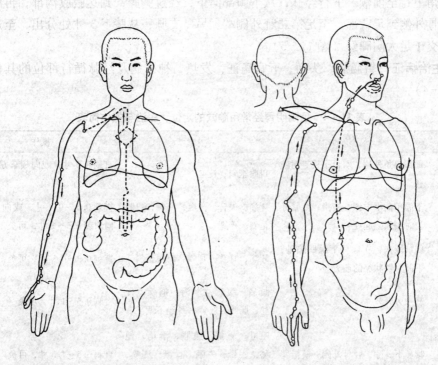

图11-3 手太阴肺经循行示意图　　图11-4 手阳明大肠经循行示意图

2. 手阳明大肠经常用腧穴

【经脉循行】从食指桡侧端开始，出第一、二掌骨之间及手腕的桡侧，经上肢背侧面颊侧缘到达肩部，达大椎，沿锁骨上窝上行，通过面颊，进入下齿，回绕至上唇，交会于人中，左侧经脉向右，右侧经脉向左，分布于鼻孔两侧，在鼻翼旁与足阳明胃经相交接（图11-4）。

【主治病证】五官、咽喉、头面病证，热病及经脉循行部位的其他病证（表11-3）。

表11-3　手阳明大肠经常用腧穴的定位、主治与操作简表

穴名	定位	主治	操作
合谷	在手背第一、二掌骨之间，近第二掌骨中点的桡侧缘	发热，头痛，眼、耳、鼻、口齿、咽喉、颈项、肩、臂部病证，中风后遗症	直刺0.5~1寸，可灸。孕妇慎用
曲池	屈肘成直角，肘横纹外端与肱骨外上髁连线的中点	咽喉疼痛，上肢疼痛，发热，麻木，上肢不遂，皮肤瘙痒	直刺1~1.5寸，可灸
肩髃	锁骨肩峰下缘，上臂外展平举时，肩前呈现的凹陷处	上肢挛痛不遂，肩臂疼痛，瘾疹	直刺或斜刺0.8~1.5寸，可灸
迎香	鼻唇沟中，鼻翼外缘中点旁	鼻渊，鼻塞，鼻衄，口眼歪斜，蛔厥	直刺0.1~0.2寸，不宜灸

3. 足阳明胃经常用腧穴

【经脉循行】从鼻旁开始，上行至鼻根，向下沿鼻外侧进入上齿龈中，环绕口唇，沿下颌角上行至前额。下行经脉，从下颌部向下，经过胸腹，到达腹股沟部，再沿大腿前、胫骨外侧到足背部，至足第二趾外侧端。另一支脉，从膝下3寸处分出，至足中趾外侧端交于足太阴脾经（图11-5）。

【主治病证】胃肠病，头面、五官病证，发热，神志病及经脉循行部位的其他病证（表11-4）。

表11-4　足阳明胃经常用腧穴的定位、主治与操作简表

穴名	定位	主治	操作
地仓	面部口角外侧，双目平视直对瞳孔	口眼歪斜，流涎	直刺0.2寸，或向颊车方向平刺0.5~1寸，可灸
颊车	下颌角前上方约1横指，咬紧牙齿时咬肌隆起处	牙痛，失音，流涎，颊肿，口眼歪斜，痄腮	直刺0.3~0.4寸，或向地仓方向斜刺0.5~1寸，可灸
下关	闭口取穴，在颧弓下缘凹陷处，下颌骨髁状突的前方	牙痛，耳聋，耳鸣，口眼歪斜	直刺0.3~0.5寸，可灸
天枢	脐中旁开2寸	腹痛，腹胀，泄泻，痢疾，便秘，肠鸣，肠痈，月经不调	直刺0.5~1寸，可灸
足三里	犊鼻下3寸，胫骨外侧1横指处	呕吐，胃痛，腹胀，泄泻，便秘，头晕，失眠，昏厥，瘫痪，下肢疼痛等。为保健要穴	直刺0.5~1.5寸，可灸
丰隆	外踝尖上8寸，胫骨前嵴向外2横指	痰多，头痛眩晕，癫狂病证，咳嗽，气喘，便秘，下肢痿痹	直刺1~1.5寸，可灸

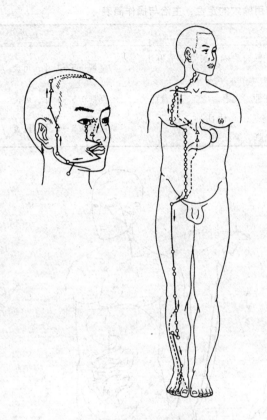
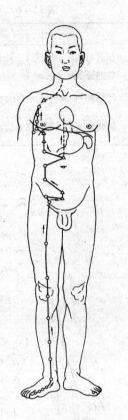

图 11 -5　足阳明胃经循行示意图　　图 11 -6　足太阴脾经循行示意图

4. 足太阴脾经常用腧穴

【经脉循行】从足大趾内侧端开始，沿足背内侧、内踝前边、胫骨内侧后方上行，在内踝上 8 寸处交叉到足厥阴肝经之前，经大腿内侧前边，上腹，达胸（图 11 -6）。

【主治病证】胃肠疾病、妇科病、前阴病变、经脉循行部位的其他病证（表 11 -5）。

表 11 -5　足太阴脾经常用腧穴的定位、主治与操作简表

穴名	定位	主治	操作
三阴交	内踝高点上 3 寸，胫骨内侧面后缘处	腹泻，月经不调，痛经，遗尿，遗精，失眠，下肢痿痹	直刺 0.5～1 寸，可灸
阴陵泉	胫骨内侧髁下缘凹陷处	腹胀，腹泻，小便不利，遗尿，遗精，阳痿，水肿，黄疸	直刺 0.5～1 寸，可灸
血海	屈膝，髌骨内上缘 2 寸，当股四头肌内侧头隆起处	月经不调，崩漏，痛经，经闭，湿疹，瘾疹，血虚，膝关节痛	直刺 0.5～1 寸，可灸

5. 手少阴心经常用腧穴

【经脉循行】从心中开始上行至肺，向下出腋窝，沿上肢掌侧面的尺侧缘下行，进入掌内后边，经四、五掌骨之间出手小指桡侧端，与手太阳小肠经相交接（图 11 -7）。

【主治病证】心、胸、神志病和经脉循行部位的其他病证（表 11 -6）。

表 11 –6   手少阴心经常用腧穴的定位、主治与操作简表

穴名	定位	主治	操作
少海	在肘前区，平肘横纹，肱骨内上髁前缘	心痛，腋胁疼痛，肘臂挛痛麻木，痫证	直刺0.5~1寸，可灸
通里	尺侧腕屈肌腱桡侧，肘横纹上1寸	心悸怔忡，失语，癔症，腕臂痛	直刺0.5~1寸，可灸
神门	腕横纹上，尺侧腕屈肌腱桡侧	心烦健忘，心悸怔忡，心痛，胁痛，失眠，癫狂痫	直刺0.5~1寸，可灸

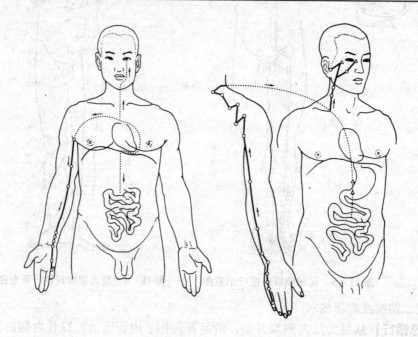

图 11 –7　手少阴心经循行示意图　　　　图 11 –8　手太阳小肠经循行示意图

6. 手太阳小肠经常用腧穴

【经脉循行】从手小指尺侧端开始，经手背，沿上肢背侧面的尺侧缘到达肩部，进入锁骨上窝，再上行循颈上颊，斜络于颧骨，止于耳前。支脉从颧部至目内眦，与足太阳膀胱经相交接（图 11 –8）。

【主治病证】头、枕、颈、耳、目、咽喉病，热病，神志病和经脉循行部位的其他病证（表 11 –7）。

表 11 –7   手太阳小肠经常用腧穴的定位、主治与操作简表

穴名	定位	主治	操作
少泽	小指尺侧，指甲角旁0.1寸	咽喉肿痛，昏迷发热，耳鸣，耳聋，乳汁不足，乳痈，指端麻木	斜刺0.1寸，或点刺出血，可灸
后溪	第五指掌关节尺侧上方，赤白肉迹凹陷中，握拳纹头尽处	头痛项强，耳聋，耳鸣，咽喉肿痛，热病，落枕，急性腰扭伤	直刺0.5~1寸，可灸
听宫	张口取穴，耳屏中点与下颌骨髁突之间的凹陷中	牙痛，耳鸣，耳聋，中耳炎，癫狂痫	直刺0.5~1寸，可灸

7. 足太阳膀胱经常用腧穴

【经脉循行】起于目内眦，上行至头顶，从头顶处分开，一条经脉沿着脊柱旁经背、腰、骶、臀部达腘窝中央；另一条支脉从肩胛骨内缘下行，经臀部会合于腘窝中，再下行，经过小腿后边，沿足背外侧到足小指外侧端与足少阴肾经相交接（图11-9）。

【主治病证】眼病，头、项、背、腰、骶部、下肢病和痔疮、脱肛、精神病、癫痫等（表11-8）。

表11-8 足太阳膀胱经常用腧穴的定位、主治与操作简表

穴名	定位	主治	操作
肺俞	第三胸椎棘突下旁开1.5寸	咳嗽，哮喘，咯血，肺痨，潮热，盗汗，瘾疹	斜刺0.5寸，可灸
心俞	第五胸椎棘突下旁开1.5寸	心痛，心烦，失眠，健忘，梦遗，癫狂痫	斜刺0.5寸，可灸
肝俞	第九胸椎棘突下旁开1.5寸	胸胁痛，黄疸，腰背痛，吐血，目赤，眩晕，夜盲，癫狂痫	斜刺0.5寸，可灸
脾俞	第十一胸椎棘突下旁开1.5寸	胃痛，呕吐，纳呆，腹胀，泄泻，水肿，月经过多，血虚，失眠	斜刺0.5寸，可灸
胃俞	第十二胸椎棘突下旁开1.5寸	胃脘痛，腹胀呕吐，消化不良，胃下垂，腹泻，完谷不化	斜刺0.5寸，可灸
肾俞	第二腰椎棘突下旁开1.5寸	遗精，遗尿，耳聋，耳鸣，小便不利，水肿，阳痿，不孕不育，月经不调，带下，腰背酸痛	斜刺0.5~1寸，可灸
委中	腘窝横纹中点	腰痛，下肢痿痹，中风昏迷，腹痛，吐泻，小便不利，遗尿	直刺1~1.5寸，或点刺出血
承山	小腿后区，腓肠肌两肌腹与肌腱交角处	腰腿痛，小腿转筋，痔疾，便秘	直刺1~2寸，可灸
至阴	足小趾外侧趾甲角旁0.1寸	头目痛，鼻衄，胎位不正，难产	浅刺0.1寸，可灸，胎位不正用灸法

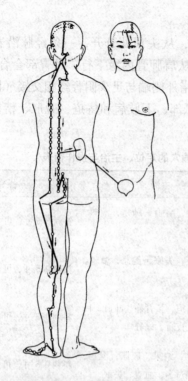
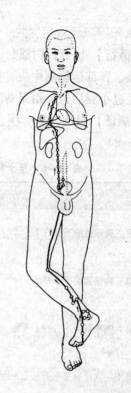

图 11 –9　足太阳膀胱经循行示意图　　　　图 11 –10　足少阴肾经循行示意图

8. 足少阴肾经常用腧穴

【经脉循行】起于足小趾下，斜向足心，沿舟骨粗隆下缘、内踝后边、下肢内侧后缘，上行于腹，沿任脉旁，由腹达胸（图 11 –10）。

【主治病证】妇科病，前阴病变，肾、肺、咽喉病及经脉循行部位的其他病证（表 11 –9）。

表 11 –9　足少阴肾经常用腧穴的定位、主治与操作简表

穴名	定位	主治	操作
涌泉	足跖屈，约当足底二、三趾缝与足跟连线（去趾）前1/3与后2/3交点上	头痛，头昏，目眩，失眠，小便不利，便秘，小儿惊风，癫狂痫，昏厥，中暑，足心热	直刺0.5~0.8寸，可灸
太溪	内踝尖与跟腱水平连线的中点	耳鸣，耳聋，咽喉肿痛，眩晕，失眠，遗精，阳痿，月经不调，腰痛，足跟痛	直刺0.5~0.8寸，可灸
照海	内踝尖下方凹陷中	失眠，小便不利，小便频数，咽喉干痛，目赤肿痛，月经不调	直刺0.3~0.8寸，可灸

9. 手厥阴心包经常用腧穴

【经脉循行】起于胸中，沿手臂掌侧正中，进入手掌，止于手中指末端。支脉从掌中分出，至无名指尺侧端，与手少阳三焦经相交接（图 11 –11）。

【主治病证】心、胸、胃、神志病和经脉循行部位的其他病证（表 11 – 10）。

表 11 – 10　手厥阴心包经常用腧穴的定位、主治与操作简表

穴名	定位	主治	操作
曲泽	肘窝横纹上，肱二头肌腱尺侧	心悸，心痛，呕吐，胃痛，泄泻，高热，肘臂挛痛	直刺 0.5~1 寸，可灸
内关	腕横纹上 2 寸，当掌长肌腱与桡侧腕屈肌腱之间	心痛，心悸，失眠，胸闷，胃痛，呕吐，呃逆，眩晕，癫痫，热病	直刺 0.5~1 寸，可灸
中冲	中指尖端中央	中风昏迷，中暑，昏厥，舌强不语，小儿夜啼	浅刺 0.1 寸或点刺出血

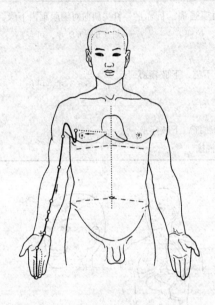

图 11 – 11　手厥阴心包经循行示意图

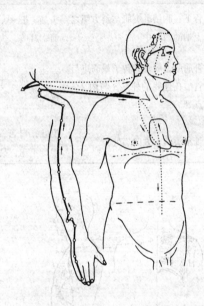

图 11 – 12　手少阳三焦经循行示意图

10. 手少阳三焦经常用腧穴

【经脉循行】起于无名指末端，沿手背，出于桡、尺两骨之间，向上通过鹰嘴突，沿上臂外侧通过肩部，从锁骨上窝循颈部上行耳后，绕耳前，止于外眼角。支脉在目外眦与足少阳胆经相交接（图 11 – 12）。

【主治病证】侧头、目、耳、咽喉、胸胁病，热病和经脉循行部位的其他病证（表 11 – 11）。

表 11 – 11　手少阳三焦经常用腧穴的定位、主治与操作简表

穴名	定位	主治	操作
外关	腕背横纹上 2 寸，桡骨与尺骨之间	头痛，目赤，耳鸣，耳聋，热病，手指屈伸不利	直刺 0.5~1 寸，可灸
翳风	耳垂后方，下颌骨与乳突之间凹陷处	耳鸣，耳聋，口眼㖞斜，齿痛，颊肿，瘰疬	直刺 0.5~1 寸

11. 足少阳胆经常用腧穴

【经脉循行】起于外眼角，上达颞部，下行耳后，再折上额角，沿颈旁，到达肩部，交会于大椎，进入锁骨上窝；从锁骨上窝下行腋下，经胸胁部下达髋关节，再沿大腿外侧、腓骨前边、外踝前下方、到足第四趾外侧。支脉从足背至足大趾外侧端，与足厥阴肝经相交接（图 11 - 13）。

【主治病证】侧头、耳、目、咽喉病，神志病，热病和经脉循行部位的其他病证（表 11 - 12）。

表 11 - 12　足少阳胆经常用腧穴的定位、主治与操作简表

穴名	定位	主治	操作
风池	枕骨下，胸锁乳突肌与斜方肌之间上端的凹陷中	头痛，眩晕，颈项强痛，目赤肿痛，耳鸣，失眠，热病	针尖斜向对侧眼眶内下缘，斜刺 0.5～0.8 寸，可灸
环跳	侧卧屈股，股骨大转子最高点与骶管裂孔连线的外 1/3 与内 2/3 交点处	腰胯疼痛，半身不遂，下肢痿痹，腰腿痛	直刺 1.5～3 寸，可灸
阳陵泉	腓骨小头前下方凹陷处	呕吐，口苦，胸胁痛，下肢痿痹，半身不遂，高热抽搐	直刺 1～2 寸，可灸

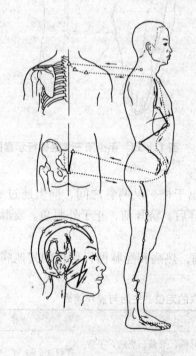

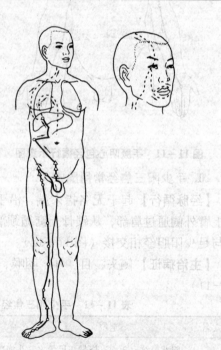

图 11 - 13　足少阳胆经循行示意图　　　　图 11 - 14　足厥阴肝经循行示意图

12. 足厥阴肝经常用腧穴

【经脉循行】起于足大趾，向上沿足背内踝前，上行于胫骨内侧面，到内踝上 8 寸

处交叉到足太阴经之后，再沿大腿内侧正中上行，环绕阴部，至小腹，斜向上行，分布于胁肋部（图 11 -14）。

【主治病证】肝胆病、妇科病、前阴病变和经脉循行部位的其他病证（表 11 -13）。

表 11 -13　足厥阴肝经常用腧穴的定位、主治与操作简表

穴名	定位	主治	操作
行间	足背第一、二趾间，趾蹼缘后方赤白肉际处	头痛，目赤肿痛，失眠，小儿惊风，胸胁痛，口眼歪斜，遗尿，癃闭，月经不调	直刺或斜刺 0.3～0.5 寸，可灸
太冲	足背第一、二跖骨结合部前凹陷中	头痛，眩晕，胁痛，遗尿，疝气，月经不调，癫痫，下肢痿痹	直刺 0.5～0.8 寸，可灸

13. 督脉常用腧穴

【经脉循行】起始于会阴部，沿躯干后正中线上行到头顶，再沿前额下行到鼻柱，至上唇系带处（图 11 -15）。

【主治病证】热病，神志病，腰骶、背、头项局部病证和相应的内脏疾病（表 11 -14）。

表 11 -14　督脉常用腧穴的定位、主治与操作简表

穴名	定位	主治	操作
命门	后正中线上，第二腰椎棘突下凹陷中	遗精，阳痿，尿频，月经不调，带下，泄泻，下肢痿痹，小儿惊风	斜刺 0.5～0.8 寸，可灸
大椎	后正中线上，第七颈椎棘突下凹陷中	热证，中暑，癫狂痫，咳嗽，哮喘，头痛项强	斜刺 0.5～0.8 寸，可灸
风府	后发际正中直上 1 寸	头痛项强，眩晕，中风，癫狂痫，咽喉肿痛，目痛，鼻衄	伏案正坐，头微前倾，向下颌方向缓慢刺入 0.5～1 寸，禁灸
百会	后发际正中直上 7 寸，两耳尖连线的中点	头痛，眩晕，失眠，健忘，癫痫，阴挺，久泻，脱肛	向前或向后横刺 0.5～1 寸，可灸
水沟（人中）	鼻中隔直下，人中沟上 1/3 与下 2/3 交点处	昏厥，中风，中暑，癫狂痫，小儿惊风，口眼㖞斜	针尖稍向上，斜刺 0.5 寸

14. 任脉常用腧穴

【经脉循行】起始于会阴部，向上沿腹部、胸部正中线上行，经颈部到咽喉，至下唇（图 11 -16）。

【主治病证】腹、胸、颈、头面的局部病证及相应的内脏疾病（表 11 -15）。

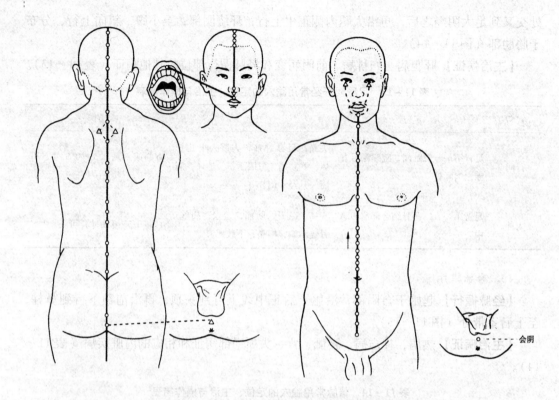

图 11 - 15　督脉循行示意图　　　　　　图 11 - 16　　任脉循行示意图

表 11 - 15　　任脉常用腧穴的定位、主治与操作简表

穴名	定位	主治	操作
关元	前正中线上，脐下 3 寸	月经不调，痛经，不孕，遗精，阳痿，遗尿，尿频，泄泻，痢疾，脱肛腹痛，中风脱证，虚劳	直刺 0.5～1 寸，可灸
气海	前正中线上，脐下 1.5 寸	腹痛，泄泻，便秘，遗尿，遗精，阳痿，月经不调，痛经，虚脱	直刺 0.5～1 寸，可灸
神阙	脐窝正中	腹胀，腹痛，泄泻，痢疾，虚脱，脱肛	禁刺，可灸
中脘	前正中线上，脐上 4 寸	胃痛，腹胀，呕吐，吞酸，呃逆，黄疸，泄泻，便秘，癫狂	直刺 0.5～1 寸，可灸
膻中	胸骨中线上，平第四肋间隙，两乳头连线的中点	气喘，胸痛，咳嗽，呃逆，呕吐，心悸，乳少，乳痈	平刺 0.3～0.5 寸，可灸

15. 经外奇穴（表 11 –16，图 11 –17 ~ 图 11 –20）

表 11 –16 经外奇穴的定位、主治与操作简表

穴名	定位	主治	操作
印堂	两眉头连线中点，鼻尖直上	头痛，眩晕，失眠，健忘，鼻衄，鼻渊，小儿惊风	斜刺 0.3 ~ 0.5 寸，或点刺出血
鱼腰	瞳孔直上，眉毛正中	眉棱骨痛，眼睑𥆧动，目翳，口眼㖞斜，眼睑下垂	平刺 0.3 ~ 0.5 寸
安眠	翳风穴与风池穴连线中点	失眠，头痛，眩晕	直刺 1 寸
太阳	眉梢和目外眦的中点，向后约 1 寸凹陷处	头痛，目疾，面瘫，齿痛	直刺或斜刺 0.3 ~ 0.5 寸，或点刺放血
四神聪	头顶部，百会穴前后左右各旁开 1 寸，共 4 穴	头痛，眩晕，健忘，失眠，癫痫，偏瘫	平刺 0.3 ~ 0.5
夹脊	背腰部，当第一胸椎至第五腰椎棘突下两侧，后正中线旁开 0.5 寸，左右共 34 穴	第一至第六胸椎穴位治疗心肺、胸背、上肢疾病；第七至第十二胸椎穴位治疗肝、胆、脾、胃疾病；腰椎旁的穴位治疗肾、膀胱、腰腹、下肢疾病	直刺 0.3 ~ 0.5 寸，或梅花针叩刺，或捏脊
腰眼	腰部，当第四腰椎棘突下，旁开 3.5 ~ 4 寸凹陷中	腰痛，月经不调，带下	直刺 1 ~ 1.5 寸
落枕穴	手背侧，二、三掌骨间，掌指关节后约 0.5 寸	手背肿痛、麻木、不能屈伸，落枕，脐风	直刺 0.5 ~ 0.8 寸
腰痛点	手背侧，二、三掌骨及四、五掌骨间，腕横纹与掌指关节中点处，一手 2 穴	急性腰扭伤	向掌中斜刺 0.5 ~ 0.8 寸
十宣	手十指尖端，距指甲游离缘 0.1 寸，左右共 10 穴	咽喉肿痛，昏迷，高热，中风，中暑，癫痫	浅刺 0.1 ~ 0.2 寸，或点刺出血
四缝	第二至五指掌侧，近端指关节中央，每侧 4 穴	小儿疳积，食欲不振，小儿泄泻，顿咳	点刺放血，或挤出少量黄白色透明黏液
八邪	手指背侧，微握拳，第一至五指间，指蹼缘后方赤白肉际处，左右共 8 穴	手指麻木，头项强痛，毒蛇咬伤	斜刺 0.3 ~ 0.5 寸，或点刺出血

（三）针灸配穴处方原则

根据穴位主治特点和经络的关系，配穴处方的基本原则如下：

1. 远部取穴 指选取距离病变较远处部位的腧穴，尤其在该经肘、膝关节以下的腧穴。

2. 近部取穴 指选取病变所在部位或邻近部位的腧穴。

3. 随证取穴 指针对全身症状或疾病的病因病机而选取的腧穴。

上述取穴原则在临床上可单独应用，还常相互配合应用。

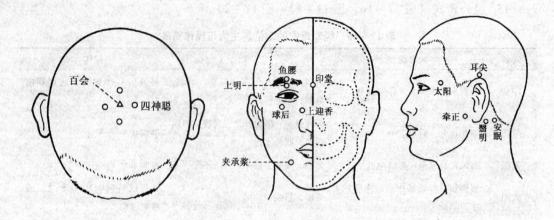

图 11－17　头面部经外奇穴

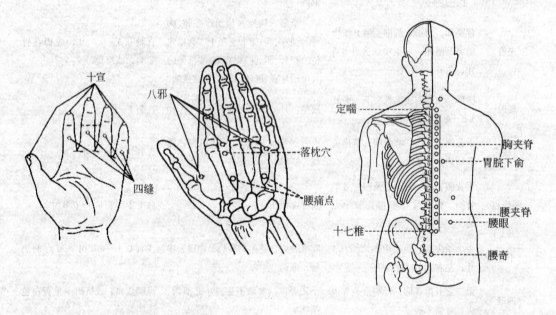

图 11－18　十宣、四缝穴　　图 11－19　落枕、腰痛、八邪穴　　图 11－20　背腰部经外奇穴

二、毫针刺法

（一）作用及其适应范围

毫针刺法可疏通经络，调整脏腑气血功能，扶正祛邪，广泛应用于内、外、妇、儿、五官诸科多种病证及外科麻醉等，尤其对治疗各种痛证效果迅速而显著。

（二）禁忌证

出血倾向，高度水肿，疲乏、饥饿或精神过于紧张时，皮肤有感染、瘢痕或肿痛的部位，小儿囟门未闭合时的头顶腧穴部位，孕妇或行经时（遵医嘱调经时可针刺操作）等。

（三）评估

主要临床表现及既往史，取穴部位的皮肤情况，心理状况，对疼痛的耐受程度等。

（四）物品及相关准备

治疗盘、毫针盒、皮肤消毒液、棉签、棉球、镊子、弯盘，必要时配毛毯、屏风等。

1. 毫针的结构、规格、消毒与保藏

（1）结构　多由不锈钢制成，针体硬度强，坚韧且富有弹性，不易锈蚀折针。毫针分为五部分，即针尖、针身、针根、针柄和针尾。针尖是针身的尖端锋锐部分，亦称针芒，是刺入腧穴部位肌肤的关键部位；针身是针尖至针柄间的主体部分，又称针体，是毫针刺入腧穴内相应深度的主要部分；针根是针身与针柄连接的部位，是观察针身刺入穴位深度和提插幅度的外部标志，也是临床断针意外发生的常见部位，故操作前务必查看，须牢固，不能有锈蚀和松动；针柄是用金属丝缠绕呈螺旋状，为针根至针尾的部分，是操作者持针、运针的操作部位，也是温针灸法装置艾绒之处；针尾是针柄的末端部分，亦称针顶。

（2）规格　毫针的规格主要以针身的直径和长度区分。临床一般以 1～3 寸（25～75mm）长度和 28～30 号（0.32～0.38mm）直径者最为常用。短毫针主要用于耳穴和浅在部位的腧穴作浅刺之用，长毫针多用于肌肉丰满部位的腧穴作深刺和某些腧穴作横向透刺之用。毫针的粗细与针刺的强度有关，供临床辨证施治时选用。

（3）消毒　针具应尽量采用高压蒸气灭菌法或煮沸消毒法，亦可用 75% 酒精浸泡 30 分钟后取出擦干备用。

（4）保藏　保藏的目的是为了防止针尖受损、针身弯曲或生锈、污染等。藏针的器具有针盒、针管和藏针夹等。若用针盒或藏针夹，可多垫几层消毒纱布，将消毒后的针具，根据毫针的长短，分别置于或插在消毒纱布上，再用消毒纱布覆盖，然后将针盒、针夹盖好备用。若用针管，应在针管至针尖的一端，塞上干棉球（以防针尖损坏钩曲），然后将针置入，盖好，高压消毒后备用。

2. 针刺练习　主要是对指力和手法的锻炼。指力是指操作者持针之手的力度。良好的指力是掌握针刺手法的基础，熟练的手法是运用针刺治病的条件。指力和手法必须常练，达到熟练程度后，则在操作时，进针快、透皮不痛；行针时，补泻手法运用自如。反之，则影响针刺治疗效果。针刺练习，一般分以下三步进行。

（1）指力练习　主要在纸垫上练习。用松软的纸张，折叠成长 8cm、宽约 5cm、厚 2～3cm 的纸垫，用线呈"井"字形扎紧。练习时，左手平执纸垫，右手拇、食、中三指持针柄，如持笔状地持 1～1.5 寸毫针，使针尖垂直地抵在纸垫上，之后右手拇指与食、中指交替捻动针柄，并逐渐加力，待针迅速刺透纸垫后另换一处，反复练习。

（2）手法练习　主要在棉团上练习。用棉花团做成一个 6～7cm 直径的棉球，外面用纱布扎紧。因棉团松软，可以做提插、捻转等各种基本手法的练习。

（3）自身练习　通过纸垫、棉团练针，掌握了一定的指力和手法后，可以在自己身上某些腧穴进行试针练习，以体会指力的强弱、针刺的感觉、行针的手法等。

3. 选择针具　应根据患者的性别、年龄、形体的肥瘦、体质的强弱、病情的虚实、病变部位的表里深浅和腧穴所在的部位，选择长短、粗细适宜的针具，以取得满意的针感和治疗效果。如为男性，体壮、形肥且病位较深者，可选取稍粗、稍长者；反之，若为女性，体弱、形瘦而病位较浅者，则应选用较短、较细者。临床上选择毫针应长于腧穴应至之深度，而针身还应露在皮肤外稍许为宜。如应刺入 0.5 寸，可选用 1 寸的毫针，应刺入 1 寸时，可选用 1.5～2 寸的毫针。

4. 安排体位　应以操作者正确取穴，操作方便，病人舒适、耐久，便于留针为原则，以免发生晕针、滞针、弯针甚至折针等针刺异常情况。常用的体位，如仰卧位适宜于取头、面、胸、腹部腧穴和上、下肢部分腧穴；侧卧位适宜于取身体侧面的腧穴和上、下肢部分腧穴；俯卧位适宜于取头、项、脊背、腰骶部和下肢背侧及上肢部分腧穴；正坐位适宜于取头、面等部位的腧穴。全部治疗在 1～2 个体位完成。有条件时应尽量采取卧位。

5. 定穴　遵医嘱定准腧穴后，用指甲轻掐"十"，作为消毒和进针的标记。

6. 消毒　针刺前的消毒范围包括针具、操作者手指、患者的施针部位、治疗室等。针具消毒见前。操作者手指，必须剪短指甲，在清洁的基础上用 75% 酒精擦洗。针刺部位局部皮肤也应在清洁的基础上用 75% 酒精棉球从标记中心向外绕圈擦拭。消毒后，需防止再污染。治疗室内的消毒，包括治疗台上的床垫、枕巾、毛毯、垫席等物品，要按时换洗晾晒，尽量使用一人一用的消毒垫布、垫纸、枕巾；治疗室也应定期消毒净化，保持空气流通、环境卫生洁净。

（五）操作方法

操作流程图见 210 页。

1. 进针　一般用右手拇、食、中指三指夹持针柄，其状如持笔，运用指力，快速穿破皮肤；同时以左手辅助，固定腧穴处皮肤，扶托针身。须注意指力与腕力的协调一致。

（1）**针刺的角度**　①直刺：即针身与皮肤呈 90° 角刺入腧穴，多用于肌肉较丰厚的部位。②斜刺：即针身与皮肤呈 45° 角刺入腧穴，多用于肌肉较薄或内有重要脏器的部位。③平刺：即针身与皮肤呈 15° 角刺入腧穴，多用于头部等皮薄肉少处和某些透穴针刺。

（2）**针刺的深度**　指针身刺入人体内的深浅程度。须结合其年龄、体质、病情、针刺部位以及季节等诸多因素作综合考虑，灵活掌握。一般以既有针感又不伤及重要脏器为原则。

（3）**针刺的方向**　即进针时和进针后针尖所朝的方向。一般根据经脉循行方向、腧穴部位特点和治疗的需要而定。有时为了使针感到达病所，可将针尖对向病痛处。

2. 行针基本手法

（1）**提插法**　指将针刺入腧穴后，将针反复地上提（即由深层向上退到浅层）下插（即从浅层向下刺入深层）的手法。指力须均匀一致，幅度要相等，不宜过大。

（2）**捻转法**　指将针刺入腧穴后，以右手拇、中、食指夹持针柄，做一前一后、左右交替旋转捻动的动作的手法。指力要均匀，角度适当（宜在180°左右），勿单向捻针。

3. 得气 指毫针刺入腧穴一定深度后，施以提插或捻转等行针手法，患者自觉针刺部位有酸、麻、胀、重感等，或呈现沿着一定的方向和部位传导和扩散的现象，以及操作者针下沉紧等感觉。若针刺后未得气，患者则无任何特殊感觉或反应，操作者亦感觉到针下空松、虚滑等。得气与否直接关系着针刺的治疗效果。

4. 补泻手法 指得气后根据病证之异况采用相应的"补虚"、"泻实"的针刺手法（表11－17）。

表 11－17 常用补泻手法

	补法	泻法
捻转	得气后，捻转角度小，用力轻，频率慢，操作时间短	得气后，捻转角度大，用力重，频率快，操作时间长
提插	得气后，先浅后深，重插轻提，提插幅度小，频率慢，操作时间短	得气后，先深后浅，轻插重提，提插幅度大，频率快，操作时间长
疾徐	进针时徐徐刺入，少捻转，疾速出针	进针时疾速刺入，多捻转，徐徐出针
迎随	进针时针尖随着经脉循行去的方向刺入	进针时针尖逆着经脉循行来的方向刺入
呼吸	患者呼气时进针，吸气时出针	患者吸气时进针，呼气时出针
开阖	出针后迅速揉按针孔	出针时摇大针孔而不立即揉按
平补平泻	进针得气后均匀地提插、捻转后即可出针	

5. 留针 指针刺得气后，将针留置穴内一定时间，以加强针刺持续作用和便于继续行针。慢性疾病者，留针10～20分钟；顽固性、疼痛性、痉挛性病变者，适当延长至1小时或数小时，并间歇性行针，保持一定的刺激量以增加疗效。

6. 出针 一般是以左手拇、食两指持消毒干棉球轻轻按压针孔周围皮肤，右手持针柄轻微捻转，缓缓将针提至皮下，迅速拔针，随即用消毒干棉球轻压针孔片刻。

（六）注意事项及护理

1. 针刺注意事项

（1）操作前检查用品是否备齐，严格执行无菌操作。

（2）做好解释工作，消除患者顾虑。

（3）勿将针身全部刺入腧穴，以防断针。

（4）对眼区、项部、胸胁、腰背等部位的腧穴，须严格掌握操作方法，避免意外。

（5）起针时要核对腧穴及针数，以免毫针遗留在患者身上。

（6）针刺过程中应密切观察患者的反应，发现异常情况，速报医生处理。

2. 针刺异常情况及处理

（1）晕针 指在针刺过程中由于体虚、精神紧张、疲劳、饥饿、体位不当或针刺手法过重等，而见神疲、眩晕、面色苍白、呕恶、多汗、心悸甚则四肢厥冷、血压下降、脉沉细，或神昏、唇甲青紫、二便失禁、脉微细欲绝等现象。

①处理：立即停止针刺，将针全部起出。使患者平卧，注意保暖，轻者仰卧片刻，给饮温开水或糖水后，即可恢复正常；重者在上述处理基础上，刺人中、素髎、内关、足三里，灸百会、关元、气海等穴，同时采取其他急救措施。

②预防：对于初次接受针刺治疗、精神紧张或体虚者，应耐心解释，消除顾虑，选择舒适体位，选穴宜少，手法宜轻；对于饥饿、疲劳者，应嘱其休息，进食、饮水后，再予针刺。

（2）滞针　指在行针时或留针后由于精神紧张、单向捻针太过或留针时间过长等，操作者感觉针下涩滞，捻转、提插、出针均感困难而患者则感觉痛剧的现象。

①处理：对于精神紧张者，可稍延长留针时间，并在滞针腧穴附近，进行循按或叩弹针柄；单向捻针者，可向相反方向将针捻回，并用刮柄、弹柄法，再徐徐退出。

②预防：对于精神紧张者，应耐心解释，消除顾虑；避免单向捻转；正确掌握留针时间。

（3）弯针　指由于进针时用力过猛过速、患者随意改变体位、针柄受到某种外力压碰或因滞针处理不当等，而见针身在体内形成弯曲的现象。

①处理：勿再提插、捻转，应顺着弯曲的方向将针徐徐退出。若由患者改变体位所致，应使患者慢慢恢复原来体位后，再将针徐徐退出。切忌强行出针，以免断针。

②预防：操作者手法要熟练，指力要轻巧，避免进针过猛、过速。患者的体位要舒适，在针刺过程中，不得随意变动体位。针刺部位和针柄不得受外物碰压。

（4）断针　指由于针身或针根有剥蚀损伤，或针身全部刺入腧穴，或强力提插、捻转，或随意改变体位，或弯针、滞针错误处理，或外物碰压针柄等，而见针体折断在体内的现象。

①处理：保持原有体位。若断针尚有部分露于皮肤之外，用镊子或血管钳取出；若断端与皮肤相平或稍凹陷于体内者，用左手拇、食二指轻轻下压针孔周围，使断针显露，右手用镊子或血管钳取出；若断针全部陷入皮下，应在 X 线下定位，手术取出。

②预防：术前检查针具；针身切勿全部刺入腧穴；避免过猛、过强的捻转、提插；患者不得随意改变体位；及时正确处理弯针、滞针；避免外物碰压针柄。

（5）血肿　指由于针尖弯曲带钩或刺伤血管，而见针刺部位皮下出血和局部肿痛等现象。

①处理：若微量皮下出血而出现小块青紫时，一般不必处理，可自行消退。若局部肿胀疼痛较剧、青紫面积大时，可先做冷敷止血后，再做热敷，以促使瘀血消散吸收。

②预防：仔细检查针具，针刺时避开血管，出针时即用消毒干棉球按压针孔。

三、耳针法

耳针是采用针刺或其他物品（如菜子等）刺激耳郭上的穴位或反应点，以防治疾病的一种方法。

（一）作用及其适应范围

具有疏通经络、运行气血、调理脏腑等作用，用于疼痛性疾病、功能紊乱和变态反应性疾病、内分泌代谢性疾病等的治疗（图 11 -21，图 11 -22）。

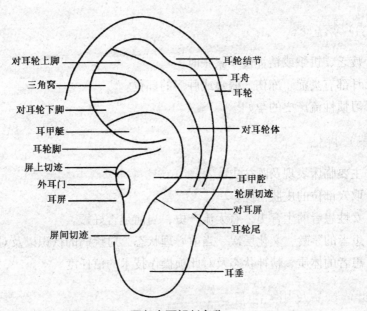

图 11-21 耳郭表面解剖名称

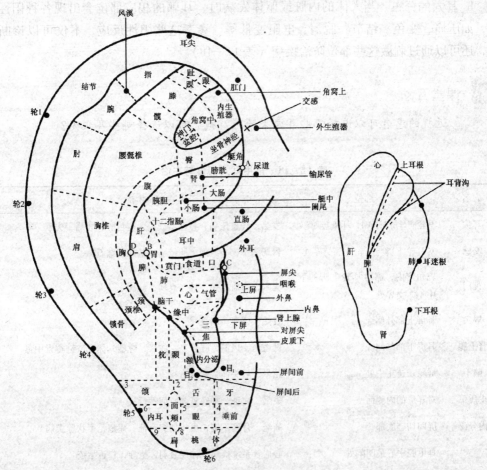

图 11-22 耳穴定位示意图

（二）禁忌证

1. 疲乏、饥饿或精神过于紧张时。
2. 耳部有炎症、冻伤、瘢痕或肿痛的部位。
3. 习惯性流产史的孕妇。

（三）评估

1. 主要临床表现及既往史。
2. 取穴部位的皮肤情况。
3. 女性患者的生育史，有无流产史，当前是否妊娠。
4. 患者的年龄、文化层次、当前心理状态、对疾病的认识以及对疼痛的耐受程度。
5. 患者的体质、精神状态及对此项操作技术的信任度。

（四）物品及相关准备

1. 耳穴的分布　当人体的内脏或躯体发病时，耳郭的相应部位会出现各种阳性反应，如压痛、变色、结节、脱屑、电阻变低等。参考这些阳性反应，不仅可以诊断疾病，还可以通过刺激这些部位防治疾病（表 11 –18）。

 课堂互动

近视的患者可以选择哪些耳穴来治疗？减肥可以选择哪些耳穴呢？

表 11 –18　常用耳穴部位与主治

穴名	部位	主治
耳尖	耳轮向耳屏对折时，耳郭上尖端处	发热，高血压病，急性结膜炎，麦粒肿，牙痛，失眠
交感	对耳轮下脚与耳轮内侧交界处	胃肠痉挛，心绞痛，胆绞痛，输尿管结石
神门	三角窝内，靠对耳轮上脚的下、中 1/3 交界处	失眠，高血压病，神经衰弱，癫痫
屏尖	耳屏上部外侧缘	发热，牙痛，斜视
肾上腺	耳屏下部外侧缘	低血压，风湿，腮腺炎，眩晕，哮喘，休克，链霉素中毒
脑干	屏轮切迹正中处	眩晕，后头痛，假性近视
皮质下	对耳屏的内侧面	失眠，痛证，神经衰弱，假性近视
内分泌	屏间切迹底部	痛经，月经不调，更年期综合征，痤疮，甲状腺疾病
心	耳甲腔中心最凹陷处	心血管系统疾病，神经衰弱，癔症，口舌生疮
肾	对耳轮下脚的下缘	泌尿、生殖系统疾病，妇科病，腰痛，耳鸣，牙痛，哮喘

穴名	部位	主治
肝	耳甲艇的后下部	急慢性肝炎，血液病，月经病，眼病，情志病
脾	耳甲腔的后上部，即肝穴下部	消化系统疾病，功血，眩晕，口腔炎，四肢痿痹
肺	心、气管区周围处	呼吸系统疾病，皮肤病
三焦	外耳门后下、肺与内分泌区之间	便秘，腹胀，浮肿，耳鸣，耳聋
牙痛点1	耳垂一区的外下角	牙痛
牙痛点2	耳垂四区的中央	牙痛
目1	屏间切迹前下方	近视等眼疾
目2	屏间切迹后下方	近视等眼疾
降压沟	耳郭背面，由内上方斜向外下方行走的凹沟内	高血压病，荨麻疹等

2. 物品准备 治疗盘、针盒或菜子、皮肤消毒液、棉球、棉签、镊子、胶布、探棒、弯盘等。

（五）操作方法

操作流程图见 211 页。

1. 毫针法 指用毫针刺激耳穴的治疗方法。首先准确选取耳穴，以2%碘酒和75%酒精严格消毒。持短毫针刺入耳穴，不穿透软骨，留针15分钟，出针后用消毒干棉球压按针孔以防出血。

2. 埋针法 指将皮内针埋于耳穴内，产生持久而微弱的刺激的治疗方法。操作方法是消毒局部皮肤，右手用镊子夹住皮内针柄，对准已消毒的耳穴刺入针体的2/3，再用胶布固定。每次埋针3~5穴，每日自行按压3次，留针3~5天，5次为一疗程。

3. 压丸法 指将质硬而光滑的小粒药物种子(多用王不留行子)或药丸贴压耳穴以防治疾病的方法。首先消毒耳郭局部，将材料黏附在0.5cm×0.5cm的胶布中央，然后贴敷于耳穴上，给予适当按压。每日自行按压3~5次，每次每穴1~2分钟，3日更换一次。

（六）注意事项及护理

1. 严密消毒，防止感染。如发现针眼红肿、耳郭胀痛，应及时用2%碘酒涂擦，每日2~3次；或口服抗生素。

2. 妊娠者慎用；年老体弱者针刺前后应适当休息，针刺手法要轻柔，以防意外。

3. 对扭伤和肢体活动障碍的患者，留针期间配合适当的肢体活动，或患部按摩、艾条灸等，以提高疗效。

四、其他针刺法

（一）电针法

1. 作用及其适应范围 电针法指在针刺腧穴"得气"后，在针具上通导接近人体生物电的微量电流，具有止痛、镇静等作用，用于针刺麻醉，以及治疗痛证、痿痹、口眼㖞斜、肢体瘫痪等病证的一种针刺方法。

2. 禁忌证

（1）禁用于年老体弱者，饥饿、过饱、过劳时，以及颈项、脊柱两侧及心前区等部位等。

（2）孕妇慎用。

3. 评估 主要临床表现及既往史，取穴部位的皮肤情况，对疼痛的耐受程度，心理状况等。

4. 物品及相关准备 电针仪、治疗盘、针盒、镊子、皮肤消毒液、棉签、干棉球、弯盘、浴巾、屏风等。

5. 操作方法 针刺得气后，将电针器上两根导线分别连接在两个针柄上。然后，打开电源开关，选好波形和频率，逐渐调高至所需输出电流量，使患者出现能耐受的酸麻感。通电时间一般在 15～20 分钟（操作流程图见 212 页）。

6. 注意事项及护理

（1）电针仪在使用前须检查性能以及导线接触是否正常。

（2）调节电流量应逐渐从小到大，切勿突然增强，以免发生意外。

（二）皮内针法

1. 作用及其适应范围 皮内针法指将皮内针（分图钉型和麦粒型两种）刺入皮内固定留置一定时间，给皮肤一定的刺激，可调整脏腑经络功能，多用于痛证及某些慢性顽固性疾病等的一种治疗方法。

2. 禁忌证 疲乏、饥饿或精神高度紧张时；皮肤有炎症、外伤、出血倾向及水肿者等。

3. 评估 主要临床表现及既往史，取穴部位的皮肤情况，对疼痛的耐受程度，心理状况等。

4. 物品及相关准备 治疗盘、针盒（皮内针）、镊子、皮肤消毒液、棉签、胶布、弯盘等。

5. 操作方法（操作流程图见 213 页）

（1）患者准备，定穴，常规消毒皮肤。

（2）进针。

①图钉型：用镊子夹住针圈，将针尖对准穴位，沿着皮肤刺入，针柄留在皮肤表面。

②麦粒型：用镊子夹住针身，对准穴位横刺入皮内，针身埋入皮内。

（3）将留在皮肤外的针柄用胶布固定。留针期间，每隔4小时左右用手指按压埋针处。

（4）观察埋针处有无红肿热痛，若有以上情况，应起针或改选其他穴位重埋。

（5）一般埋置时间为3～5天。起针前后局部常规消毒，干棉球按压针孔片刻。

（6）整理与记录。

6. 注意事项及护理

（1）参照毫针刺法的注意事项及护理。

（2）埋针要选择易固定和不妨碍肢体活动的穴位。

（3）埋针期间，针处不要着水，避免感染；热天出汗较多，埋针时间不宜超过2天。若针处感染，应立即处理。

（三）水针法

1. 作用及其适应范围　水针又称穴位注射，指在穴位内进行药物注射的一种治疗方法。凡是针灸治疗的适应证大部分均可采用本法，如痹证、腰腿痛、慢性鼻炎、斑秃等。

2. 禁忌证

（1）疲乏、饥饿或精神高度紧张时慎用。

（2）局部皮肤有感染、瘢痕、出血倾向及高度水肿者禁用。

3. 评估　主要临床表现及既往史，过敏史，取穴部位的皮肤情况，心理状况，对疼痛的耐受程度等。

4. 物品及相关准备　治疗盘、皮肤消毒液、镊子、棉签、吸入药液的注射器和针头等。

5. 操作方法　患者取舒适体位，选择合适的注射器和针头，抽取适量药液。常规皮肤消毒，右手持注射器对准穴位或阳性反应点，快速刺入皮下，再将针缓慢推进，达一定浓度后产生得气感应，回抽无回血，便可将药液注入（操作流程图见214页）。

6. 注意事项及护理

（1）执行三查七对及无菌操作规程，防止感染。

（2）按医嘱处方进行操作，熟练掌握穴位的部位和注射的深度。注射药量遵医嘱而定。

（3）药物不宜注入关节腔、脊髓腔、血管内。应注意避开神经干，以免损伤神经。

（四）皮肤针法

1. 作用及其适应范围　皮肤针法指用皮肤针叩刺人体某些穴位，可调节脏腑经络功能，用于痛证、不寐、口眼㖞斜、呃逆、痿痹、斑秃等病证的一种治疗方法。

2. 禁忌证　疲乏、饥饿或精神高度紧张时，以及皮肤有破溃、瘢痕及出血倾向者慎用。

3. 评估　主要临床表现及既往史,叩刺部位的局部皮肤情况,心理状况,对疼痛的耐受程度等。

4. 物品及相关准备　治疗盘、皮肤针、皮肤消毒液、棉签、弯盘等。

5. 操作方法　皮肤常规消毒后,以右手拇指在上,食指在下,其余手指呈握拳状握住针柄,针尖对准叩刺部位,使用手腕之力,使针尖垂直叩打在皮肤上,并立刻弹起,反复进行。可根据患者体质、病情、年龄、叩打部位的不同,进行轻、中、重三种强度叩刺(操作流程图见215页)。

6. 注意事项及护理

(1) 叩刺躯干时,应注意保暖,避免受凉。

(2) 叩刺前皮肤须消毒,叩刺后,皮肤如有出血,应注意保持局部清洁,以防感染。

(3) 叩刺时用力须均匀,针尖须垂直上下,避免偏斜或钩挑,以减少疼痛。

(4) 使用过的针具,消毒处理后备用。

第二节　灸　法

一、作用及其适应范围

灸法指以艾绒为主要原料,制成艾条或艾炷,点燃后在人体某穴位或患处熏灸,具有疏风解表、温散寒邪、温通经络、活血逐痹、回阳固脱、升阳举陷、消瘀散结、清热解毒及防病保健、延年益寿的作用,常用于慢性久病及阳气不足的病证,如久泻、久痢、久疟、寒哮、痰饮、水肿、遗尿、阳痿、疝气、脱肛、痿痹、腹痛、胃痛、妇女气虚血崩、老人阳虚多尿,以及虚脱、瘰疬、阴疽、疮疡初起、疖肿未化脓等病证的一种治疗方法。灸法包括艾炷灸、艾条灸、温针灸。

二、禁忌证

实热证或阴虚发热者,颜面部、大血管处、孕妇腹部及腰骶部。

课堂互动

你能说出灸法的养生保健作用吗?

三、评估

主要临床表现及既往史,施灸部位的皮肤情况,心理状况,对疼痛的耐受程度等。

四、物品及相关准备

治疗盘、艾炷、艾条、艾绒、毫针盒、打火机、小口瓶、凡士林、皮肤消毒液、棉签、棉球、镊子、弯盘，必要时备浴巾、屏风等。间接灸时，酌情准备姜片，或蒜片，或附子饼等。

五、操作方法

操作流程图见 216～218 页。

（一）艾炷灸

指将纯净的艾绒搓捏成圆锥状（如麦粒大或半截枣核，大小不等），直接或间接置于穴位上施灸的一种治疗方法。

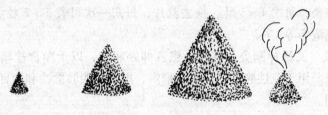

图 11 - 23　艾炷灸

将纯净陈旧的艾绒放在平板上，用拇、食、中三指边捏边旋转，把艾绒捏成上尖下平的圆锥形小体。根据临床的需要，艾炷的大小可分为三种规格：小炷如麦粒大；中炷如半截枣核大；大炷如半截橄榄大（图 11 - 23）。每燃烧一个艾炷，称为一壮。一般临床常用中型艾炷，高 1cm，重约 0.1g，可燃烧 3～5 分钟。艾炷灸又可分为直接灸和间接灸两种。

1. 直接灸　即将艾炷直接放置在皮肤上施灸的一种方法（图 11 - 24）。根据灸后对皮肤刺激的程度不同，分为无瘢痕灸（非化脓灸）和瘢痕灸（化脓灸）。

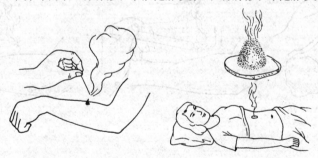

图 11 - 24　直接灸　　　　**图 11 - 25　间接灸**

（1）无瘢痕灸　又称非化脓灸，用于虚证。首先在施灸部位上涂少量凡士林，上置艾炷点燃，燃剩 2/5 时，病人感到微烫，用镊子将艾炷夹去，换炷再灸。一般可灸 3～7 壮，以局部皮肤充血、红润为度。灸后不化脓、不留瘢痕，故此法适应范围较广。

（2）瘢痕灸　又称化脓灸，多用于急性或顽固性疾病。首先令患者选取平正、舒适的体位，先在施灸部位上涂以大蒜汁，然后放置艾炷点燃，待艾炷燃尽，除去灰烬，更换艾炷再灸，一般灸 3～7 壮。灸时如局部疼痛较剧，可用手在灸部周围轻轻拍打，以缓解灼痛感觉。灸后局部皮肤灼伤、起泡化脓，3～4周后灸疮可留下瘢痕。故瘢痕灸前须征得患者同意。

2. 间接灸 又称隔物灸或间隔灸，指在艾炷与皮肤之间隔上某种物品而施灸的一种方法（图11 -25）。根据不同的病证，选用不同的衬隔物，如隔姜灸、隔蒜灸、隔盐灸等。

（1）隔姜灸 将新鲜生姜切成0.5cm厚的薄片，中心处用针刺数孔，上置艾炷，放于穴位施灸，反复进行。如患者感到灼痛时，可上提姜片片刻，放下再灸，直至局部皮肤潮红为度。用于外感表证、虚寒性病证，如感冒、咳嗽、呕吐、腹痛、泄泻等。

（2）隔蒜灸 将独头大蒜切成0.5cm厚的薄片，中心处用针刺数孔，放于穴位或肿块上，用艾炷灸，每次4～5壮，换去蒜片，每穴一次可灸5～7壮。用于治疗肺痨、腹中积块、未溃疮疖等。

（3）隔盐灸 又称神阙灸。首先令患者仰卧屈膝，以干净食盐填平脐孔，再放上姜片和艾炷施灸。用于急性腹痛、吐泻、痢疾、虚脱、四肢厥冷和脱证等，有回阳、救逆、固脱的作用。

（4）隔附子饼灸 将附子切细研末，用黄酒调和作饼，制成2cm×0.5cm的附子饼，上置艾炷灸之。用于阳虚证，如阳痿、早泄、外科疮疡等。

（二）艾条灸

指用纯净的艾绒（或加入中药）卷成圆柱形的艾卷，点燃后在穴位表面熏烤的一种治疗方法。根据操作方法的不同，分为温和灸、雀啄灸和回旋灸（图11 -26）。

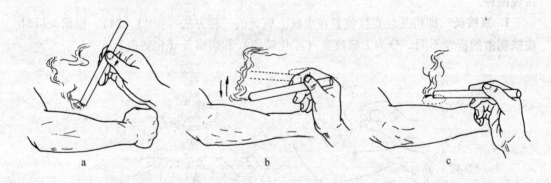

图11 -26 艾条灸
a. 温和灸；b. 雀啄灸；c. 回旋灸

1. 温和灸 将艾条一端点燃，对准施灸腧穴或患处，距皮肤约2～3cm处进行熏烤，以患者局部有温热感而无灼痛为宜。一般每穴灸10～15分钟。

2. 雀啄灸 施灸时，艾条点燃的一端与施灸部位的皮肤距离不固定，而是像鸟雀啄食一般，一上一下地移动。

3. 回旋灸 施灸时，艾条点燃的一端与施灸部位的皮肤虽保持一定的距离，但位置不固定，而是向左右方向移动或反复旋转地施灸。

（三）温针灸

温针灸是针刺与艾灸结合使用的一种方法，可增加针刺的疗效。操作方法是在针刺得气后，将针留在一定的深度，在针柄上穿置一段长约1.5cm的艾条施灸；或在针尾撮捏少许艾绒点燃施灸，待燃尽后除去灰烬，再将针取出（图11-27）。艾绒燃烧的热力，可通过针身传入体内，发挥针与灸的作用，达到治疗的目的。

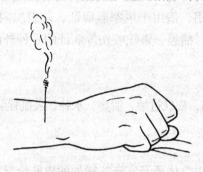

图11-27 温针灸

六、注意事项及护理

1. 灸治体位应舒适、自然而能持久，体位以平直便于施灸为宜。

2. 施灸的顺序，一般应先上部、后下部，先背腰部、后胸腹部，先头身、后四肢，依次施灸。如遇特殊情况，亦不必拘泥。

3. 使用艾炷大小、壮数多少、艾条熏灸时间，应根据患者的病情、体质、年龄和施灸部位而决定。一般而言，凡初病、体质强壮者，艾炷宜大、壮数宜多；久病、体质衰弱者，艾炷宜小、壮数宜少。按施灸部位特点，腰背腹部施灸可大炷多壮；四肢末端皮薄多筋骨处不可多灸；肩及两股皮厚肌肉丰满处宜大炷多壮。

4. 温针灸时，针柄上的艾绒团须捻紧，防止艾绒脱落，烧伤皮肤或烧坏衣物。施灸时未用完的艾条，应将其彻底熄灭，以防复燃。

5. 凡使用过的针具等物，需先消毒，然后再清洗、检查、修理，灭菌处理后备用，有条件者使用一次性针具。

6. 施灸后，局部出现微红灼热，属于正常现象。如灸后局部出现小水疱，无需处理，可自行吸收。如水疱较大时，可用无菌注射器抽去泡内液体，覆盖消毒纱布，保持干燥，防止感染。直接灸在灸疮化脓期间，严防感染，每天换药，去除脓液，以消毒敷料保护灸疮或贴清水膏药，约3~4周即可自然愈合。

7. 施灸的诊室，应注意通风，保持空气清新；避免烟尘过浓，污染空气，伤害人体。

第三节 拔罐法

一、作用及适应范围

拔罐法指以罐为工具，运用燃火、抽气等方法，排除罐内空气，造成负压，使之吸附于腧穴或体表上，引起局部皮肤充血或瘀血，具有温经散寒、舒筋通络、行气活血、消肿止痛、泄毒排脓等作用，适用于风寒湿痹证、软组织闪挫扭伤、伤风感冒、胃痛、腹胀、泄泻、咳嗽、哮喘、痛经、毒蛇咬伤等病证的一种外治法。

二、禁忌证

高热抽搐，出血性疾病，皮肤过敏、溃疡、水肿，大血管部位，孕妇腹部及腰骶部等。

三、评估

主要临床表现及既往史，体质及实施拔罐处的皮肤情况，心理状况以及对此项技术的信任度。

四、物品及相关准备

治疗盘、95%酒精棉球、止血钳或长镊子、罐具（种类及大小适宜）、打火机、弯盘、毛毯、屏风、垫枕。必要时备纸片、凡士林、棉签、皮肤消毒液、无菌镊、干棉球、三棱针、梅花针、纱布、胶布等。

五、操作方法

操作流程图见 219 页。

1. 点火 选用下列方法之一，将罐吸附于所选择部位上。

（1）**闪火法** 用长纸条或用镊子夹取 95%酒精棉球一个，用火将纸条或酒精棉球点燃后，伸入罐内中段绕一周（切勿将罐口烧热，以免烫伤皮肤），迅速将火退出，立即将罐按扣在所选部位上。

（2）**贴棉法** 用大小适宜的 95%酒精棉一块，贴在罐内壁中段（不要过湿），点燃后，迅速扣在所选部位上。

（3）**投火法** 将易燃纸片或 95%酒精棉球（拧干）1 个点燃后投入罐内，迅速将罐按扣在所选的部位，适用于侧位横拔。

2. 拔罐

（1）**坐罐法** 又名定罐法，将罐吸附在皮肤上不动，直至皮肤呈现瘀血现象为止，一般留置 10 分钟左右，多用于镇痛。

（2）**闪罐法** 用闪火法使罐吸着后，立即拔下，再吸再拔，反复多次，至皮肤充血或瘀血即止。多用于局部肌肤麻木、疼痛等病证。

（3）走罐法　又称推罐法，先在所选部位及罐口边涂一层凡士林润滑油，待罐吸住后。术者用右手握住罐体，用力向上下或左右慢慢来回推动（一般为6～8次），至局部皮肤充血或瘀血时将罐取下，多用于脊背、大腿等较大部位的酸痛、麻木、风湿痹痛等病证。

（4）刺血拔罐法　在患部常规消毒后，先用梅花针叩打，或用三棱针浅刺出血后，再行拔罐，留置5～10分钟，起罐后消毒局部皮肤。

3. 起罐　右手夹持罐体，左手以拇指或食指按压罐口皮肤，待空气进入罐内即可顺利起罐。

六、注意事项及护理

1. 室温保持在22℃～25℃之间，必要时用屏风遮挡患者。

2. 拔罐时应采取适当体位，选择肌肉较厚的部位。骨骼凹凸和毛发较多处不宜拔罐。

3. 拔罐过程中要随时观察检查火罐吸附情况和皮肤颜色，防止烧烫伤。

4. 拔罐时动作要稳、准、快，起罐时切勿强拉。如局部皮肤出现较大水疱，可用无菌注射器抽出疱内液体，外涂龙胆紫，保持干燥，必要时用无菌纱布覆盖并固定。

5. 凡使用过的罐，均应清洁消毒处理，擦干后备用。

第四节　穴位按摩法

一、作用及适应范围

穴位按摩法指运用不同手法刺激人体穴位，可疏通经络、滑利关节、舒筋整复、活血化瘀、调整脏腑气血功能、增加抗病能力，广泛用于骨伤科、外科、内科、妇科、儿科，治疗头痛、失眠、胃痛、便秘、泄泻、痹证、中风后遗症、痛经、跌打损伤等病证的一种外治法。

二、禁忌证

1. 禁用于出血性疾病，按摩部位皮肤破损，月经期，孕妇腰、腹、骶部位等。

2. 年老体衰，久病体虚，极度疲劳、剧烈运动后，过饥过饱，醉酒均不宜或慎用。

三、评估

主要临床表现及既往史；穴位按摩部位皮肤情况，心理状况，对疼痛的耐受程度等。

四、物品及相关准备

治疗盘、治疗巾、大浴巾、滑石粉、按摩乳、红花油、白酒、葱姜汁、薄荷水、便盆等。

五、操作方法

操作流程图见220页。

1. 推法 适用于头、额、胸腹、腰背、四肢等处。

（1）一指推 用拇指指腹或指侧面贴于按摩部位，通过有节律的腕关节的活动和拇指关节的屈伸，使着力部作用于患处或穴位上。

（2）二指推 食、中二指并拢，着力于治疗部位，来回有规律地推动。

（3）平推 分别用手掌或大小鱼际正侧面，或掌根紧贴体表做回旋推转，或用双手向两边分别推动。

2. 拿法 用拇指和食、中指，或拇指与其余四指相对拿提穴位或患处皮肤、肌肉、筋腱，然后放手。因刺激性较大，每个部位每次拿1~3次即可。多用于颈项、肩背、腹部及四肢。

3. 按法 用拇指或掌、肘关节鹰嘴突处按压患部或穴位，并稍留片刻。常用于头面、肩、四肢、胸腹、腰臀部等。

（1）指按法 用拇指或中指指面为着力部，指甲勿接触患者皮肤。多用于穴位和压痛点。

（2）掌按法 用掌根或全掌为着力部。多用于面积较大的部位如腰背、臀部及大腿部，亦可用于腹部。

（3）叠掌法 用双掌重叠按之。用于脊柱部。

（4）肘按法 屈肘，用肘关节鹰嘴突处按压患处。因刺激较强，适宜于软组织丰满和深厚部位如腰、臀等。

4. 摩法 用手掌掌面或手指指腹附着于一定部位或穴位，用腕关节和前臂做环形有节律的抚摩。快速法每分钟约100~200次，慢速法每分钟约30~60次。适用于全身各部。应用时常借助于介质如冬青油膏、药水、姜汁等，以增效。

5. 滚法 手指微曲，用手背面指掌关节处接触需按摩的部位，前臂做连续内旋、外旋动作，带动指掌关节滚动。一般用单手或双手交替操作，亦可双手同时操作。常用于面积较大、软组织丰满的部位，如腰、背、臀、大腿等。

6. 揉法 用大鱼际或掌根或拇指指腹着力，腕关节或第一掌指关节做轻柔缓和的回旋揉动。适用于全身各部。指揉用于狭小部位或穴位上，掌揉用于面积较大的部位如肩、背、腰、臀、大腿等，亦常用在强刺激手法后。

7. 摇法 用一手握住或扶住关节近端肢体，另一手握住关节远端的肢体做环旋或左右转动。操作时用力需轻巧，摇动幅度须在生理许可范围内或患者可忍受的程度内进行，由轻到重，由缓到快。适用于颈部、腰部、四肢关节。

（1）摇上肢法

①摇肩法：首先，术者一手扶住患者肩部，一手握住腕部上方，做肩关节的小幅度环转摇动。第二，一手扶住肩部，一手托住肘部，做肩关节的环转摇动。第三，一手握

住患肢腕部做肩关节的大幅度环转摇动，同时另一手自前臂至肩部做掌抹法。

②摇肘法：一手固定肘部，一手握住腕部上方，做肘关节顺时针和逆时针的环转摇动。

③摇腕法：一手握住腕部上方，一手握住手掌，做腕关节环转摇动，摇后依次拉指关节。

（2）摇下肢法

①髋部摇法：患者仰卧，膝、髋关节各呈 90°，术者一手握住足跟，一手按在膝盖上，交替做顺时针和逆时针方向的环转摇动。

②跟部摇法：患者取坐或卧位，术者一手托住患者足跟，一手握住脚前掌，做踝关节环转摇动。

（3）摇颈法 患者取坐位，术者一手托住患者下颌部，一手扶住头后枕部，做左右前后的环转摇动。开始轻慢摇动，待患者感觉轻松不紧张时，再用较快速度向左或右摇至适当范围。

（4）摇腰法 患者取坐位，术者两腿夹住患者一下肢，双手提肩，做腰部环转摇动。

8. 捻法 用拇指和食指相对捏捻按摩部位的方法。常用于四肢小关节。

9. 搓法 用双手掌面或小鱼际部位对称地夹住肢体的一定部位，相对用力，自上而下做快速搓揉往返移动。手法由轻到重，再由重到轻；由慢至快，再由快至慢。适用于四肢、腰背、胸腹部，亦常作为治疗结束时的舒筋手法。

10. 抹法 用双手或单手指指面为着力部，紧贴于一定部位，做上下或左右轻轻的往返移动，须均匀，轻重适宜，不可过重。

（1）指抹法 用拇指指腹紧贴印堂穴，用均匀压力分别抹向两侧太阳穴，或继续向下抹向风池穴。适用于头颈部。

（2）掌抹法 用掌根紧压脊柱两侧皮肤，用均衡持续的压力抹向两端。常用于腰背部。

11. 掐法 用拇指指甲着力，在一定穴位或部位上深深掐压，多用于急救和止痛。如突然昏厥、抽搐、腹痛、头痛等，常掐合谷、人中、足三里等。勿掐破皮肤，掐后轻揉局部。

12. 捏法 用拇、食二指或五指将皮肤、肌肉、肌腱捏起，连续不断地向前提捏推行。适用于颈、肩、四肢等。

 课堂互动

　　如果牙痛，可取合谷、颊车、内庭、下关穴，用一指禅、掐法、揉法试试。

六、注意事项及护理

1. 除少数手法如擦、推、掐等须直接接触患者皮肤外，其他手法须用治疗巾铺盖治疗部位。注意保暖。

2. 在操作过程中，态度须严肃、认真，切勿嬉笑。

3. 操作者在治疗前应修剪指甲，以免伤及皮肤。

4. 根据按摩部位和使用手法的不同，应采用不同的体位，使患者舒适、术者省力。

5. 在腰、腹部进行按摩时，应嘱患者先排尿。

6. 为减少阻力，减少患者及术者组织擦伤或增强按摩的作用，术者手上可蘸水、滑石粉、油膏、生姜汁、酒等。

7. 治疗过程中，应随时观察患者对手法治疗的反应，若有不适，应及时调整手法或停止操作，以防发生意外。

8. 手法熟练，轻重快慢适宜，用力均匀，禁用暴力。每次按摩时间，一般在 15 ~ 30 分钟。每日或隔日 1 次，7 ~ 10 次为 1 个疗程。每疗程之间，应间隔 3 ~ 5 天。

第五节 刮痧法

一、作用及适应范围

刮痧法指用边缘钝滑的器具如刮痧板、嫩竹板、硬币、瓷匙等，在患者体表的一定部位反复刮动，使其局部出现瘀斑或痧痕，具有通畅气血、逐邪外出等作用，广泛用于临床各科，治疗感冒、咳嗽、头痛、呕吐、泄泻、中暑、风湿痹证、痛经等病证的一种外治法。

二、禁忌证

急性传染病，重症心脏病，高血压病，局部皮肤溃烂、损伤，过于消瘦，饱食或饥饿等。

三、评估

主要临床表现及既往史，刮痧部位的皮肤情况，心理状况，对疼痛的耐受程度等。

四、物品及相关准备

治疗盘、刮痧板（或嫩竹板、硬币、瓷匙）、圆药杯、植物油（冷开水）、纱布、弯盘、清洁纸、棉签等。必要时备浴巾、屏风。

五、操作方法

操作流程图见 221 页。

一般刮痧时间为 15 ~ 20 分钟，以皮肤出现瘀斑或痧痕为度。

刮痧常用部位如下：

1. 头部　眉心、太阳穴。

2. 颈部　喉头两侧、颈部左右侧面和颈后两侧。

3. 背部　两肩部，脊中线，脊椎旁两侧和肩胛内缘向下、向外处。

4. 胸部　胸中线和胸骨两旁（乳房禁刮）。

5. 四肢　肘的屈侧面、腘窝。

六、注意事项及护理

1. 室内空气流通，忌对流风，注意保暖，以防复感风寒而加重病情。

2. 根据患者的年龄、病情、部位和体位，选用合适的手法和刺激强度。

3. 刮痧过程中要随时观察病情变化，如见胸闷不适、面色苍白、冷汗不止、脉沉伏或神志不清等情况，应立即停止，并报告医生。

4. 刮痧后保持情绪安定，避免郁怒、烦躁、焦虑。饮食宜清淡，忌生冷瓜果和油腻之品。

第六节　熏洗疗法

一、作用及适应范围

熏洗法指选用一定的方药煎汤，趁热熏洗患处（一般先熏后洗），因汤药不同而具有开泄腠理、散邪解肌、清热解毒、消肿止痛、杀虫止痒、温经通络、活血化瘀、祛风除湿等作用，适用于内科（如感冒、咳嗽、哮喘、头痛、呕吐、腹胀、便秘等）、外科（如痈、疽、疔疮、疖、烫伤、痔疮等）、妇科（如闭经、痛经、带下病、盆腔炎等）、儿科（如湿疹、泄泻、麻疹、痄腮等）、骨伤科（如骨折、肋软骨炎、肩周炎等），以及五官科、皮肤科等诸病证的一种外治法。

二、禁忌证

1. 月经期、妊娠期禁坐浴。

2. 大汗、饥饿、过饱及过度疲劳者。

3. 急性传染性疾病、严重心脏病、重症高血压病、恶性肿瘤、呼吸困难及有出血倾向者。

4. 眼部肿瘤、急性结膜炎、眼出血者。

5. 有大范围感染性病灶并已化脓破溃者。

三、评估

当前主要症状、发病部位及相关因素，体质及熏洗部位皮肤情况，胎、产、经、带情况，心理状况及对此项操作的信任度。

四、物品及相关准备

治疗盘、熏洗药液（遵医嘱准备）、盆（治疗碗、坐浴椅、坐浴盆、有孔木盖）、浴巾、橡胶单、镊子、毛巾、垫枕、水温计、弯盘、纱布、绷带、胶布。必要时备屏风、毛毯。

五、操作方法

操作流程图见 222 页。

六、注意事项及护理

1. 操作前向患者解释，或指导患者自行熏洗。

2. 注意保暖、避风，暴露部位尽量加盖衣被，室温宜在 20℃～22℃。

3. 熏洗药温不宜过热，一般为 50℃～70℃，老年人、儿童等反应较差者不宜超过50℃，以防烫伤；浸渍的温度宜 35℃～40℃。

4. 在伤口部位进行熏洗、浸渍时，按无菌技术操作。

5. 根据熏洗部位的不同选用合适的物品，如熏洗眼部时，碗内盛药液，上盖有孔纱布，患眼对准小孔接受熏洗；熏洗外阴部时取坐浴，盆、椅上盖有孔木盖，暴露臀部坐在木盖上，患部对准盖孔进行熏蒸。必要时可在浴室内进行。

6. 包扎部位熏洗时，应揭去敷料，熏洗完毕后，更换消毒敷料重新包扎。

7. 所用物品需清洁消毒，避免交叉感染。

8. 熏蒸一般为每日 1 次，每次 20～30 分钟，根据病情也可每日 2 次。

9. 面部熏蒸者，操作后半小时才能外出，以防感冒。

第七节　其他护理技术操作

一、全身药浴法

（一）作用及适应范围

全身药浴法指将药物水煎取汁，趁热进行全身性熏洗、浸渍，具有疏通经络、调和气血等作用，适用于多种泛发性皮肤病及周身关节酸痛、肢体麻木的一种外治法。

（二）禁忌证

严重心脏病，月经期，妊娠期，皮肤有破溃、出血、渗出等。

（三）评估

主要临床表现，既往史及过敏史，体质及皮肤情况，胎、产、经、带情况，心理状态。

（四）物品及相关准备

药液、浴巾、毛巾、拖鞋、衣裤、坐架等。

（五）操作方法

1. 遵医嘱配制药液于浴盆内。
2. 浴室内温度适宜，待药液温度适宜时，协助其脱去外衣，将躯体及四肢浸泡于药液中。
3. 浸泡时间一般为 20～40 分钟。药浴过程中，随时调节药温或停止洗浴。
4. 药浴完毕后，用温水冲去药液，擦干，协助患者着衣，令其卧床休息。
5. 清理物品，洗手并记录。

（六）注意事项及护理

1. 一般适用于能自行活动者，饱食、饥饿、年老体弱、儿童、情志欠佳者慎用。
2. 注意保暖，尽量在浴室内进行。夏季防止汗多虚脱，冬季防止受凉感冒。
3. 全身药浴的水位应在膈肌以下，避免胸闷心慌。
4. 观察面色、脉搏、呼吸等情况以防虚脱。若有不适，应立即停止药浴，报告医师并配合处理。

二、湿敷法

（一）作用及适应范围

湿敷法指将无菌纱布用药液浸透，敷于局部，具有疏通腠理、清热解毒、消肿散结等作用，适用于疖肿、烧伤、急性湿疹等外科肿疡及皮肤病证的一种外治法。

（二）禁忌证

疮疡脓肿迅速扩散者。

（三）评估

主要临床表现，既往史及药物过敏史，体质及湿敷部位的皮肤情况，心理状态等。

（四）物品及相关准备

治疗盘、药液（遵医嘱配制）、敷布数块（无菌纱布制成）、凡士林、镊子、弯盘、橡胶单、中单、纱布等。

（五）操作方法

1. 备齐用品，携至床旁，做好解释，核对医嘱。
2. 患者取合理体位，暴露湿敷部位，注意保暖。
3. 遵医嘱配制药液，待药液温度适宜并倒入容器内，敷布在药液中浸湿后，敷于患处。

4. 定时用无菌镊子夹取纱布浸药后淋药液于敷布上，保持湿润及温度。

5. 操作完毕，擦干局部药液，取下弯盘、中单、橡胶单，协助患者着衣，整理床单。

6. 整理物品，做好记录。

（六）注意事项及护理

1. 操作前向患者做好解释，以取得合作。注意保暖，防止受凉。

2. 注意消毒隔离，避免交叉感染。

3. 注意药液温度，防止烫伤。湿敷过程中注意观察局部皮肤反应，如见苍白、红斑、水疱、痒痛或破溃等时，应立即停止治疗，报告医师并配合处理。

三、换药法

（一）作用及适应范围

换药法指通过对创面进行清洗、用药处理、包扎等，使药物直达病位，具有清热解毒、提脓祛腐、生肌收口、镇痛止痒等作用，适用于疮疡、跌打损伤、蚊虫咬伤、烫伤、烧伤、痔瘘等中医外科病证的基本操作技术之一。

（二）评估

创面的范围、深度及感染程度。

（三）物品及相关准备

1. 治疗盘、酒精、生理盐水、过氧化氢、换药碗、弯盘、镊子、剪刀、探针、纱布、干棉球、油纱条、胶布，以及相应药液或各种散、膏、丹等外用药，必要时备药捻，酌情备绷带、橡胶单、治疗巾、屏风、毛毯等。

2. 常用掺药如下：

（1）消散药　阴毒内消散、阳毒内消散、红灵丹、黑退消等。

（2）提脓祛腐药　九一丹，八二丹、七三丹、五五丹、黑虎丹、九黄丹等。

（3）腐蚀平胬药　白降丹、枯痔散、平胬丹、三品一条枪等。

（4）生肌收口药　生肌白玉膏、生肌玉红膏、生肌散、八宝丹等。

（5）止血药　三七粉、桃花散、圣金刀散等。

（6）清热收涩药　青黛散、三石散等。

（7）酊剂　红灵酒、10% 土槿皮酊、白屑风酊等。

（四）操作方法

1. 备齐用物至床前，做好解释，再次核对医嘱。

2. 取合理体位，暴露伤口，垫橡胶单、治疗巾，必要时以屏风遮挡。

3. 置弯盘于治疗巾上，揭去外层敷料，用镊子取下内层敷料及引流条。如分泌物干结黏着敷料，可用盐水浸润后再揭下，以免损伤肉芽组织和新生上皮。脓液多时用弯盘接取，并擦净脓液。

4. 观察疮面，用镊子夹取75%酒精棉球消毒疮口周围皮肤，用生理盐水棉球清洗疮面，去除脓腐。窦道深的瘘管可用药液或盐水冲洗，疮面较深者还要用探针试探深浅。

5. 根据疮面的性质选择用药，覆盖伤口，胶布固定，酌情包扎。

6. 协助患者取舒适体位，整理用物。

7. 污染敷料焚烧销毁，污染器械应先浸泡消毒后清洗干净，再灭菌后备用。

8. 整理物品，做好记录。

（五）注意事项及护理

1. 保持换药室的清洁，室内每日消毒。严格执行无菌操作，所有物品每人一套，先处理无菌伤口，再处理感染伤口，防止交叉感染。

2. 严格遵守操作规程，疮面要清洁干净，勿损伤肉芽组织。

3. 药粉须均匀撒在疮面或膏药上，散剂调和干湿适宜，敷布范围大于病变部位1~2cm。

4. 一般伤口应每日换药1次，脓腐较多的伤口每日换药1~2次。

5. 对汞剂过敏者禁用丹药，眼部、唇部、大血管附近的溃疡及通向内脏的瘘管均不用腐蚀性强的丹药，上丹药时须保护周围组织，勿将丹药撒于疮面外。

6. 颜面部的疗疖勿挤压，以防脓毒扩散。

7. 痔瘘患者每次便后需清洗肛门并换药。

8. 外敷药须贴紧疮面，包扎固定要注意松紧适度，固定关节时要注意保持功能位置。

四、涂药法

（一）作用及适应范围

涂药法指将各种外用药物直接涂于患处，具有祛风除湿、解毒消肿、止痒镇痛等作用的一种外治法。本法所用剂型有水剂、酊剂、油剂、膏剂等。

（二）禁忌证

婴幼儿，颜面部。

（三）评估

主要临床表现，既往史及过敏史，体质及皮肤情况，心理状态等。

（四）物品及相关准备

治疗盘、药物（遵医嘱准备）、弯盘、棉签、镊子、生理盐水棉球、干棉球、纱布、胶布、绷带、橡胶单、中单等。

（五）操作方法

1. 备齐用物，携至床旁，做好解释，核对医嘱。
2. 根据涂药部位，取合理体位，暴露涂药部位，注意保暖，必要时以屏风遮挡。患处酌情铺橡胶中单。
3. 清洁皮肤，将配制的药物用棉签均匀地涂于患处。面积较大时，可用镊子夹棉球蘸药物涂布，蘸药干湿度适宜，涂药厚薄均匀。
4. 必要时用纱布覆盖，胶布固定，防止药物颜色、油渍等污染衣物。
5. 涂药完毕，协助患者着衣，安排舒适体位，整理床单。
6. 清理物品，做好记录并签字。

（六）注意事项及护理

1. 涂药前需清洁局部皮肤。
2. 涂药次数依病情、药物而定，水剂、酊剂用后须将瓶盖盖紧，防止挥发。
3. 混悬液先摇匀后再涂药。
4. 霜剂则应用手掌或手指反复擦抹，使之渗入肌肤。
5. 涂药不宜过厚、过多，以防毛孔闭塞。
6. 涂药后观察局部皮肤，如出现丘疹、奇痒或局部肿胀等过敏现象时，应停止用药，并将药物拭净或清洗，遵医嘱内服或外用抗过敏药物。

五、敷药法

（一）作用及适应范围

敷药法指将中药研成细末，加适量赋形剂调成糊状，敷布于患处或经穴部位，具有通经活络、活血化瘀、清热解毒、消肿止痛、祛瘀生新等作用，适用于外科（如痈、疽、疔疮、疖、烫伤等）、内科（如哮喘、肺痈、高血压病、头痛、面瘫、汗证等）、儿科（如时行感冒、高热、百日咳、咳嗽、痄腮等），以及皮肤科、妇科、骨伤科等诸病证的一种外治法。

（二）禁忌证

对某种药物过敏而皮肤易起水疱、丘疹者等。

（三）评估

药物过敏史，敷药部位的皮肤情况，患者对此法的认识、心理状态及配合程度。

（四）物品及相关准备

药物（遵医嘱准备）、生理盐水、棉球、赋形剂（水、醋、蜂蜜、饴糖）、油膏、绷带、胶布、绵纸、消毒棉垫或纱布、弯盘、治疗碗、调和剂、乳钵、新洁尔灭等。

（五）操作方法

1. 新鲜中草药洗净后置于乳钵内捣烂，混合调成糊状。
2. 首次敷药患者，先用盐水棉球清洁局部；更换敷料者，取下原敷料，用盐水棉球擦洗局部，观察创面情况及敷药效果。
3. 按病灶范围，选择大小适宜的绵纸或薄胶纸，将药物均匀地平摊于绵纸上，厚薄适中。将摊好药物的绵纸四周反折后敷于患处，加盖敷料或棉垫，以胶布或绷带固定。
4. 如敷新鲜中草药，则将捣烂的药物加少许食盐拌匀后，平摊于绵纸上。
5. 若为肿疡，敷药面积应超过肿势范围，防止毒邪扩散，并可提脓拔毒。

（六）注意事项及护理

1. 敷药须湿度适中，厚薄均匀，厚度以 0.2～0.5cm 为宜，围敷时药膏面积须超出肿块约 2cm。
2. 用水或药汁、醋所调配的敷药易干燥，须经常加原调的液体湿润，以助药力。用蜂蜜或饴糖所调配的敷药，夏天易变质，可加少量新洁尔灭防腐。
3. 疮疡初起，药物宜敷满整个病变部位，以图消散；若毒已结聚或溃后余肿未消，敷药时应在疮头或溃疡面留空隙，围敷四周为宜，不宜完全涂布。
4. 敷药后若见局部瘙痒、丘疹、水疱甚至糜烂，应立即洗去敷药，报告医生及时处理。

六、贴药法

（一）作用及适应范围

贴药法指将药物贴敷于腧穴部位或患处，具有疏经通络、祛风逐湿、利气导滞、散结止痛、活血化瘀、消肿拔毒等作用，适用于内、外、妇、儿、骨伤科等多种疾患，如哮喘、胸痹、疮疡、皮肤疾病、腰腿痛等的一种外治法。其所用剂型有膏贴、饼贴、叶贴、花贴、药膜贴、油膏等，临床最常用的是膏贴、油贴。

（二）禁忌证

对某种药物过敏而皮肤易起丘疹、水疱者等。

（三）评估

药物过敏史，贴药部位的皮肤情况，患者对贴药法的认识、心理状态及配合程度。

（四）物品及相关准备

治疗盘、药物（遵医嘱准备膏药或新鲜中药）、松节油、生理盐水、75％酒精、酒精灯、打火机、剪刀、纱布、胶布或绷带、医用汽油、棉签、皮刀、滑石粉等。

（五）操作方法

1. 清洁局部皮肤，毛发较密处须用备皮刀刮去毛发。

2. 按病灶范围，选择大小适宜的膏药，将备好之膏药剪去四角，边缘剪出小裂口数处，再在酒精灯上烤化后揭开，趁热贴于患处。

3. 部分病例根据病情，需掺入药粉，在膏药面上撒上花粉，双手分别捏住膏药两侧，边加热边挤捏，使药粉与膏药混匀，等膏药温度适宜时，立即贴于患处。

4. 疖肿将破或脓液较多之疮口应于膏药中心剪孔，将孔对准破溃处，便于脓液流出。

5. 若以新鲜植物叶类中药贴附，先用肥皂洗净后直接贴于患处，外盖纱布，以胶布或绷带固定。

（六）注意事项及护理

1. 根据病变部位选择大小合适的膏药。根据病证或医嘱选用不同功效的膏药，如阳证肿疡用拔毒膏、太乙膏；阴证肿疡多用千捶膏、麝香回阳膏等。

2. 烘烤膏药应以膏药柔软化开，但不烫手、不外溢为度，以免烫伤皮肤。若含有麝香、丁香等辛散药物的膏药，更不宜多烤，以免减低药效。

3. 注意观察皮肤反应，若出现皮肤瘙痒，周围起疹或水疱，轻者可除去膏药，用酒精涂擦，或以青黛散软膏外涂；重者为过敏现象，应停止使用或改为油膏。

4. 溃疡生肌收口时所贴膏药，不可去之过早，以免损伤创面。

5. 揭下膏药后，局部皮肤可用汽油、松节油将残留的药痕擦拭干净。

七、药熨法

（一）作用及适应范围

药熨法指将中药用白酒或食用醋搅拌后炒热，装入布袋中，在患处或特定穴位上来回移动或回旋运转，具有行气活血、温经通络、散寒止痛、祛瘀消肿等作用，适用于脾胃虚寒所致的胃痛、腹冷、吐泻，风寒湿痹证所致的关节冷痛、麻木、沉重、酸胀，跌打损伤所致的局部瘀血、肿痛，扭伤所致的腰背不适、行动不便等病证的一种外治法。

（二）禁忌证

实热证，腹痛或包块性质不明，孕妇腹、骶等部位，皮肤破损、身体大血管处及局部无知觉处等。

（三）评估

病情判断，过敏史，体质情况，皮肤情况，心理状态及其对此操作的信任程度。

（四）物品及相关准备

治疗盘、药物（遵医嘱准备）、白酒或醋、治疗碗、棉签、凡士林、双层纱布袋、大毛巾、炒锅、电炉、竹铲或竹筷、屏风等。

（五）操作方法

1. 药包准备。将药物加白酒或醋放入锅中混匀，文火炒至 60℃～70℃，装袋，以大毛巾裹好，保温以备用（用时以 50℃～60℃为宜）。

2. 将用品携至床前，做好解释，再次核对医嘱。根据病情令患者取合适体位，暴露药熨部位。

3. 患处涂一层凡士林，将药袋放到患处或相应穴位，用力来回推熨，力量要均匀。开始时用力要轻，速度可稍快，随着药袋温度降低，力量可增大，同时速度减慢。药袋温度过低时，及时更换药袋。操作时间为每次 15～30 分钟，每日 1～2 次。

4. 药熨后擦净局部皮肤，协助患者取舒适卧位。整理物品，洗手并记录。

（六）注意事项及护理

1. 药熨前嘱患者排空小便。
2. 注意保暖。药熨过程中要注意观察局部皮肤，防止烫伤。
3. 布袋用后清洗消毒以备用。

八、坐药法

（一）作用及适应范围

坐药法又称坐导法、纳药法，指将药物塞入肛门或阴道内，或直接坐在药物上，具有清热解毒、杀虫止痒、行气活血等作用，适用于妇科（如慢性盆腔炎、盆腔包块、阴道炎、带下病）、外科（如前列腺炎、肛周疾病）以及内科（如慢性结肠炎）等病证的一种外治法。

（二）禁忌证

未婚者，月经期、妊娠期等。

（三）评估

病情判断，体质情况，坐药部位情况，经、带、孕、产，心理状况，合作程度。

（四）物品及相关准备

药物（遵医嘱准备）、无菌手套、棉球或纱布、棉线、冲洗液、窥阴器、镊子、生理盐水棉球、橡胶单、治疗巾、卫生纸、屏风等。

（五）操作方法

1. 协助患者脱去一侧裤腿，取截石位，注意保暖。

2. 臀下垫橡胶单、治疗巾，冲洗、消毒外阴。

3. 术者洗净双手，戴无菌手套，用生理盐水棉球清洁阴道、宫颈或肛门，将药物纳入阴道或肛门内。将包裹药物的棉花或纱布用棉线扎紧，留15cm左右的长线头，药棉置入阴道后，线头留于阴道外以便取出。若用药片、药丸、栓剂时不必包裹，置入后不必取出。

4. 擦干会阴，撤去橡胶单、治疗巾，脱手套。协助患者穿好衣裤，整理床单。

（六）注意事项及护理

1. 无菌操作，药物、治疗器械均严格消毒。塞药时须将手冲洗干净，或戴橡胶手套。

2. 治疗前嘱患者排空小便。治疗期间戒房事。

3. 注意观察用药后的反应。每日换药1次，或视病情和药物而定。

4. 施用阴道坐药后数天，如阴道内有坚韧的块状物脱落，勿紧张、恐惧，这是正常现象。

九、中药保留灌肠法

（一）作用及适应范围

中药保留灌肠法指将汤剂自肛门灌入直肠至结肠，通过肠黏膜吸收，具有通腑润便止泻、清热解毒降浊的作用，适用于慢性结肠炎、慢性痢疾、慢性盆腔炎等病证的一种外治法。

（二）禁忌证

严重心血管疾病，严重痔疮、肛裂，肠道手术后，妊娠期等。

（三）评估

病情判断及药物过敏史。

（四）物品及相关准备

治疗盘、灌肠筒、注射器、弯盘、消毒肛管（14～16号）、止血钳、汤剂（遵医嘱准备）、水温计、石蜡油、橡胶单、治疗巾、量杯、棉签、卫生纸、便盆、屏风等。

（五）操作方法

1. 备齐用品，携至床前，解释目的、方法。

2. 令患者摆好体位，根据病变部位取左侧或右侧卧位，臀下垫橡胶单和治疗巾，并用小枕抬高臀部 10cm 左右，暴露肛门，注意保暖。

3. 在肛管前端涂上石蜡油，与注射器相接，排气后夹住肛管。根据病变部位，试探性插入肠管，一般插入 10～15cm，松开止血钳，缓缓推入药液，最后灌入温开水 5～10ml，用止血钳夹住肛管，轻轻拔出，放于弯盘中。

4. 排便后，须注意观察泻下物的质、量、色、气味及次数。若气味腥臭或夹有脓液、血液，应及时送检，并作记录和报告。

（六）注意事项及护理

1. 治疗肠道疾病宜在夜间睡前进行。操作前嘱患者排空大便，必要时可先行清洁灌肠。

2. 每次药量不应超过 200ml。药液温度应控制在 39℃～41℃。若温度过低，则肠蠕动增快，药液保留时间短；温度过高易引起肠黏膜烫伤。对刺激敏感者，可选用较粗的导尿管代替肠管。

3. 灌肠后若有便意时，应自控 20～30 分钟，使药液能在肠道内尽量多保留一段时间。

【附】

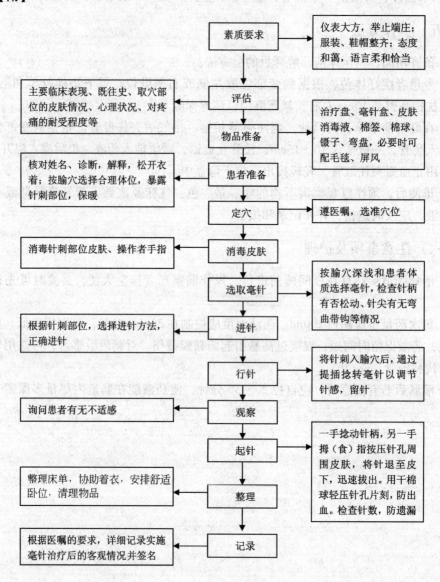

图 11-28 毫针刺法操作流程图

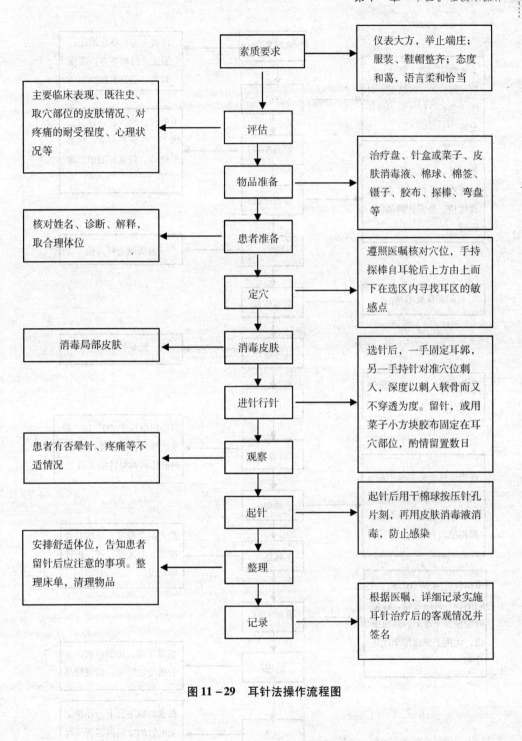

主要临床表现、既往史、取穴部位的皮肤情况、对疼痛的耐受程度、心理状况等

素质要求 —— 仪表大方，举止端庄；服装、鞋帽整齐；态度和蔼，语言柔和恰当

评估

物品准备 —— 治疗盘、针盒或菜子、皮肤消毒液、棉球、棉签、镊子、胶布、探棒、弯盘等

核对姓名、诊断、解释，取合理体位

患者准备

定穴 —— 遵照医嘱核对穴位，手持探棒自耳轮后上方由上而下在选区内寻找耳区的敏感点

消毒局部皮肤

消毒皮肤

进针行针 —— 选针后，一手固定耳郭，另一手持针对准穴位刺入，深度以刺入软骨而又不穿透为度。留针，或用菜子小方块胶布固定在耳穴部位，酌情留置数日

患者有否晕针、疼痛等不适情况

观察

起针 —— 起针后用干棉球按压针孔片刻，再用皮肤消毒液消毒，防止感染

安排舒适体位，告知患者留针后应注意的事项。整理床单，清理物品

整理

记录 —— 根据医嘱，详细记录实施耳针治疗后的客观情况并签名

图 11 - 29 耳针法操作流程图

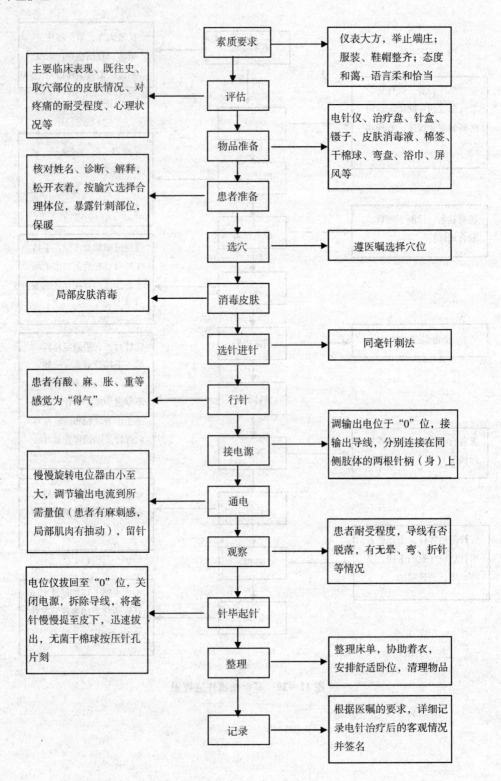

主要临床表现、既往史、取穴部位的皮肤情况、对疼痛的耐受程度、心理状况等

仪表大方，举止端庄；服装、鞋帽整齐；态度和蔼，语言柔和恰当

素质要求

评估

物品准备

电针仪、治疗盘、针盒、镊子、皮肤消毒液、棉签、干棉球、弯盘、浴巾、屏风等

核对姓名、诊断、解释，松开衣着，按腧穴选择合理体位，暴露针刺部位，保暖

患者准备

选穴

遵医嘱选择穴位

局部皮肤消毒

消毒皮肤

选针进针

同毫针刺法

患者有酸、麻、胀、重等感觉为"得气"

行针

接电源

调输出电位于"0"位，接输出导线，分别连接在同侧肢体的两根针柄（身）上

慢慢旋转电位器由小至大，调节输出电流到所需量值（患者有麻刺感，局部肌肉有抽动），留针

通电

观察

患者耐受程度，导线有否脱落，有无晕、弯、折针等情况

电位仪拨回至"0"位，关闭电源，拆除导线，将毫针慢慢提至皮下，迅速拔出，无菌干棉球按压针孔片刻

针毕起针

整理

整理床单，协助着衣，安排舒适卧位，清理物品

记录

根据医嘱的要求，详细记录电针治疗后的客观情况并签名

图 11-30　电针法操作流程图

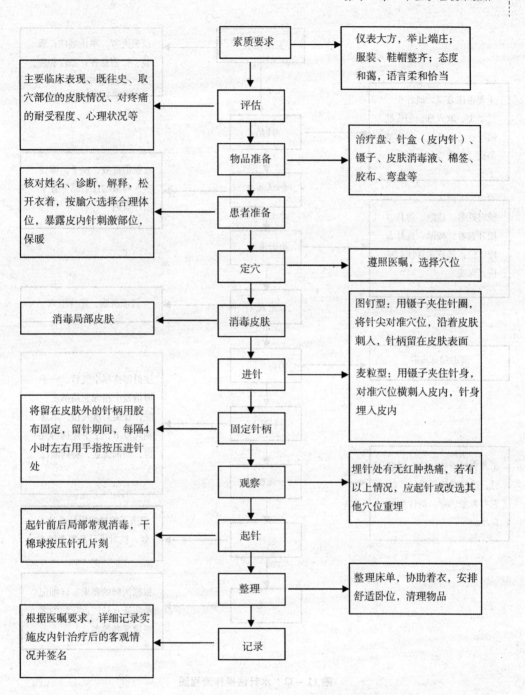

主要临床表现、既往史、取穴部位的皮肤情况、对疼痛的耐受程度、心理状况等 ← 评估

素质要求 → 仪表大方，举止端庄；服装、鞋帽整齐；态度和蔼，语言柔和恰当

物品准备 → 治疗盘、针盒（皮内针）、镊子、皮肤消毒液、棉签、胶布、弯盘等

核对姓名、诊断，解释，松开衣着，按腧穴选择合理体位，暴露皮内针刺激部位，保暖 ← 患者准备

定穴 → 遵照医嘱，选择穴位

消毒局部皮肤 ← 消毒皮肤

进针 → 图钉型：用镊子夹住针圈，将针尖对准穴位，沿着皮肤刺入，针柄留在皮肤表面
麦粒型：用镊子夹住针身，对准穴位横刺入皮内，针身埋入皮内

将留在皮肤外的针柄用胶布固定，留针期间，每隔4小时左右用手指按压进针处 ← 固定针柄

观察 → 埋针处有无红肿热痛，若有以上情况，应起针或改选其他穴位重埋

起针前后局部常规消毒，干棉球按压针孔片刻 ← 起针

整理 → 整理床单，协助着衣，安排舒适卧位，清理物品

根据医嘱要求，详细记录实施皮内针治疗后的客观情况并签名 ← 记录

图 11-31 皮内针法操作流程图

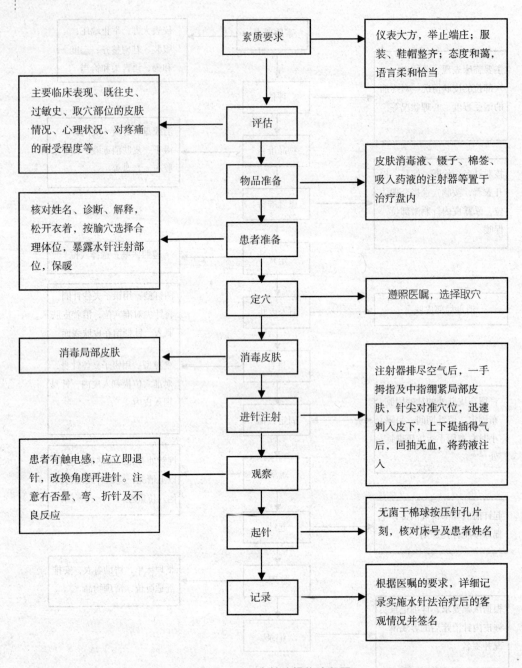

图 11 - 32 水针法操作流程图

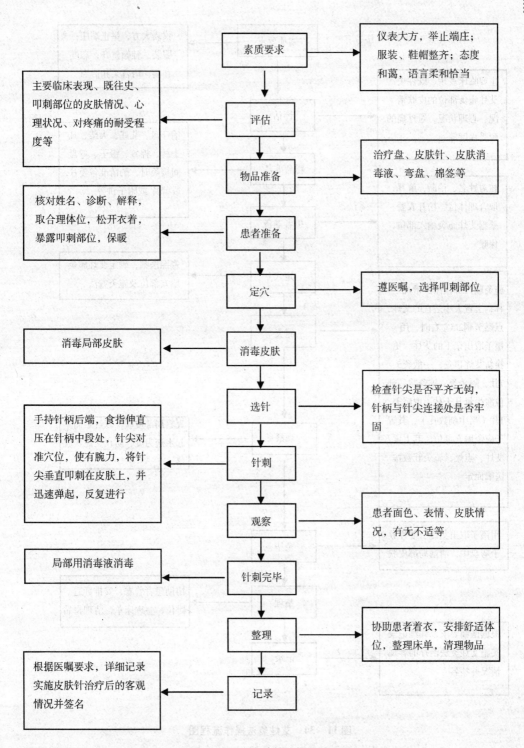

图 11－33 皮肤针法操作流程图

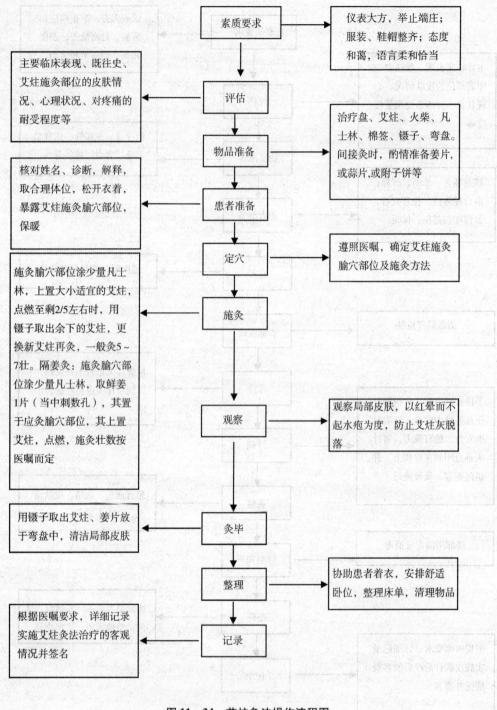

素质要求 → 仪表大方，举止端庄；服装、鞋帽整齐；态度和蔼，语言柔和恰当

主要临床表现、既往史、艾炷施灸部位的皮肤情况、心理状况、对疼痛的耐受程度等 ← 评估

物品准备 → 治疗盘、艾炷、火柴、凡士林、棉签、镊子、弯盘。间接灸时，酌情准备姜片，或蒜片，或附子饼等

核对姓名、诊断、解释，取合理体位，松开衣着，暴露艾炷施灸腧穴部位，保暖 ← 患者准备

定穴 → 遵照医嘱，确定艾炷施灸腧穴部位及施灸方法

施灸腧穴部位涂少量凡士林，上置大小适宜的艾炷，点燃至剩2/5左右时，用镊子取出余下的艾炷，更换新艾炷再灸，一般灸5~7壮。隔姜灸：施灸腧穴部位涂少量凡士林，取鲜姜1片（当中刺数孔），其置于应灸腧穴部位，其上置艾炷，点燃，施灸壮数按医嘱而定 ← 施灸

观察 → 观察局部皮肤，以红晕而不起水疱为度，防止艾炷灰脱落

用镊子取出艾炷、姜片放于弯盘中，清洁局部皮肤 ← 灸毕

整理 → 协助患者着衣，安排舒适卧位，整理床单，清理物品

根据医嘱要求，详细记录实施艾炷灸法治疗的客观情况并签名 ← 记录

图 11 - 34　艾炷灸法操作流程图

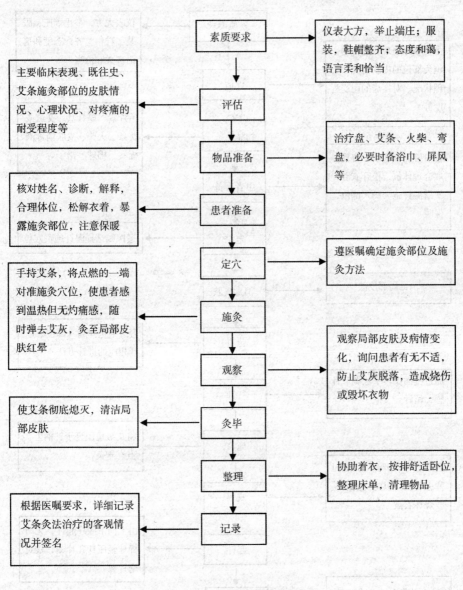

图 11 – 35 艾条灸法操作流程图

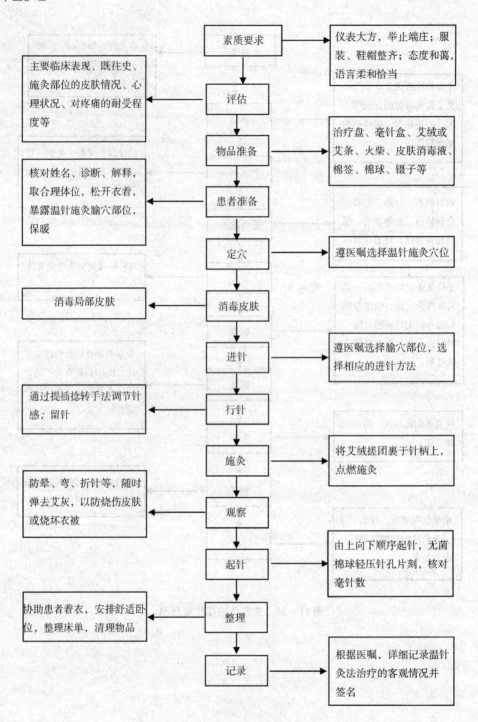

主要临床表现、既往史、施灸部位的皮肤情况、心理状况、对疼痛的耐受程度等

核对姓名、诊断、解释，取合理体位，松开衣着，暴露温针施灸腧穴部位，保暖

消毒局部皮肤

通过提插捻转手法调节针感；留针

防晕、弯、折针等，随时弹去艾灰，以防烧伤皮肤或烧坏衣被

协助患者着衣，安排舒适卧位，整理床单，清理物品

素质要求 → 仪表大方，举止端庄；服装、鞋帽整齐；态度和蔼，语言柔和恰当

评估

物品准备 → 治疗盘、毫针盒、艾绒或艾条、火柴、皮肤消毒液、棉签、棉球、镊子等

患者准备

定穴 → 遵医嘱选择温针施灸穴位

消毒皮肤

进针 → 遵医嘱选择腧穴部位，选择相应的进针方法

行针

施灸 → 将艾绒搓团裹于针柄上，点燃施灸

观察

起针 → 由上向下顺序起针，无菌棉球轻压针孔片刻，核对毫针数

整理

记录 → 根据医嘱，详细记录温针灸法治疗的客观情况并签名

图 11 - 36 温针灸法操作流程图

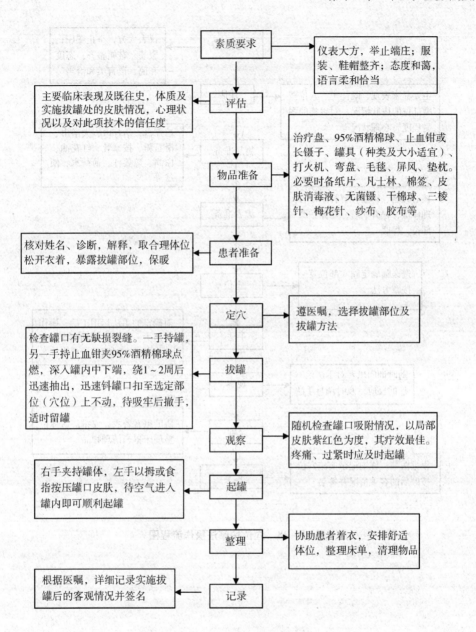

图 11 – 37　拔罐法操作流程图

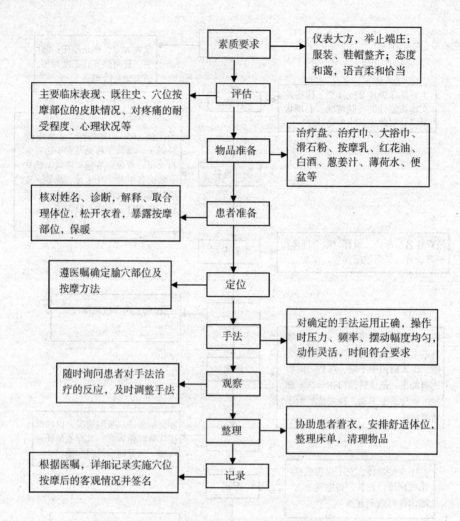

素质要求 → 仪表大方，举止端庄；服装、鞋帽整齐；态度和蔼，语言柔和恰当

主要临床表现、既往史、穴位按摩部位的皮肤情况、对疼痛的耐受程度、心理状况等 ← 评估

物品准备 → 治疗盘、治疗巾、大浴巾、滑石粉、按摩乳、红花油、白酒、葱姜汁、薄荷水、便盆等

核对姓名、诊断，解释、取合理体位，松开衣着，暴露按摩部位，保暖 ← 患者准备

遵医嘱确定腧穴部位及按摩方法 ← 定位

手法 → 对确定的手法运用正确，操作时压力、频率、摆动幅度均匀，动作灵活，时间符合要求

随时询问患者对手法治疗的反应，及时调整手法 ← 观察

整理 → 协助患者着衣，安排舒适体位，整理床单，清理物品

根据医嘱，详细记录实施穴位按摩后的客观情况并签名 ← 记录

图 11 –38　穴位按摩法操作流程图

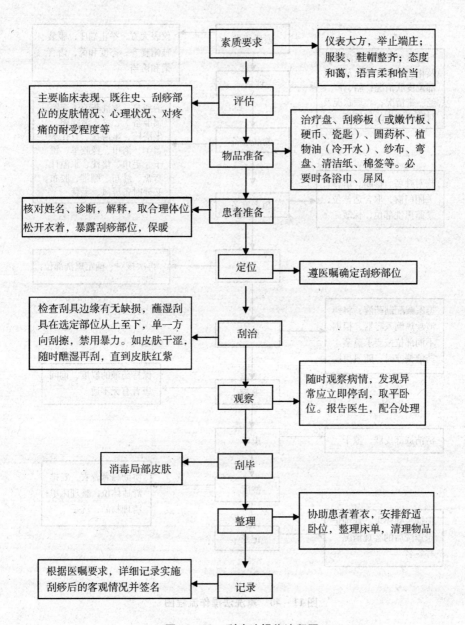

图 11－39　刮痧法操作流程图

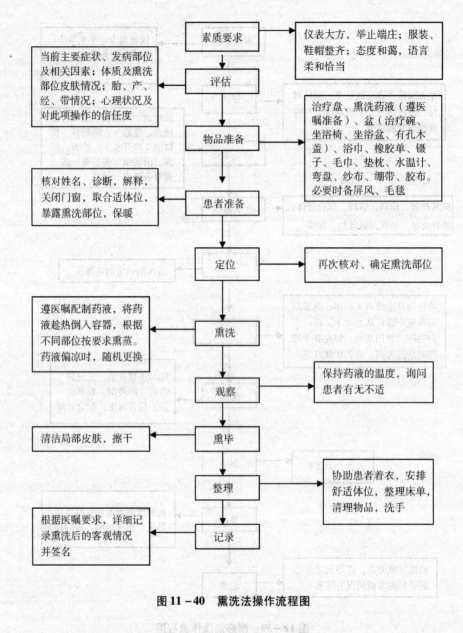

图 11 –40　熏洗法操作流程图

同步训练

简答题

　　1. 简述腧穴的分类、作用及定位。

　　2. 列缺、合谷、曲池、天枢、足三里、三阴交、内关、风池、气海、百会、人中、中脘、太阳等常见腧穴的体表定位方法和主治有哪些?

　　3. 毫针刺法的注意事项及护理要点有哪些?

　　4. 简述耳针法的作用及其适应范围、操作方法。

5. 简述电针法、皮内针法、水针法、皮肤针法的操作方法。

6. 简述艾炷灸、艾条灸、温针灸的操作方法。

7. 艾炷灸、艾条灸的注意事项及护理要点有哪些?

8. 简述拔火罐法的操作方法。

9. 拔火罐的注意事项及护理要点有哪些?

10. 简述穴位按摩法的操作方法。

11. 穴位按摩法的注意事项及护理要点有哪些?

12. 简述刮痧法的操作方法。

13. 刮痧法的注意事项及护理要点有哪些?

14. 简述熏洗法的操作方法。

15. 熏洗法的注意事项及护理要点有哪些?

16. 简述全身药浴法、湿敷法、换药法、涂药法、敷药法、贴药法、药熨法、坐药法、中药保留灌肠法的操作方法。

17. 全身药浴法、敷药法、贴药法、药熨法、中药保留灌肠法的注意事项及护理要点有哪些?

病证护理篇

第十二章 中医内科常见病证护理

 知识要点

1. 掌握中医内科常见病证的施护法则与辨证施护。
2. 熟悉中医内科病证的临床与病机特点。

中医内科病证分为外感时病与内伤杂病两大类，此两类病证有着不同的临床与病机特点。

外感时病的病因为六淫、戾气等外邪，其基本病机为营卫不和，肺气失宣。发病常与季节有关，起病较急，病邪多由皮毛、口鼻而入，由表传里。因此，其临床特点必具表证，并且具有季节性、传变性，若兼夹戾气、疫毒，则具有传染性、流行性。如"霍乱"的主要病因为外感时邪，多发于夏秋季节，易于传染、流行；"感冒"的病位在肺卫，久则病及肺系，而致"咳嗽"，甚至伤及肺脾，气不布津，聚而成痰，壅遏肺气，可致咳、喘并见；"黄疸"之急黄证多因外感湿热疫毒，发病急骤，初起虽可有短暂表证，但邪毒迅即由表入里，而致热毒炽盛，充斥三焦，甚则深入营血，内陷心肝，其来势凶猛，传变迅速，可呈区域性流行，互相传染。

内伤杂病的病因为饮食、劳倦、情志所伤，其基本病机为脏腑气血、阴阳失调。其发病特点是多因素相加、多脏腑相关、多病性复合、多病证杂见。因此，其临床特点往往因脏病及脏、脏病及腑，或复感外邪，或多种病理因素的产生，而出现寒热虚实错杂的证候，并且具有发病缓慢、病程较长等特点，亦可多病并存。如"黄疸"初起，多因湿热蕴蒸肝胆，久则肝郁脾虚，或气滞血瘀，可致"胁痛"，而胁痛久延，肝、脾、肾三脏俱损，而成"鼓胀"。"泄泻"之脾气虚弱证，常因复感外邪，内伤饮食，湿郁化热，而表现为表里同病、寒热错杂、虚实错杂的证候。"水肿"有阳水、阴水之分，阳水属实，病位在肺、脾，若迁延不愈，反复发作，正气渐衰，脾肾阳虚，阳水可转为阴水；阴水属虚或虚实夹杂，病位在脾、肾，若复感外邪，或饮食不节，使肿势加剧，呈现阳水的证候，而成本虚标实之证。其次，"水肿"各证之间亦互有联系，如阳水的风水相搏证，若风去湿留，可转化为水湿浸渍证。

第一节 感 冒

感冒指以恶寒、发热、头痛、鼻塞、流涕、喷嚏、全身不适、脉浮等为主要临床表现的外感病证。其中，病轻者，称"冒风"、"冒寒"、"伤风"；病重者，称"重伤风"。如在一个时期内广泛流行，证候多相类似者，称"时行感冒"。一年四季均可发病，以冬春为多。现代医学中的普通感冒、流行性感冒、急性上呼吸道感染等，均可参考本节辨证施护。

一、病因病机

本病可因正气不足，卫外不固，外感风邪（可夹寒、热、暑、湿、燥邪，但以风寒、风热居多）或时行病毒，从口鼻、皮毛而入，侵犯肺卫，致卫外失司、肺气失宣而发病。预后多良好，病程较短而易愈。若毒邪暴虐，身体虽壮实，犯之亦可发病，其常起病急骤，传变迅速，病情严重者，甚至死亡。

二、施护法则

其病位在肺卫，辨证属于表实证，施护总宜解表达邪。根据病邪的性质，风寒者以辛温发汗；风热者以辛凉清解；暑湿杂感者，又当清暑祛湿解表；体虚感邪者则应扶正与解表并施。

三、辨证施护

（一）风寒感冒

【证候】恶寒，发热，无汗，头项疼痛，肢节酸痛，鼻塞流清涕，声重，喷嚏或兼咳嗽，口不渴，舌苔薄白，脉浮紧。

【护理要点】

（1）用药护理 宜辛温解表法，用荆防败毒散加减。汤药宜热服，药后饮热粥或覆被。

（2）饮食护理 ①宜热食，饮食中佐用生姜、葱、胡荽等辛味发散之品，忌生冷；②生姜10g，葱白3根，加红糖适量，煎汤热服。

（3）其他 观察患者体温的波动情况。病室宜偏暖，可多加衣被。

（二）风热感冒

【证候】 发热，微恶风寒，头痛，无汗或汗出不畅，鼻塞流浊涕，喷嚏，咽喉红肿疼痛，或兼咳嗽，舌边尖红，苔薄白或微黄，脉浮数。

【护理要点】

（1）用药护理 宜辛凉解表法，用银翘散或桑菊饮加减。汤药宜温服。

（2）饮食护理 ①宜食鲜桑叶、黄瓜、番茄、白菜、绿豆、萝卜、梨等；②鲜芦根（包）30g，入水沸腾约5分钟后，入绿豆20g、粳米适量煮粥，熟前5分钟入金银花（包）20g、葱白3段，服用。

（3）其他 对高热者，应每4小时测体温、脉搏、呼吸各一次，热退后按常规测量体温。病室宜通风凉爽。

（三）暑湿感冒

【证候】 发热，微恶风，汗出热不退，鼻塞流浊涕，头昏重、胀痛，心烦口渴，胸闷，脘痞，泛恶欲呕，小便短赤，舌苔薄黄腻，脉濡数。

【护理要点】

（1）用药护理 宜清暑祛湿解表法，用新加香薷饮或藿香正气散加减。汤药宜温服。

（2）饮食护理 ①宜西瓜、薏苡粥、绿豆汤，或用鲜藿香、佩兰开水冲泡代茶饮，以化湿解暑，忌生冷及甜品；②先煎西瓜皮（切碎）60g，后下金银花10g、荷叶15g、薄荷6g，煎汤取汁，少加白糖调服。

（3）其他 病室宜通风凉爽，避免太阳直射。发热较甚者，可配合冷敷或擦浴。

（四）气虚感冒

【证候】 恶寒发热，无汗，或热势不高，鼻塞流涕，头痛身楚，咳嗽痰白，咳痰无力，平素体倦乏力，舌质淡，苔薄白，脉浮无力。

【护理要点】

（1）用药护理 宜益气解表法，用参苏饮加减。汤药宜温服。

（2）饮食护理 ①宜营养丰富、易消化、温性食物，如山药粥、黄芪粥、红枣、牛奶等；②党参30g，茯苓15g，生姜6g，水煎取汁，入粳米100g煮粥，临熟时下鸡蛋1枚及盐少许，继续煮至粥熟。

（3）其他 病室宜偏暖。平时注意防寒保暖，切忌"汗出当风"。劳逸适宜。

（五）阴虚感冒

【证候】 发热，微恶风寒，少汗，头昏，心烦，口干，干咳少痰，舌质红，少苔，脉细数。

【护理要点】

（1）用药护理　宜滋阴解表法，用加减葳蕤汤加减。汤药宜温服。

（2）饮食护理　①宜营养丰富、易消化、凉性食物，如豆腐、银耳、海参等；②将去节鲜藕500g，生姜50g，洗净、切碎，以洁净纱布绞取汁，每日分数次服。

（3）其他　病室内温湿度适宜。宜节制房事，清心寡欲，以免相火妄动，耗损真阴。

 课堂互动

　　赵某，女，28岁。两天前恶寒发热、鼻流清涕、头身疼痛，自服感冒药未见好转。现诊见：发热，微恶寒，鼻流浊涕，全身酸痛，咳嗽，咽痛，口渴，舌苔薄黄，脉浮数。

　　讨论：本病的诊断、辨证施护。

四、病情观察

密切观察体温、寒热、汗出、咳嗽、咳痰、痰色、舌脉及服药后反应。注意观察汗出后体温、脉搏的变化，这对于判定病证转归具有重要意义。药后若体温骤降、面色苍白、出冷汗，或无汗、体温继续升高、咳嗽、胸痛、咯血或热盛动风抽搐时，应速告医生进一步诊疗。

五、预防调护

1. 运动防护　根据不同的年龄和体质状况，选择适宜的体育项目，加强身体锻炼，如广播体操、太极拳、八段锦等，养成经常进行户外活动的习惯，以增强正气卫外能力。还要注意休息，保持充足的睡眠。

2. 药物防护　将山柰、丁香、石菖蒲、肉桂等芳香药物，粉碎后做成药袋，另加淡竹叶、艾叶、茵陈、苍术、菊花等作为充填剂。每晚使用此枕，疗程3个月，适用于体虚易于感冒者的预防和治疗；或取贯众100g，水煎服，为8～10人1日量。

3. 饮食防护　多饮开水，饮食清淡，多食新鲜蔬菜、水果，忌辛辣、油腻、煎炸、酸涩、生冷食物，戒烟酒。可用白萝卜500g，白菜根300g，连须葱白100g，水煎服，为5人1日量。

4. 卫生防护　在感冒流行季节，避免与感冒病人按触，保持室内外环境卫生和个人卫生，使室内空气新鲜、流通（不可直接吹风），并有充足的阳光照射。同时，可用食醋熏蒸法进行空气消毒，每立方米空间以食醋5～10ml，加水1～2倍稀释后加热，紧闭门窗，每次熏蒸2小时，每日或隔日1次。

第二节　咳　嗽

咳嗽指六淫外邪侵袭肺系，或其他脏腑功能失调，内伤及肺，以致肺失宣降，肺气上逆，冲击气道，发出咳声或咳出痰液为临床主要表现的一种常见的肺系病证。分而言之，有声无痰为咳，有痰无声为嗽，一般痰、声并见，故并称咳嗽。发病率高，一年四季均可发生。现代医学中的上呼吸道感染、急慢性支气管炎、支气管扩张、肺炎、肺结核等疾病，凡以咳嗽为主要表现时，均可参考本节辨证施护。

一、病因病机

分外感与内伤咳嗽，前者病因为外感六淫之邪；后者病因为饮食、情志等内伤因素致脏腑功能失调，内生病邪。病位主要在肺，与肝、脾密切相关，日久及肾。基本病机为内外邪气干肺，肺失宣降，肺气上逆。外感咳嗽常以风为先导，夹寒、热或燥邪，尤以风邪夹寒者居多。内伤咳嗽，邪实与正虚并见。他脏及肺者，多因邪实导致正虚；肺脏自病者，多因虚致实。病理因素主要为"痰"、"火"，痰分寒热，火分虚实。外感咳嗽如迁延失治，邪伤肺气，更易反复感邪，咳嗽屡作，转为内伤咳嗽；肺脏有病，卫外不固，易受外邪引发或加重。久则从实转虚，肺脏虚弱，阴伤气耗。故咳嗽虽有外感、内伤之分，但有时两者又可互为因果。

二、施护法则

外感咳嗽须祛邪利肺。根据邪气风寒、风热、风燥的不同，分别宜疏风散寒、清热、润燥。内伤咳嗽须祛邪扶正，标本兼顾。祛邪宜化痰或清火，扶正宜养阴或益气。

三、辨证施护

（一）外感咳嗽

1. 风寒袭肺

【证候】咳嗽声重，气急，咽痒，咳痰色白稀薄，伴恶寒发热，无汗，鼻塞流清涕，头痛，肢体酸楚，苔薄白，脉浮或浮紧。

【护理要点】

（1）用药护理　宜疏风散寒、宣肺止咳法，用三拗汤合止嗽散加减。汤药不宜久煎，趁热内服，药后饮热粥或覆被，以助药力。

（2）饮食护理　①饮食宜清淡、易消化、温热，酌加葱白、生姜、茴香等以助祛邪，忌生冷瓜果、肥甘油腻、酸涩之品；②生姜10g切丝，沸水浸泡取汁，入饴糖15～30g频饮。

（3）其他　病室宜向阳温暖、整洁、空气新鲜，勿当风。适时增添衣被，注意背部保暖。

2. 风热犯肺

【证候】咳嗽频剧，气粗，或咳声沙哑，痰黏稠或黄，咳痰不爽，喉痒咽痛，伴发热，微恶风寒，口微渴，鼻塞流黄涕，头痛，舌边尖红，苔薄白或黄，脉浮数或滑。

【护理要点】

（1）用药护理　宜疏风清热、宣肺止咳法，用桑菊饮加减。汤药宜轻煎、温服。

（2）饮食护理　①饮食宜清淡、易消化，多食白萝卜、白菜、冬瓜、梨、枇杷等新鲜蔬菜水果，常饮菊花水、鲜芦根水、绿豆汤、藕粉等，忌羊肉、辛辣、烟酒、油腻荤腥、酸涩之品；②鲜芦根30g，川贝母10g，水煎取汁，入白梨1个、粳米适量，煮粥服。

（3）其他　病室宜凉爽，空气新鲜、流通，勿当风。避免过度发声。

3. 风燥伤肺

【证候】干咳，连声作呛，咽喉干痛，口鼻咽干燥，无痰或痰少而黏连成丝，不易咳出，咳甚则胸痛，或痰中带血丝，伴鼻塞头痛，微寒身热，舌边尖红，苔薄白或苔黄少津，脉浮数。

【护理要点】

（1）用药护理　宜疏风清肺、润燥止咳法，用桑杏汤加减。汤药宜武火轻煎，少量多次频服。

（2）饮食护理　饮食宜清淡、易消化，多食油菜、西红柿、西瓜、黄瓜、蜂蜜、百合、银耳、藕汁、梨汁、荸荠汁、枇杷汁等清凉润肺之品，忌烟酒、煎炸、辛辣温燥之品。

（3）其他　病室宜空气清新、湿润，扫地时须洒水。

（二）内伤咳嗽

1. 痰湿蕴肺

【证候】咳嗽反复发作，咳声重浊，痰多易咳，因痰而咳，痰出咳平，痰白黏腻或稠厚成块，晨起或食后咳甚痰多，每进甘甜油腻食物则甚，胸闷脘痞，时有呕恶，纳差，大便时溏，体倦，苔白腻，脉濡或滑。

【护理要点】

（1）用药护理　宜燥湿化痰、理气健脾法，用二陈汤合三子养亲汤加减。汤药宜饭前温服。

（2）饮食护理　①少量多餐，饮食宜清淡、易消化，常食薏苡仁、白扁豆、赤小豆、山药、柑橘、枇杷等利湿化痰健脾之品，多饮橘汁、白萝卜汁，忌烟酒、辛辣刺激、生冷、肥甘油腻、咸食；②白萝卜1个，甜杏仁（去皮尖）10g，茯苓12g，冰糖3g，炖熟趁热食用。

（3）其他　病室宜空气新鲜、干燥、通风。

2. 痰热郁肺

【证候】咳嗽气促，或喉间有痰声，痰多而黏厚或稠黄，咯吐不爽，或有热腥味，或咯吐血痰，胸胁胀满，咳时引痛，面赤，身热，烦渴欲饮，便秘溲赤，舌质红，苔黄腻，脉滑数。

【护理要点】

（1）用药护理　宜清热肃肺、豁痰止咳法，用清金化痰汤加减，加服竹沥水。汤药宜凉服。

（2）饮食护理 ①饮食宜清淡、易消化，多食竹笋、甘蔗、荸荠、梨、生白萝卜、冬瓜、芹菜、海带等清热化痰之品，忌辛辣香燥之品；②鲜芦根 100g，竹茹 15g，水煎取汁，入粳米 60g 煮粥，粥欲熟时加生姜 6g，稍煮即可，每日 2 次。

（3）其他 病室宜空气新鲜、通风，室温宜略低，衣服不宜过厚。

3. 肝火犯肺

【证候】咳逆阵作，咳时面赤咽干，痰少质黏，或如絮条，胸胁胀痛，咳时引痛，甚则咯血，口干苦，诸症常随情绪波动而变化，舌质红，苔薄黄少津，脉弦数。

【护理要点】

（1）用药护理 宜清肝泻肺、化痰止咳法，用加减泻白散合青黛散加减。汤药宜温服或凉服。

（2）情志护理 及时安慰患者，稳定情绪，保持心情舒畅。

（3）饮食护理 ①饮食宜清淡、易消化，多食芹菜、白萝卜、冬瓜、白菜、香菇、柑橘、梨等疏肝泻火、化痰之品，忌烟酒、咸食、油炸、辛辣香燥、肥甘油腻之品；②鲜栀子花 100g，柿饼 60g，用沸水浸泡，取汁，频服。

（4）其他 病室宜凉爽、偏潮润。

4. 肺阴亏耗

【证候】病久干咳，咳声短促，或痰少而黏白，咯吐不爽，或痰中带血丝，口干咽燥，声音逐渐嘶哑，午后潮热，颧红，手足心热，盗汗，形体消瘦，舌质红，少苔或无苔，脉细数。

【护理要点】

（1）用药护理 宜滋阴清热、润肺止咳法，用沙参麦冬汤加减。汤药宜少量频服、温服。

（2）饮食护理 ①饮食宜清淡、易消化、富有营养，多食甲鱼、牛奶、豆浆、枇杷、甘蔗、梨、蜂蜜、银耳、黑芝麻、百合、蛋类等滋补肺阴之品，忌烟酒、辛辣、肥甘油腻之品；②枸杞子、龙眼肉、制黄精（均洗净切碎）各 10g，冰糖（敲碎）50g 加水 750ml 同煮，沸后约 15 分钟，再把 4 个鸽蛋打破放入，可加适量冰糖煮熟即可，每日 1 次。

（3）其他 病室宜整洁，空气新鲜、湿润，室温宜略低。注意休息。

5. 肺气亏虚

【证候】病久咳声低微，咳痰清稀色白，胸闷气短，神疲乏力，自汗，恶风，食少，舌质淡嫩，苔白，脉细弱。

【护理要点】

（1）用药护理 宜补益肺气、化痰止咳法，用补肺汤加减。汤药宜温服。

（2）饮食护理 ①饮食宜清淡、易消化、富有营养，多食瘦肉、鸡、奶、蛋类、红枣、山药、白扁豆等甘温之品，忌咸食、烟酒、生冷、辛辣之品；②猪肺丁（即猪肺 500g 洗净，入料酒适量，水煮七成熟，捞出，用刀切成丁状而成），薏苡仁 50g，大米

100g，及葱、姜、食盐、味精、料酒各适量，水煮至大米烂熟即可。

（3）其他　病室宜偏温、整洁、空气新鲜，勿当风。慎起居，适时增添衣被，勿过劳。

 课堂互动

王某，女，30 岁。恶寒发热 2 天，昨日起咳嗽加重，痰稀白，量不多，周身酸痛，头痛，鼻塞流清涕，口不渴，苔薄白，脉浮紧。

讨论：本案的诊断、施护法则以及辨证施护。

四、病情观察

1. 咳嗽的时间、节律　咳嗽白天多于夜间者，多属外感；早晨咳嗽，阵发加剧，痰出咳减者，多属痰湿、痰热；午后、黄昏加重，或夜间咳嗽者，多属肺燥阴虚。

2. 咳嗽的性质、声音　咳声洪亮有力者，多属实证；咳而声低气怯者，多属虚证；咳声嘶哑者，多为燥咳；咳声重浊痰多者，多属风寒、痰湿；咳声粗浊或嘎哑者，多属风热、痰热；咳声短促者，多属肺燥、阴虚。

3. 咳嗽的加重与缓解因素　饮食肥甘生冷加重者，多属痰湿；情志郁怒加重者，多属气火；劳累、受凉加重者，多属痰湿、虚寒。

4. 咳痰（色、质、量、味）特点　咳而少痰者，多属燥热、气火、阴虚；痰多者，多属湿痰、痰热、虚寒；痰白而稀薄者，多属风、属寒；痰黄而稠者，多属热；痰白质黏者，多属阴虚、燥热；痰白清稀、呈泡沫状者，多属虚、寒；咯吐血痰者，多属肺热、阴虚；脓血相间者，多为痰热郁结成痈；咳嗽、咯吐粉红色泡沫样痰、咳而气喘、呼吸困难者，多属心肺阳虚，气不主血；咳痰有热腥味，或腥臭气者，多属痰热；咳痰味甜者；咳痰多属痰湿，味咸者，多属肾虚。

五、预防调护

1. 室内须空气清新，改善环境卫生，戒烟，消除烟尘、有害气体等危害。起居有常，劳逸结合。忌辛辣、香燥、肥甘厚味及寒凉之品。保持心情舒畅。

2. 发病后注意休息，清淡饮食，多饮水。外感咳嗽愈后要重视锻炼身体，增强抗御外邪的能力；内伤咳嗽久病体虚，慎起居，避风寒，调饮食，戒烟酒，宜进补益食品。根据体力适当散步，做呼吸操、太极拳、气功等体质锻炼，以逐渐增强正气。

第三节　头　痛

头痛指由外感、内伤所致脉络拘急或失养，清窍不利而引起的以头部疼痛为主要临床特征的病证。可发生于多种急慢性疾病过程中，有时亦是某些相关疾病加重或恶化的先兆。现代医学中的感染性发热性头痛、偏头痛、三叉神经痛、神经官能性头痛，以及高血压病、贫血、脑外伤后遗症、五官科疾病等，以头痛为主要临床表现时，均可参考本节辨证施护。

一、病因病机

病因有感受外邪、情志失调、饮食不节、先天不足、劳欲伤肾、外伤跌仆、年老或久病体衰及产后、失血之后等，但归纳起来不外乎外感与内伤两类。外感属实，以风邪为主，夹寒、夹热、夹湿；内伤则有虚有实，肾虚、气虚、血虚头痛属虚，肝阳、痰浊、瘀血头痛属实，或虚实兼夹。

病位虽在头，但与肝、脾、肾密切相关。风、火、痰、瘀、虚为致病之主要因素。基本病机为邪阻脉络，清窍不利；精血不足，脑失所养。一般而言，外感者治疗较易，预后良好；内伤者虚实夹杂，治疗相对较难。倘若肝阳头痛日久，可转归或并发为眩晕、目盲、中风等病，预后较差。

二、施护法则

外感头痛治宜祛邪活络，视其邪气性质之不同，分别采用祛风、散寒、化湿、清热等法。内伤头痛多虚，治宜补虚，视其所虚，分别采用益气升清、滋阴养血、益肾填精之法；若因风阳上亢则治以息风潜阳，因痰瘀阻络又当化痰活血；虚实夹杂者，扶正祛邪并举。

三、辨证施护

（一）外感头痛

1. 风寒

【证候】起病较急，头痛时作，连及项背，常有拘急紧缩感，恶风寒，遇风尤剧，鼻塞流清涕，口不渴，舌苔薄白，脉浮紧。

【护理要点】

（1）用药护理 宜祛风散寒止痛法，用川芎茶调散加减。汤药不宜久煎，趁热内服，服药后饮热粥、加盖衣被以助药力。亦可加服川芎茶调丸，每次3~6g，每日2次，饭后清茶送服。

（2）饮食护理 ①饮食宜清淡、易消化、富有营养，多食牛奶、鸡蛋、新鲜蔬菜等，佐以葱白、生姜、白胡椒等辛温发散之品，忌生冷瓜果、肥甘油腻、黏滑、烟酒及酸涩之品；②粳米50~100g煮粥，粥熟加入葱白、淡豆豉各10g，再煮数沸即成。

（3）情志护理 患者常因头痛而情绪急躁，要解释病情，让患者了解情绪失常尤其是恼怒忧伤，均可使头痛加重，劝其安心静养。

（4）其他 病室宜温暖、安静、整洁、空气新鲜流通，避免对流风，可用屏风遮挡。起居有常，衣被适宜，注意保暖，避风寒，汗出时尤忌当风。

2. 风热

【证候】起病较急，头胀痛，甚则头痛如裂，发热恶风，鼻塞流浊涕，面红目赤，口渴欲饮，咽喉肿痛，便秘溲黄，舌边尖红，苔薄白微黄，脉浮数。

【护理要点】

（1）用药护理　宜疏风清热止痛法，用芎芷石膏汤加减。汤药不宜久煎，煎后温服。亦可加服芎菊上清丸，每次6g，每日2次；或牛黄上清丸，每次1丸，每日2次。

（2）饮食护理　①饮食宜清淡、易消化，多食新鲜蔬菜和瓜果如西瓜、苦瓜、冬瓜、鲜藕等，多饮菊花水、薄荷水、鲜芦根水、绿豆汤、西瓜汁、藕粉等，忌辛辣、煎炸、油腻荤腥、烟酒之品；②桑叶20g，鲜薄荷20g，苦丁茶10g，以沸水浸泡，加适量白糖代茶饮。

（3）其他　病室宜安静、光线柔和、整洁、空气新鲜流通，避免对流风，室温不宜过高。

3. 风湿

【证候】起病较急，头痛如裹，肢体困重，胸闷脘痞，纳呆，泛恶欲吐，小便不利，或便溏，舌苔白腻，脉濡或滑。

【护理要点】

（1）用药护理　宜祛风胜湿止痛法，用羌活胜湿汤加减。汤药不宜久煎，煎后温服，药后食薏苡仁粥以助药力。

（2）饮食护理　①饮食宜清淡、易消化，忌生冷、肥甘油腻之品；②藿香、佩兰各9g，紫苏叶6g，沸水冲泡代茶饮。

（3）其他　病室宜温暖、安静、整洁、空气流通，保持干燥。勿当风，避免淋雨。

（二）内伤头痛

1. 肝阳上亢

【证候】头胀痛或抽掣而痛，两侧为主，痛时常有烘热，或目眩，耳鸣，心烦易怒，夜眠不宁，面红目赤，口苦，胁痛，舌质红，苔薄黄，脉弦有力。

【护理要点】

（1）用药护理　宜平肝潜阳法，用天麻钩藤饮加减。汤药宜文火久煎，温服。

（2）情志护理　态度和蔼，语言柔和，关心体贴患者；耐心开导、劝慰患者，稳定患者情绪。

（3）饮食护理　①饮食宜清淡、凉润、易消化，多食芹菜、菠菜、苦瓜、白萝卜、冬瓜、丝瓜等，忌咖啡、辛辣烟酒、肥甘厚腻之品；②菊花、桑叶各15g水煎取汁，入适量粳米煮粥食。

（4）其他　病室宜安静、整洁、光线偏暗、凉爽、通风，避免对流风。注意卧床休息。监测血压、脉象、呼吸、体温、瞳神等，密切观察有无肢麻、震颤等中风先兆。

2. 肾阴虚

【证候】头痛而空，时轻时重，每兼眩晕，耳鸣，视物模糊，五心烦热，口干，腰膝酸软，遗精，带下，少寐，健忘，遇劳则甚，舌质红，少苔，脉沉细无力。

【护理要点】

（1）用药护理 宜滋阴补肾、填精生髓法，用大补元煎加减。汤药宜文火久煎，饭前温服。

（2）饮食护理 ①饮食宜清淡、凉润、易消化、富有营养，常食核桃、黑芝麻、黑豆、山药、紫河车、甲鱼等补肾填精之品，少食咸食，忌辛辣之品；②黑芝麻30g，粳米100g，煮粥，加冰糖少许调味食用。

（3）其他 病室宜安静，切忌喧哗。注意卧床休息，暂禁房事，愈后节制房事。

3. 气血亏虚

【证候】头痛隐隐，时作时止，遇劳则甚，兼眩晕，心悸，健忘，失眠多梦，自汗，神疲乏力，面白无华，舌质淡，苔薄白，脉细弱。

【护理要点】

（1）用药护理 宜补养气血法，用八珍汤加减。汤药宜文火久煎，饭前温服。

（2）饮食护理 ①多食甲鱼、牛肉、猪肾、猪肝、母鸡、瘦肉、蛋类、紫河车等血肉有情之品，以及大枣、山药、枸杞、桂圆、茯苓、莲子、蜂蜜等以补养气血，忌辛辣、生冷之品；②红枣15g，饴糖18g，水煎代茶饮。

（3）其他 病室宜向阳温暖、安静、整洁、空气新鲜，避免对流风。尽量休息，卧时枕头不宜过高。

4. 痰浊上扰

【证候】头痛时作，昏蒙沉重，时有目眩，胸脘满闷，肢重体倦，纳差，泛恶欲呕，甚则呕吐痰涎，痰多黏白，舌体胖大，有齿痕，苔白腻，脉弦或滑。

【护理要点】

（1）用药护理 宜健脾燥湿、化痰降逆法，用半夏白术天麻汤加减。汤药宜少量频服、温服。

（2）饮食护理 ①饮食有节，宜清淡、易消化，常食山药、木耳、大枣、桂圆、荔枝、乳类、瘦肉、柑橘、竹笋等，或选用薏苡仁、茯苓、白术、白扁豆、莱菔子、荷叶等补脾益胃祛湿之品煮粥进食，或在饮料中加车前草汁、白萝卜汁等，忌烟酒、肥甘油腻、生冷、辛辣之品；②玉壶面：制南星、法半夏各10g，天麻15g，水煎取汁，拌和面粉1000g，揉成面团，擀成薄面片切条，分次煮面条，加入猪油、葱、姜汁、食盐即可。

（3）其他 病室宜干燥、安静、整洁、空气新鲜，避免对流风。起居有常，保持心情舒畅。注意休息，变动体位时动作宜缓慢。伴呕吐者，应注意观察呕吐内容物和呕吐的特点，测量血压，若见喷射样呕吐或血压骤升者，应速报医生以做应急处理。

5. 瘀阻脑络

【证候】头痛反复，经久不愈，痛势较剧，痛处固定，痛如锥刺，入夜尤甚，或有头部外伤史，舌质紫暗，或有瘀斑、瘀点，苔薄白，脉细弦或细涩。

【护理要点】

（1）用药护理　宜活血化瘀、通窍止痛法，用通窍活血汤加减。汤药宜文火久煎，温服。

（2）饮食护理　①饮食宜清淡，常饮月季花汁、玫瑰花汁等；②当归30g，白酒500g，加水1000ml，煎至600ml，每日适量饮用。

（3）其他　病室宜安静、整洁、空气新鲜。起居有常，避免精神刺激及用脑过度。注意头部保暖，用布或毛巾裹扎。密切观察神志、瞳神及血压、体温、呼吸、脉象等，以及有无并发症的出现，如见头痛持续不止，甚至逐渐加重，出现口眼歪斜、一侧瞳孔散大、肢体麻木、活动不利、皮肤感觉异常、血压增高、神志障碍等，须速报医生准备抢救。

 课堂互动

孙某，男，53岁。左侧偏头痛3年，平日性情急躁。现诊见：头目胀痛，眩晕，头重脚轻，面赤口苦，烦躁易怒，舌质红，苔黄，脉弦有力。

讨论：本案的诊断、施护法则以及辨证施护。

四、病情观察

1. 病证特点

（1）外感与内伤　外感者多发病较急，病势较剧，多见掣痛、跳痛、胀痛、重痛，痛无休止；内伤者多起病缓慢，痛势较缓，多见隐痛、空痛、痛势悠悠，遇劳则剧，时作时止。

（2）疼痛的性质　风寒者，多痛剧且连及项背；风湿者，多头痛如裹；风热者，多胀痛如裂；肝阳上亢者，多胀痛兼晕眩；瘀血者，多刺痛、钝痛且固定不移；痰浊者，多为昏痛、胀痛；虚者多隐痛，其发作及加重与休息、情绪、饮食等因素密切相关。若兼痛势绵绵者，常为气血不足；兼空痛者常为肾虚。

（3）疼痛发作的时间与部位　清晨发作者，多为气血不足；中午较重者，多为肝阳上亢；午后傍晚加重者，多为血虚。痛在前额者，多属阳明经；痛在头后，连及于项者，多属太阳经；痛在两侧者，多属少阳经；痛在巅顶或连及目系者，多属厥阴经。

2. 伴随症状

（1）外感头痛兼邪气在表的表现　风寒者兼恶寒发热、鼻塞流清涕；风热者兼咽痛、口渴；风湿者兼头身困重、纳差，甚或呕恶等。应定时测量体温，观察体温与头痛的关系。一般患者经治疗后体温逐渐下降，头痛也随之缓解；如身热已退，外感之证解除，而头痛不见减轻或持续，伴身热不退、头痛如裂、神志不清、呕恶等，应视为危证、重证。此外，外感头痛可伴纳谷不馨、恶心、痞满、便溏或秘等，往往随外感的解除而好转。如呕吐剧烈、喷射而出、头痛严重、颈项强直，是病情恶化的表现，应提高警惕，尽早诊疗。

（2）内伤头痛伴脏腑功能失调的表现　肝阳上亢者多伴心烦易怒、头晕目眩；气血亏虚者多伴神倦心悸、面色少华；痰浊者多伴呕吐痰涎、胸脘痞满等。久病迁延者极易发生他变，故应随时提高警惕。若头痛加重，且气短气急，恶心呕吐，四肢逆冷，体温、血压情况异常，甚则口眼㖞斜，瞳孔不等大，肢体麻木，神昏等，应速报医生抢救。

3. 诱发因素 因劳倦而发，多为气血亏虚或肾虚；因气候变化而发，常为外感所致；因情志波动而发或加重，与肝阳上亢有关；因饮酒或暴食而发，多为痰浊。

五、预防调护

1. 预防在于针对病因，如避免感受外邪，勿情志过激，慎劳倦、过食肥甘等。
2. 急性发作期，应保证环境安静，适当休息，忌食炸烤、辛辣、厚味、烟酒。若患者精神紧张，情绪波动，宜疏导、劝慰患者，稳定情绪。

第四节 心 悸

心悸指多由于体虚过劳、七情所伤、外邪侵袭或药食不当，以致心之气血阴阳亏虚，心神失养，或瘀血阻滞，水气凌心，心神不宁而致，以病人自觉心跳异常，如心中动悸不安，惊惕不宁，甚则不能自主为主要临床表现的一种病证。一般多呈反复发作性，每因情志波动或劳累过度而发作或加重。心悸包括惊悸、怔忡。惊悸多由突遇惊恐等外因而发，时发时止，全身情况较好，其病较轻；怔忡乃外无所惊，自觉心中惕惕，可呈持续性，稍劳即发，全身情况较差，其病深重。惊悸日久亦可发展为怔忡。现代医学中的风湿性心脏病、肺源性心脏病、冠状动脉粥样硬化性心脏病、病毒性心肌炎、心力衰竭、甲状腺功能亢进、心脏神经官能症、贫血等凡以心悸为主要症状时，均可参考本节辨证施护。

一、病因病机

病因有体虚劳倦、七情所伤、感受外邪、药食不当等。病位在心，与肝、脾、肾、肺密切相关。基本病机有虚、实二端。气、血、阴、阳亏虚，心失所养者，为虚；痰火扰心、水饮凌心或瘀血阻脉，气血运行不畅，心神不宁者，为实。虚实之间可以相互夹杂或转化。本病初起，常见心气不足、心血亏虚、心脾两虚、心虚胆怯、气阴两虚等证型；病久，则见阳虚（心阳不振、脾肾阳虚、水饮凌心）、阴血亏虚（肝肾阴虚、心肾不交）、阴阳两虚等证型。在疾病过程中，若病情恶化则可见心阳暴脱之厥脱危候。

二、施护法则

虚证者，治以补气、养血、滋阴或温阳，辅以养心安神；实证者，治以祛痰、化饮、清火或行瘀，辅以重镇安神；虚实错杂者，扶正祛邪兼顾。

三、辨证施护

(一) 心虚胆怯

【证候】心悸,善惊易恐,坐卧不宁,如恐人将捕之,少寐多梦易醒,恶闻声响,气短自汗,神疲乏力,舌质淡白,苔薄白,脉细弦或细略数。

【护理要点】

(1) 用药护理 宜镇惊定志、养心安神法,用安神定志丸加减。汤药宜久煎、早晚温服。

(2) 情志护理 耐心地劝慰患者,帮助其消除各种思想顾虑,使之心态平衡,心情愉悦。

(3) 饮食护理 ①饮食宜清淡,常食苦瓜、油菜、菠菜、蘑菇、香蕉、柑橘等,忌浓茶、咖啡、辛辣刺激之品;②合欢皮(包)20g,粳米适量,煮粥,加酸枣仁末同食。

(4) 其他 病室宜安静,温湿度适宜,避免噪音。起居有常,注意卧床休息,保证充足的休息和睡眠,可适当地锻炼身体,如打太极拳等,或听音乐。

(二) 心脾两虚

【证候】心悸气短,失眠多梦,健忘,面色无华,头晕目眩,倦怠乏力,自汗,食少,腹胀便溏,舌质淡白,苔薄白,脉细弱。

【护理要点】

(1) 用药护理 宜补血养心、益气安神法,用归脾汤加减。汤药宜饭后少量频服,温服。

(2) 饮食护理 ①饮食宜清淡、富有营养、易消化,常食大枣、蛋类、鱼类、奶类、动物肝脏、猪心、桂圆、山药、莲子及绿色蔬菜等补益气血之品,忌生冷、浓茶、咖啡、烟酒、辛辣之品;②当归12g,党参9g,红枣6枚,猪心(剖开洗净)1个,加水炖熟,调味食用。

(3) 其他 病室宜温暖、阳光充足、空气新鲜、安静。劳逸有度,适时增减衣被。

(三) 阴虚火旺

【证候】心悸不宁,思虑劳心尤甚,少寐多梦,头晕目眩,耳鸣,急躁易怒,口燥咽干,腰膝酸软,午后五心烦热,颧红,面颊烘热,盗汗,舌质红,少苔或无苔,脉细数。

【护理要点】

(1) 用药护理 宜滋阴降火、养心安神法,用天王补心丹合朱砂安神丸加减。因朱砂为汞制剂,有毒性,须小剂量使用,不宜用量过大及长期服用。汤药宜凉服。

(2) 情志护理 及时宽慰、开导,稳定其情绪。

（3）饮食护理　①饮食宜清淡、富有营养、易消化，多食甲鱼、桑椹、大枣、莲子、银耳、鲜藕、黑豆、百合、黑木耳、蛋类等清补之品，忌烟酒、辛辣刺激之品；②百合15g，红枣6枚，水煎取汁，入冰糖、蜂蜜适量服，每日1次。

（4）其他　病室宜安静幽雅，温湿度适宜，避免燥热，以免引起五心烦热而加重心悸。生活要有规律，劳逸结合，节制房事。密切观察头晕目眩、血压等病情变化。

（四）心阳不振

【证候】心悸不安，动则加剧，胸闷气短，畏寒肢冷，面色苍白，头晕，舌质淡胖，苔白，脉虚弱或沉细无力或结代。

【护理要点】

（1）用药护理　宜温补心阳、安神定悸法，用桂枝甘草龙骨牡蛎汤合参附汤加减。汤药宜文火久煎，热服。须注意附子的剂量、煎法及服药后反应，以免中毒。

（2）饮食护理　①饮食宜清淡、富有营养、易消化、温热，多食羊肉、鸡肉、胡桃肉、桂圆、大枣、山药、海参等益心阳之品，忌生冷油腻之品。兼水肿者，予低盐或无盐饮食，严重者可参照"水肿"施护。②桂枝（包）6g，桂圆15g，粳米适量，煮粥服，每日1次。

（3）其他　病室宜温暖、阳光充足、空气新鲜、安静。须卧床休息，防寒保暖，适时增减衣被。密切观察病情变化，如见喘促、口唇青紫、脉微欲绝等，应速报医生急救处理。

（五）水饮凌心

【证候】心悸不已，胸腹满闷，形寒肢冷，恶心呕吐，流涎，眩晕，面浮肢肿，不能平卧，目眩，渴不欲饮，小便短少，舌质淡胖，苔白滑或白腻，脉弦滑或沉细而滑。

【护理要点】

（1）用药护理　宜振奋心阳、化气行水、宁心安神法，用苓桂术甘汤加减。汤药宜浓煎，少量频服、温服。

（2）饮食护理　①饮食宜清淡，低盐或无盐，少量多餐，常食鲤鱼、山药、大枣、薏苡仁、茯苓、赤小豆、牛肉、羊肉等祛湿利水、益气助阳之品，忌生冷、肥甘油腻、过咸之品；②鲤鱼（约500g，仅用其肉）1条，赤小豆250g同煮，饮汤食鱼及豆，每日分2次，连服5~7日。

（3）其他　病室宜温暖、空气新鲜、安静、干燥，避免阴冷潮湿。注意半卧位休息。须防寒保暖，胃脘部热敷，适时增减衣被。

（六）瘀阻心脉

【证候】心悸不安，胸闷不舒，心痛时作，痛如针刺，甚则唇甲青紫，舌质紫暗或有瘀斑，脉涩或结代。

【护理要点】

(1) 用药护理 宜活血化瘀、理气通络法，用桃仁红花煎加减。汤药宜温服。胸闷心痛者，可服用三七粉、琥珀粉各1.5g，或舌下含化速效救心丸或复方丹参滴丸。

(2) 情志护理 谢绝探视，稳定情绪，保持心情愉快，避免一切不良的情志刺激。

(3) 饮食护理 ①饮食宜清淡，勿过饱，忌肥甘油腻、辛辣之品；②鲜万年青15g，丹参20g，红枣10枚，水煎，代茶饮。

(4) 其他 病室宜安静。须卧床休息，病情稳定后可逐渐活动。寒冷季节尤应注意心胸部保暖。本型病情变化快，病情重，故应多观察胸闷、心痛的性质及体温、脉搏、呼吸、血压、心律的变化。如见剧烈心痛、面色苍白、汗出肢冷、脉结代或细微欲绝等，乃心阳暴脱的危候，应速告医生急救处理。

四、病情观察

首辨临证常见的六种证型。依据证候特点，结合每个病人的特征，综合分析，辨证施护。密切观察血压、脉象、呼吸、体温等的变化，必要时做心电监护。若心悸兼见喘促不得卧，咯吐泡沫痰或粉红色痰，或夜间阵发性咳嗽，尿少浮肿，此多为水饮凌心射肺之危证；若突见面色苍白，大汗淋漓，四肢厥冷，喘促，神志淡漠，此多为心悸心阳欲脱之危候；若脉象散乱，极疾或极迟，面色苍白，口唇紫绀，突发意识丧失，肢体抽搐，短暂即恢复正常而无后遗症，或一厥不醒，此为心悸危证之晕厥。上述情况均属病情危重之候，应立即给予氧气吸入，保持呼吸道通畅，并速告医生，做好抢救准备。

课堂互动

高某，女，45岁，教师。半年前因工作繁忙开始出现心悸、烦躁、失眠多梦，伴五心烦热、盗汗、颧红、舌红少津、脉细数。

讨论：本案的诊断、施护法则以及辨证施护。

五、预防调护

1. 重视自我调节情志，乐观开朗，怡情悦志，使气血条达、心气和顺。

2. 饮食有节，宜营养丰富、易消化、低脂、低盐饮食，忌烟酒、浓茶、咖啡、辛辣、煎炸、烧烤、肥甘油腻。

3. 起居有常，适时增减衣服，慎感外邪；劳逸有度，重证者须卧床休息。

4. 本病病势缠绵，应坚持长期治疗。常配合食补、药膳疗法等，增强抗病力；积极治疗原发病如胸痹、痰饮、肺胀、喘证、痹证等；及早发现变证、坏病的先兆症状，结合心电监护，积极做好急救准备。

第五节 泄 泻

泄泻指多因感受外邪、饮食内伤等，导致脾胃运化失调，大肠传导失司，湿邪内盛，而以大便次数增多、粪质稀溏或完谷不化，甚则泻出如水样为主要临床表现的病证。一年四季均可发生，多见于夏秋两季。

现代医学中的消化器官功能性病变或器质性病变导致的腹泻，如急慢性肠炎、肠结核、过敏性结肠炎、慢性胰腺炎、肠易激综合征、肠道肿瘤、吸收不良综合征等，均可参考本节辨证施护。

一、病因病机

病因有感受外邪、饮食所伤、情志失调、病后体虚、禀赋不足、年老体弱等。病位在肠，关键病变脏腑为脾，与肝、肾密切相关。基本病机：脾胃受损，运化失司，小肠无以分清别浊，大肠传化失司，水反为湿，谷反为滞，合污而下则发病。病理因素为湿邪，病机之关键为脾虚湿盛。急性泄泻，经及时治疗，多数在短期内治愈；少数病人，暴泄不止，损气、伤津、耗阴，甚至致痉、厥、闭、脱。若失治误治，迁延日久，由实转虚而转为慢性泄泻。泄泻日久，脾病及肾，肾阳虚衰，脾失温煦，不能腐熟水谷而致五更泄。

二、施护法则

运脾化湿为基本法则。急性泄泻，重在化湿。寒湿困脾者，治以温化寒湿；夹表邪者，治以疏解表邪；湿热伤中者，治以清化湿热；夹暑邪者，治以清暑；兼伤食者，治以消导。慢性泄泻，以健脾为主。肝气乘脾者，治以抑肝扶脾；肾阳虚衰者，治以温肾健脾。

三、辨证施护

（一）寒湿困脾

【证候】泻下清稀甚如水样，腹痛肠鸣，脘闷食少，兼有外感时可见恶寒发热，鼻塞、头痛，肢体酸痛，苔薄白或白腻，脉濡缓。

【护理要点】

（1）用药护理 宜芳香化湿、散寒解表法，用藿香正气散加减。汤药宜热服，服药后覆被、饮热粥或生姜红糖水以助药力。

（2）饮食护理 ①饮食宜温热、清淡、易消化、流质或半流质，酌加生姜、红糖、花椒、肉桂、大蒜、白胡椒等温中健脾之调味品，待缓解后予软食，多食炒米粉、炒面粉等，忌生冷、油腻、酸涩之品；②炮姜6g，白术15g，花椒少许，包煎20分钟后，入粳米30g煮粥食。

（3）其他 病室宜向阳、整洁、空气新鲜。注意休息。注意防寒保暖，尤其脐腹部要保暖。

（二）湿热伤中

【证候】腹痛即泻，泻下急迫，势如水注，或泻而不爽，粪色黄褐，气味臭秽，肛门灼热，伴身热，烦渴，小便短赤，舌质红，苔黄腻，脉滑数或濡数。

【护理要点】

（1）用药护理　宜清热利湿法，用葛根芩连汤加减。汤药宜温服。

（2）饮食护理　①饮食有节，宜清淡、易消化、半流质、素食，多食苋菜、茼蒿、藕汁、梨汁、荸荠汁、西瓜汁、山楂、石榴、苹果等，或选用藿香、佩兰、马齿苋、扁豆花、薏苡仁、车前子等水煎取汁煮成稀粥进食，忌辛辣、煎炸、油腻荤腥之品；②马齿苋250g，水煎取汁，入粳米50g，煮粥食。

（3）其他　病室宜凉爽、整洁、通风良好、空气新鲜、干燥。注意休息。注意观察病情变化，如见口干舌燥、眼窝凹陷、皮肤弹性降低等津亏证候，应及时补充液体。

（三）食滞肠胃

【证候】腹痛肠鸣，泻下粪便臭如败卵，夹有不消化之物，泻后痛减，脘腹胀满，嗳腐吞酸，口气臭秽，不思饮食，夜卧不安，舌苔垢浊或厚腻，脉滑。

【护理要点】

（1）用药护理　宜消食导滞法，用保和丸加减。汤药宜温服。

（2）饮食护理　①禁食数小时至24小时，待病情好转后进清淡、流质或半流质饮食，多食山楂、槟榔、豆豉、番木瓜、鲜竹笋等健脾消食之品；②炒山楂、炒麦芽、炒谷芽、炒神曲、鸡内金各30g，橘皮15g，共研细末，每次5～10g，米汤调服，每日1次。

（3）其他　病室宜整洁、通风良好、空气新鲜。

（四）肝气乘脾

【证候】素有胸胁胀闷，嗳气食少，矢气频作，每因抑郁恼怒或情绪紧张而致腹痛，肠鸣泄泻，泻后痛减，攻窜作痛，一般痛连两胁，矢气频作，舌质淡红，苔薄白或腻，脉弦。

【护理要点】

（1）用药护理　宜抑肝扶脾法，用痛泻要方加减。汤药宜温服。

（2）情志护理　耐心讲解情志变化与病证发生、发展的因果关系，稳定患者情绪。

（3）饮食护理　①饮食宜清淡、富有营养、易消化，如鱼汤、鸡蛋汤、新鲜蔬菜等，多食白萝卜等以调理气机，忌红薯、南瓜、土豆等壅滞气机之品；②莱菔子15g，粳米适量，煮粥服。

（4）其他　病室宜整洁、通风良好、光线柔和。

（五）脾胃虚弱

【证候】大便时溏时泻，完谷不化，色淡不臭，迁延反复，饮食减少，食后脘腹胀闷不舒，稍进油腻之物则大便次数增多，面色萎黄，神疲倦怠，舌质淡，苔白，脉细弱。

【护理要点】

（1）用药护理　宜健脾益气、化湿止泻法，用参苓白术散加减。汤药宜文火久煎，饭前热服。

（2）饮食护理　①定时定量，少食多餐，宜温热、软烂、易消化、富有营养，常食山药、薏苡仁、红枣、莲子等健脾益气祛湿之品，酌加生姜、白胡椒等温中健脾之调味品，忌肥甘油腻、生冷、辛辣刺激以及黑芝麻、核桃仁等润肠之品，食欲恢复后，可适当增加瘦肉、鱼类、蛋类等补益气血之品；②白术饼：生白术（研为细末，焙熟）250g，大枣（煮熟去核）250g，面粉250g混合做饼，当点心食用。

（3）其他　病室宜向阳、整洁、通风良好。腹部注意保暖，不可贪凉露宿。注意休息。

（六）肾阳虚衰

【证候】 病程较久，黎明之前脐腹作痛，肠鸣即泻，完谷不化，形寒肢冷，腹部喜暖，腰膝酸软，舌质淡，舌苔白，脉沉细。

【护理要点】

（1）用药护理　宜温肾健脾、固涩止泻法，用四神丸加减。汤药宜文火久煎，饭前热服。

（2）饮食护理　①饮食宜温热、清淡、易消化，多食胡桃、黑豆、山药、白扁豆、莲子、狗肉、鸡肉、动物肾脏、海参等补肾散寒、收涩之品，汤菜中可加适量肉桂、胡椒、干姜、草果、肉豆蔻等温阳健脾之调味品，忌生冷、肥甘油腻之品；②猪腰一个洗净，切成小块，与补骨脂15g水煎，加入少许食盐调味食用。

（3）其他　病室宜温暖、整洁、通风良好。起居有常，注意季节变化，防寒保暖，避免腹部受寒。注意休息，劳逸结合，适度锻炼。

四、病情观察

1. 虚实寒热　起病急骤，脘腹胀满，腹痛拒按，泻后痛减，小便不利者，多属实证；病程较长，腹痛较缓且喜按，小便利，口不渴者，多属虚证；粪质清稀如水，腹痛喜温，完谷不化者，多属寒湿困脾；粪便黄褐，味臭较重，泻下急迫，肛门灼热者，多属湿热伤中。

2. 证候特征　久泻迁延不愈，倦怠乏力，稍有饮食不当，或劳倦过度即复发者，多属脾虚；泄泻反复不愈，每因情志不遂而复发者，多属肝气乘脾；五更泄泻，完谷不化，腰酸肢冷者，多属肾阳虚衰。

3. 轻重缓急　泄泻而饮食如常者，脾胃未败为轻证，预后良好；泻而不能食，形体消瘦，或暑湿化火，暴泄无度，或久泻滑脱不禁者，均为重证。急性泄泻者，发病急，病程短，以湿盛为主；慢性泄泻者，发病缓，病程长，以脾虚为主，或属肾阳虚衰。

4. 泻下之物　大便清稀，或如水样，气味腥秽者，多属寒湿困脾；大便稀溏，粪色黄褐，气味秽臭者，多属湿热伤中；大便溏垢，臭如败卵，完谷不化者，多属食滞肠胃。

五、预防调护

1. 起居有常，调畅情志，保持乐观情绪，谨防风寒湿邪侵袭。

2. 饮食有节，以清淡、富营养、易消化食物为主，适当服食山药、莲子、山楂、白扁豆、芡实等，忌生冷、不洁及难消化或清肠润滑的食物。

3. 急性泄泻者，予流质或半流质饮食，忌辛辣、煎炸、烧烤、荤腥油腻。泄泻耗伤胃气者，予淡盐汤、米粥以养胃气。虚寒泄泻者，予淡姜汤饮用，以振奋脾气、调和胃气。

第六节 眩 晕

眩晕为临床常见病证，多见于中老年人，多因劳累、恼怒、饮酒等诱发。眩晕是目眩与头晕的总称，目眩是指眼花或眼前发黑，视物模糊；头晕是指感觉自身或周围景物旋转，站立不稳，两者常同时并见。轻者闭目可止；重者如坐车船，旋转不定，不能站立，严重者伴头痛、项强、恶心呕吐、眼球震颤、耳鸣耳聋、汗出、面色苍白，甚则昏仆等。本病可反复发作，甚致中风、厥证或脱证。现代医学中的美尼尔综合征、高血压病、低血压、脑动脉硬化、椎-基底动脉供血不足、贫血、低血糖、神经衰弱等疾病，凡以眩晕为主要临床表现者，均可参考本节辨证施护。

一、病因病机

病位主要在脑，与肝、脾、肾三脏关系密切，尤以肝为主。发病与情志不遂、饮食内伤、失血、外伤、体虚劳损等因素有关。一般而言，早期及发作期以实证为主，多为风火上扰，或痰瘀闭塞清窍，亦有体虚劳损而呈现虚中夹实者；病久或缓解期，多见虚证，常为肝肾亏损或心脾不足，清窍失养。在发病过程中，证候之间往往相互兼夹或转化，如肝阳上亢常兼肝肾阴虚，肝阳化风每夹痰火，气血亏虚可夹痰湿中阻，痰湿化热兼肾阴耗伤，肾阴不足兼肝阳偏旺等。总之，病机特点多为上盛下虚、本虚标实。本病若失治误治，尤其中年以上肝肾阴亏者，易致肝阳暴亢，化风夹痰夹火，走窜经隧而发为中风。

知识链接

警惕"眩晕乃中风之渐"

眩晕在临床较为多见，其病变以虚实夹杂为主。其中因肝肾阴亏，肝阳上亢而导致的眩晕最为常见，此型眩晕若肝阳暴亢，阳亢化风，可夹痰夹火，窜走经隧而见眩晕头胀、面赤头痛、肢麻震颤，甚则昏倒等，当警惕有发生中风的可能。须严密监测血压、神志、肢体肌力、感觉等方面的变化，以防病情突变。患者平时切勿恼怒急躁，忌肥甘醇酒，按时服药，控制血压，定期就诊。

二、施护法则

总的法则为补虚泻实、调整阴阳。病势急者多实，须平肝潜阳、化痰泻浊、活血通络；病势缓者多虚，须滋补肝肾、填精益髓、补益气血、健脾养胃。尤其应灵活选用平肝（镇肝）、清肝、柔肝、养肝、疏肝等法。

三、辨证施护

（一）肝阳上亢

【证候】头晕目眩，如坐舟船，头目胀痛，耳鸣，遇恼怒或烦劳而加剧，急躁易怒，失眠多梦，面红目赤，口苦，便秘溲黄，腰膝酸软，健忘，甚或眩晕欲仆，泛恶欲呕，头痛抽掣，肢麻震颤，语言不利，步履不稳，如履棉絮，舌质红而少津，苔薄黄而燥或腻，脉弦数。

【护理要点】

（1）用药护理　宜平肝息风、滋养肝肾法，用天麻钩藤饮加减。汤药宜饭后温服。

（2）情志护理　患者常因情绪激动而诱发眩晕，须耐心劝慰患者，引导其戒急戒躁，保持心情舒畅；并努力创造幽雅和谐的养病环境，尽量减少探视，避免一切不良情志刺激。

（3）饮食护理　①饮食有节，以清淡、低盐、素食为主，常食新鲜芹菜汁、白萝卜、淡菜、紫菜、荸荠、香菇、山楂、海带、海蜇等，忌烟酒、辛辣、肥甘油腻、咸食、动物内脏等；②芹菜50g，菊花20g，粳米适量，煮粥服。

（4）其他　病室宜安静、凉润、通风、整洁、光线柔和，避免噪音刺激。密切观察病情变化，定期测量血压。如见头晕痛剧烈、呕吐、视物模糊、语言謇涩、肢体麻木、口眼㖞斜或行动不便、持物不灵、血压持续升高等，应嘱其绝对卧床休息，并报告医生急救处理。

（二）气血亏虚

【证候】晕眩时作，劳累易发或加重，面色淡白或萎黄，神疲乏力，少气懒言，气短自汗，心悸少寐，耳鸣，唇甲淡白，发色不泽，食少，或便溏，舌质淡，苔薄白，脉细弱。

【护理要点】

（1）用药护理　宜补益气血、健脾养心法，用归脾汤加减。汤药宜饭前或空腹温服。

（2）饮食护理　①少食多餐，宜富有营养、细软、易消化，如山药、瘦肉、猪肝、猪血、蛋类、莲子、大枣、桂圆、黑芝麻等益气健脾养血之品，忌生冷、辛辣之品；②莲子50g，大枣20枚，糯米100g，煮粥，加冰糖调味服。

（3）其他　病室宜安静、温暖，避风邪。切勿忧思、恼怒。注意卧床休息。

（三）肾精亏损

【证候】久发不已，头晕而空，烦劳则甚，精神萎靡，腰膝酸软，耳目失聪，发落，齿摇。偏阴虚者，视力减退，两目干涩，咽干口燥，颧红，潮热盗汗，五心烦热，舌质红，少苔，脉细弦数；偏阳虚者，畏寒肢冷，四肢不温，舌质淡，苔白，脉沉细或沉迟而弱。

【护理要点】

（1）用药护理　宜补肾益精、培元固本法。偏阴虚者，用左归丸或杞菊地黄丸加减；偏阳虚者，用右归丸加减。汤药宜早晚空腹温服。

（2）饮食护理　①饮食宜富有营养、易消化，多食甲鱼、羊肝、猪肾、母鸡、黑芝麻、胡桃肉、黑豆、桂圆、枸杞、银耳、莲子、大枣、山药等补肾益精之品，忌辛香温辣、生冷之品；②猪腰100g，枸杞30g，粳米适量，煮粥服。

（3）其他　劳逸有度，节制房事。偏阴虚者，病室宜安静、凉润、通风良好、光线柔和；偏阳虚者，病室宜温暖、阳光充足，注意防寒保暖。

（四）风痰上扰

【证候】头晕目眩，视物旋转，头昏蒙或沉重如裹，胸脘痞闷，泛恶欲吐，时吐痰涎，少食多寐，肢体困倦，或耳鸣重听，小便不利，肢体浮肿，舌质淡，苔白腻，脉弦滑。

【护理要点】

（1）用药护理　宜燥湿化痰、平肝息风法，用半夏白术天麻汤加减。汤药宜浓煎，少量频服、温服。

（2）饮食护理　①饮食有节，宜清淡、素食，多食冬瓜、薏苡仁、赤小豆、萝卜、玉米、冬瓜、橘子、柚子等健脾利湿化痰之品，忌烟酒、生冷、荤腥油腻、甜黏之品；②茯苓15g，白术12g，砂仁3g，陈皮3g，生姜皮1g，水煎取汁，入粳米适量，煮粥服。

（3）其他　病室宜宽敞明亮、通风、干燥。

（五）瘀血阻窍

【证候】眩晕时作，经久不愈，头痛如针刺或胀闷不舒，或肢体麻木，惊悸少寐，健忘，两目暗黑，唇甲紫暗，舌质暗红，有瘀斑瘀点，脉弦涩或细涩。

【护理要点】

（1）用药护理　宜养血活血、祛瘀通窍法，用通窍活血汤加减。汤药宜文火久煎，温服。

（2）饮食护理　①饮食有节，避免过饱，忌肥甘厚味；②山楂50g（或鲜品90g），加水1000ml，煎至800ml，去渣后，加入粳米100g，煮至浓稠为度，可加适量白糖调味服。

（3）其他　不宜过度疲劳，保证足够的休息和睡眠。节制房事，调畅情志。

四、病情观察

1. 辨脏腑 肝阳上亢之眩晕，多兼头胀痛、面色潮红、急躁易怒、口苦、脉弦等；脾胃虚弱，气血不足之眩晕，多兼纳呆、乏力、面色淡白等；脾失健运，痰湿中阻之眩晕，多兼头昏沉、纳呆、泛恶欲吐、苔腻等；肾精不足之眩晕，多兼有腰酸腿软、耳鸣如蝉等。

2. 辨虚实 凡病程较长，反复发作，遇劳即发，伴两目干涩、腰膝酸软，或面色淡白、神疲乏力、脉细或弱者，多属虚证，由精血不足或气血亏虚所致；凡病程短，或突然发作，眩晕重，视物旋转，伴呕恶痰涎、头痛、面赤、形体壮实者，多属实证。其中，痰湿所致者，头重昏蒙、胸闷呕恶、苔腻脉滑；瘀血所致者，头昏头痛、痛处固定、唇舌紫暗、舌有瘀斑；肝阳风火所致者，眩晕、面赤、烦躁、口苦、肢麻震颤，甚则昏仆，脉弦有力。

课堂互动

　　崔某，男，56 岁。有反复眩晕病史 4 年。现诊见：头晕目眩，耳鸣，失眠，胸胁胀痛，面红目赤，恶心口苦，溲黄便秘，舌质红，苔黄，脉弦。检查：血压 160/90mmHg。

　　讨论：本案的诊断、施护法则以及辨证施护。

五、预防调护

1. 预防 坚持适当的体育锻炼，增强体质；保持心情舒畅，情绪稳定，防止七情内伤；注意劳逸结合，避免体力和脑力的过度消耗；饮食有节，勿暴饮暴食，忌烟酒、肥甘厚腻及过咸之品。

2. 调护 眩晕发病后要及时治疗；注意休息，严重者当卧床；饮食宜清淡；保持情绪稳定；避免突然、剧烈的体位改变和头颈部运动。有眩晕病史的患者，应避免剧烈的体力劳动、高空作业。

第七节 中 风

　　中风指由于年老体衰、饮食不节、劳倦内伤、内伤七情等，导致气血逆乱，脑脉痹阻或血溢于脑，以猝然昏仆、不省人事、半身不遂、肢体麻木、口眼㖞斜、舌强语謇，或不经昏仆而仅以㖞僻不遂为主要临床表现的病证。常有眩晕、头痛、心悸等病史。多有头晕、头痛、一侧肢体麻木等先兆症状。其发病急骤，见证多端，变化迅速，与自然界"风性善行而数变"特征相似，故名中风，又称"卒中"。常见于中老年人，一年四季均可发生，尤以冬、春两季最为多见。现代医学中的急性脑血管疾病如脑出血、脑血栓形成、脑栓塞、短暂性脑缺血发作、蛛网膜下腔出血、脑血管痉挛等，均可参照本节辨证施护。

类证鉴别

1. 口僻 俗称吊线风，主要症状是口眼歪斜，但常伴耳后疼痛、口角流涎，言语不清，而无半身不遂或神志障碍等表现。多因正气不足，风邪侵入经络，气血痹阻所致，不同年龄均可罹患。多见于现代医学中的面神经麻痹等。

2. 厥证 亦见突然昏仆、不省人事。一般而言，厥证神昏时间短暂，发作时常伴四肢厥冷，移时多可自行苏醒，醒后无半身不遂、口眼㖞斜、言语不利等后遗症，严重者也可一厥不复而死亡。多见于现代医学中的癔症、高血压脑病、脑血管痉挛、低血糖昏迷、排尿性晕厥、直立性低血压、心源性休克等。

一、病因病机

病因为年老体衰、饮食不节（如酗酒）、劳倦内伤、内伤七情（如恼怒）等。病位在心脑，与肝肾密切相关。基本病机为阴阳失调，气血逆乱，归纳起来不外虚（阴虚、血虚）、火（肝火、心火）、风（肝风、外风）、痰（风痰、湿痰）、气（气逆、气滞）、瘀（血瘀）六端。病理性质多属本虚标实。肝肾阴虚、气血衰少为本，风、火、痰、气、瘀为标，两者可互为因果。发病之初，邪气鸱张，风阳痰火炽盛，气血上菀，故以标实为主；如病情剧变，邪盛正衰，以正虚为主，甚见脱证。后期因正气未复而邪气独留，可留后遗症。

因病位浅深、病情轻重的不同，本病分为中经络、中脏腑。中脏腑有闭、脱之分及由闭转脱的演变。其中，因于痰火瘀热者，为阳闭；因于痰浊瘀阻者为阴闭。中脏腑病情危重，经积极抢救治疗，神志往往渐趋清醒，但因肝肾阴虚，气血亏损未复，风、火、痰、瘀之邪留滞经络而致半身不遂、口眼㖞斜或不语等后遗症。

二、施护法则

中经络以平肝息风、化痰祛瘀通络为主。中脏腑之闭证治当息风清火、豁痰开窍、通腑泄热；脱证急宜救阴回阳固脱；内闭外脱之证，须醒神开窍与扶正固脱兼用。恢复期及后遗症期多为虚实兼夹，当标本兼顾，平肝息风、化痰祛瘀与滋养肝肾、益气养血并用。同时，应积极配合针灸疗法，加强功能锻炼。

三、辨证施护

（一）中经络

1. 风痰阻络

【证候】肌肤不仁，手足麻木，突发口眼㖞斜，口角流涎，舌强语謇，甚则半身不遂，或肢体拘急，头晕目眩，舌质暗红，苔薄白腻，脉浮数或弦滑。

【护理要点】

（1）用药护理　宜祛风化痰、宣窍通络法，用真方白丸子或解语丹加减。

（2）饮食护理　①中风急性期暂禁食 24～48 小时（代以静脉营养），之后逐渐可予清淡、易消化、流质饮食，少食多餐，忌羊肉、狗肉、海虾、海蟹、糯米甜食、生冷瓜果、过咸等生湿酿痰之品；②乌梢蛇 100g，天麻 30g，生姜 15g，食盐少许，炖服。

（3）康复护理　中风急性期须注意保持患侧的功能位置，以免患侧肢体受压、畸形、垂足。对已偏废的上肢应用三角巾吊起，防止脱臼。病情稳定后，可循序渐进地进行肢体功能锻炼。可采用按、摩、揉、捏等法，从远心端至近心端，先轻后重、有节奏地按摩，帮助和指导患者肢体关节屈伸、旋转，肩关节外展、内外旋，每日 2 次，每次 30 分钟，顺序为先大关节后小关节，运动幅度从小到大。

（4）其他　病室宜安静、空气新鲜、光线柔和、温湿度适宜，避免对流风。绝对卧床，保持皮肤干燥、清洁，定时翻身、拍背、擦浴更衣、清理粪便、更换床单等，以免发生褥疮。注意保暖，尤其是患侧肢体。

2. 肝阳暴亢，风火上扰

【证候】平素眩晕头痛，耳鸣，突发口眼㖞斜，舌强语謇或不语，或手足重滞，甚则半身不遂，面红目赤，心烦易怒，口苦咽干，便秘溲黄，舌质红或红绛，苔黄或燥，脉弦有力。

【护理要点】

（1）用药护理　宜平肝潜阳、息风通络法，用天麻钩藤饮加减。汤药宜凉服。

（2）情志护理　稳定情绪，严格限制探视。

（3）饮食护理　①饮食宜清淡、甘寒，以米、面、玉米为主，多食绿豆、芹菜、冬瓜、黄瓜、梨、橘、莲子等，忌羊肉、狗肉、韭菜、大蒜、葱等辛香走窜之品，以及烟酒、煎炸、辛辣、肥甘油腻之品；②芹菜 50g，菊花 12g，粳米适量，煮粥服。

（4）其他　病室宜安静、整洁、偏凉爽、光线柔和、空气新鲜，避免一切噪音、强光等不良刺激。绝对卧床。严密观察体温、脉搏、呼吸、血压、神志、瞳神等的变化。

3. 阴虚风动

【证候】平素头晕耳鸣，腰酸，突见口眼㖞斜，肢体麻木，舌强语謇，甚或半身不遂，手足拘挛或蠕动，伴五心烦热，寐差，眩晕耳鸣，舌质红或暗红，少苔或无苔，脉弦细或数。

【护理要点】

（1）用药护理　宜滋阴潜阳、息风通络法，用镇肝熄风汤加减。

（2）情志护理　避免情志刺激，勿惊恐郁怒，防止复中。

（3）饮食护理　①常食百合、莲子、薏苡仁、甲鱼、淡菜、银耳、黄瓜、芹菜等养阴清热之品；②天麻10g，桑椹20g，水煎约40分钟后，加入菊花10g，再煎10分钟，去渣取汁，与小米100g同煮至米熟烂为度，早晚服食。

（4）其他　病室宜通风、凉爽。绝对卧床。

4. 痰热腑实

【证候】突发半身不遂，口舌喎斜，舌强语謇或不语，偏身麻木，腹胀便秘，头晕目眩，口黏痰多，午后面红烦热，舌质暗红，苔黄腻或灰黑，脉弦滑大。

【护理要点】

（1）用药护理　宜涤痰通腑泄热法，用星蒌承气汤加减。汤药宜凉服。

（2）饮食护理　①饮食宜清淡、易消化，多食萝卜、绿豆、冬瓜、丝瓜、香蕉、芹菜、赤小豆等清热化痰利水之品，禁食油腻、肥甘、辛辣之品；②贝母粉15g，鲜竹笋（切片）60g，粳米适量，煮粥，加食盐少许调味服。

（3）其他　室温不宜过高，衣被不宜太厚。绝对卧床。

5. 气虚血瘀

【证候】半身不遂，肢体软弱，偏身麻木，舌强语謇，手足肿胀，面色淡白，气短乏力，心悸自汗，舌质暗淡，或有瘀斑、瘀点，苔薄白或白腻，脉细缓或细涩。

【护理要点】

（1）用药护理　宜益气活血通络法，用补阳还五汤加减。汤药宜温服。

（2）饮食护理　①常食山药、莲子、薏苡仁、黄芪、白菜、冬瓜、木耳、赤小豆、丝瓜等益气健脾通络之品；②黄芪60g，桃仁10g，水煎取汁后，与粳米100g同煮，待米熟烂后，加入地龙（焙干后研成细末）2g，白糖适量即成，早晚服食。

（3）其他　病室宜温暖，避风。汗多者，随时协助擦汗，更换衣被。绝对卧床。

（二）中脏腑

1. 闭证　主要证候为突然昏仆，不省人事，半身不遂，口舌喎斜，舌强语謇或不语，牙关紧闭，口噤不开，两手握固，大小便闭，肢体强痉。

（1）阳闭

【证候】除上述诸证外，兼面赤身热，呼吸急促，口臭气促，躁扰不宁，大便燥结，舌质红，苔黄腻，脉弦滑而数。

【护理要点】

1）用药护理　宜辛凉开窍、清肝息风法，用羚羊角汤加减，且灌服或鼻饲至宝丹或安宫牛黄丸。亦可加服竹沥水。

2）饮食护理　①饮食宜清淡、富有营养、易消化、流质，鼻饲如混合奶、米汤、果汁、豆浆、菜汤、藕粉等，忌肥甘油腻之品；②鲜薄荷叶、鲜荆芥穗各30g，洗净切碎，水煎取汁，与炒火麻仁 50g，粳米 50～100g 煮成稀糜粥，粥熟过箩，分次鼻饲。

3）情志护理　神志尚清或昏迷初醒时，患者常急躁、焦虑，故应劝慰以稳定其情绪。

4）其他　病室宜安静、凉爽、光线偏暗。绝对卧床。紧急抢救，密切观察病情变化。

（2）阴闭

【证候】除闭证的一般证候外，兼面白唇暗，静卧不烦，四肢不温，痰涎壅盛，舌质暗淡，苔白腻，脉沉滑或缓。

【护理要点】

1）用药护理　宜辛温开窍、豁痰息风法，用涤痰汤加减，且灌服或鼻饲苏合香丸。

2）饮食护理　①予偏温性的萝卜、油菜、南瓜等流质饮食；②石菖蒲 10g，猪肾（切碎）1 对，水煎取汁，与粳米 150g，葱白 10g 煮成稀糜粥，粥熟过箩，分次鼻饲。

3）其他　病室宜安静。绝对卧床。紧急抢救，密切观察病情变化。

2. 脱证

【证候】突然昏仆，不省人事，目合口张，鼻鼾息微，手撒肢冷，汗出不止，二便自遗，肢体软瘫，面色苍白，瞳神散大，舌质淡紫或萎缩，苔白腻，脉散或微欲绝。

【护理要点】

（1）用药护理　宜益气回阳、救阴固脱法，用参附汤合生脉散加味。汤药宜灌服或鼻饲。或用参附注射液或生脉注射液静脉滴注。

（2）饮食护理　①予流质饮食；②人参（研末）3g，冰糖适量，粳米 50～100g 煮成稀糜粥，粥熟过箩，分次鼻饲。

（3）其他　病室宜温暖、安静、空气新鲜、光线柔和。平卧位，给氧气吸入。注意观察病情变化，药后若见汗出肢温、呼吸平稳者，为佳象。

（三）恢复期及后遗症期

1. 气虚络瘀

【证候】半身不遂，肢体瘫软不用，或伴有手足水肿，肢体麻木，语言謇涩，口眼㖞斜，面色萎黄或暗淡少华，神疲乏力，少气懒言，自汗，舌质淡紫或有瘀斑，苔薄白，歪斜舌，脉细涩或细弱。

【护理要点】

（1）用药护理　宜益气活血、化瘀通络法，用补阳还五汤加减。汤药宜温服。

（2）康复护理　加强肢体功能锻炼，须循序渐进，不可过劳。

（3）饮食护理　①饮食宜清淡、易消化、富有营养，多食瘦肉、豆制品及新鲜瓜果蔬菜，忌咸食、肥甘油腻之品；②黄芪 30g 水煎取汁，粳米适量，煮粥食。

（4）其他　病室宜整洁、安静、空气新鲜。防寒保暖。

2. 肝阳上亢，脉络瘀阻

【证候】半身不遂，患肢僵硬拘挛，语言謇涩，口眼㖞斜，急躁易怒，头晕目眩，面赤耳鸣，舌质红绛，苔薄黄，脉沉弦细。

【护理要点】

（1）用药护理　宜平肝潜阳、息风通络兼滋养肝肾法，用天麻钩藤饮加减。汤药宜温服。

（2）情志护理　保持心情舒畅，避免情绪激动。

（3）饮食护理　饮食宜清淡、易消化、富有营养，忌烟酒、咸食、肥甘油腻、辛辣之品。

（4）其他　病室宜安静、整洁、空气新鲜。起居有常。密切观察病情，如见眩晕、肢体麻木或抽搐等肝风内动之兆，速报医生诊治。

3. 风痰瘀阻

【证候】口眼㖞斜，舌强语謇或失语，口角流涎，半身不遂，肢体麻木，舌质暗，苔白腻，脉弦滑。

【护理要点】

（1）用药护理　宜祛风化痰、化瘀通络法，用解语丹加减。汤药宜温服。

（2）康复护理　尽早进行语言等功能锻炼，诱导、鼓励患者进行发音训练。

（3）饮食护理　饮食宜清淡、易消化、富有营养，多食瘦肉、新鲜水果蔬菜，忌肥甘油腻之品。

（4）其他　病室宜安静、空气新鲜。起居有常。

四、病情观察

1. 中经络、中脏腑　中经络虽有半身不遂、口眼㖞斜、语言不利，但意识清楚；中脏腑则神昏，伴肢体不用。二者的根本区别在于有无神志改变。中经络，病位浅，病情轻；中脏腑，病位深，病情重。

2. 闭证、脱证　闭证属实，见神志昏迷、牙关紧闭、口噤不开、两手握固、肢体强痉等；脱证属虚，见神志昏聩、目合口开、四肢软瘫、手撒、肢冷、大汗淋漓、二便自遗、气息低微等。

3. 阳闭、阴闭　阳闭属痰火瘀热之证，见身热面赤、气粗鼻鼾、痰声如拽锯、躁扰不宁、便秘溲黄、舌绛干、苔黄腻甚则舌体卷缩、脉弦滑而数；阴闭属痰浊瘀阻之证，见面白唇紫、静卧不烦、痰涎壅盛、四肢不温、舌质暗淡、舌苔白腻、脉沉滑或缓等。

4. 病期　急性期为发病 2 周以内（中脏腑者为 1 个月），恢复期为发病 2 周后或 1 个月至半年内；后遗症期指发病半年以上。

五、预防调护

1. 加强对头痛、头晕、肢体麻木、震颤及一时性语言不利等中风先兆的观察，预防中风发生。平时饮食宜清淡、易消化，忌肥甘厚味、辛辣刺激、烟酒，慎起居，调情志，勿过劳。

2. 既病之后，应加强调护。中脏腑者，须密切观察病情变化，注意生命体征等变化，以防由闭转脱之变。加强口腔护理，及时清除痰涎，喂服或鼻饲中药时应少量频服。恢复期及后遗症期要加强偏瘫肢体的被动活动，进行各种功能锻炼，并配合针灸疗法、按摩等。

第八节　水　肿

水肿是由于外感、内伤等造成肺、脾、肾等脏腑功能失调，以致体内水液潴留，泛滥肌肤，表现以头面、眼睑、四肢、腹背，甚至全身浮肿为特征的一类病证。水肿有阳水、阴水之分，阳水易治，阴水难除，久则反复发作，不易速愈，甚至危及生命。现代医学中的急慢性肾小球肾炎、肾病综合征、充血性心力衰竭、营养不良以及内分泌失调等疾病所出现的水肿，均可参照本节辨证施护。

一、病因病机

基本病机为肺失通调，脾失转输，肾失开阖，三焦气化不利。本病分为阴水、阳水。阳水属实，多由外感风邪、疮毒、水湿而成，病位在肺、脾；阴水属虚或虚实夹杂，多由饮食劳倦、禀赋不足、久病体虚所致，病位在脾、肾。阳水迁延不愈，反复发作，正气渐衰，脾肾阳虚，或因失治、误治，损伤脾肾，阳水可转为阴水；阴水复感外邪，或饮食不节，使肿势加剧，呈现阳水的证候，而成本虚标实之证。一般而言，阳水易消，阴水难治。若阴水日久，导致正气大亏，肺、脾、肾三脏功能严重受损，则难向愈，且常易转变为关格、癃闭、胸痹、心悸、眩晕等证。

二、施护法则

阳水以祛邪为主，应予发汗、利水或攻逐，配以清热解毒、理气化湿等法；阴水以扶正为主，健脾温肾，配以利水、养阴、活血祛瘀等法。对于虚实夹杂者，先攻后补或攻补兼施。

三、辨证施护

（一）阳水

1. 风水相搏

【证候】发病急骤，先见眼睑及颜面浮肿，继则四肢、全身皆肿，皮肤光亮，按之凹陷易复，兼恶风，发热，肢节酸楚，小便不利，苔薄，脉浮。偏风热者，伴咽喉红肿疼痛，舌质红，脉浮滑数；偏风寒者，兼恶寒，咳喘，脉浮紧。

【护理要点】

（1）用药护理　宜疏风解表、宣肺利水法，用越婢加术汤加减。汤药宜轻煎，热服，药后予热粥或热饮、覆被安卧以助药力。

（2）饮食护理　①水肿初期，应无盐饮食，待肿势渐退后，逐步改为低盐，最后恢复普通饮食，宜清淡、半流质，常食赤小豆、冬瓜等利湿消肿之品，忌生冷、酸涩之品；②鲜白茅根 100g 水煎取汁，加入赤小豆 30g，粳米适量，煮粥食。

（3）其他 病室宜温暖、安静、通风，勿当风。

2. 湿毒浸淫

【证候】眼睑头面浮肿，延及全身，皮肤光亮，身发疮痍，甚则溃烂，小便不利，伴恶风，发热，舌质红，苔薄黄，脉浮数或滑数。

【护理要点】

（1）用药护理 宜宣肺解毒、利湿消肿法，用麻黄连翘赤小豆汤合五味消毒饮加减。汤药宜温服。

（2）饮食护理 ①低盐或无盐饮食，宜清淡、富有营养、流质或半流质，多食绿豆、茼蒿、马齿苋、芹菜、苋菜、菠菜、萝卜、西瓜、菠萝、香蕉等清热解毒利湿之品，忌膏粱厚味、辛辣醇酒之品及鱼虾等海鲜发物；②鲜冬瓜 80～100g 洗净后，切成小块，与粳米 100g 煮粥食。

（3）其他 病室宜安静、整洁、通风。保持皮肤清洁干燥，预防疮疖。

3. 水湿浸渍

【证候】起病缓慢，病程较长，四肢或全身水肿，下肢明显，按之没指，不易恢复，小便短少，身体困重，胸脘胀闷，纳呆，泛恶欲呕，苔白腻，脉沉缓。

【护理要点】

（1）用药护理 宜健脾化湿、通阳利水法，用五皮饮合胃苓汤加减。汤药宜热服。泛恶欲呕者，宜少量频服。

（2）饮食护理 ①低盐或无盐饮食，宜易消化，多食玉米、玉米须、绿豆、赤小豆、薏苡仁、山药、茯苓、冬瓜、西瓜、豆制品、鲤鱼、鲫鱼等利水渗湿、健脾和胃之品，忌生冷、肥甘油腻之品；②薏苡仁 30g，粳米适量，煮粥服。

（3）其他 病室宜向阳、整洁、通风、干燥。

4. 湿热壅盛

【证候】遍体浮肿，肿势多剧，皮肤绷紧光亮，胸脘痞闷，烦热，口干渴，或口苦、口黏，小便短赤，或大便干结，舌质红，苔黄腻，脉滑数或沉数。

【护理要点】

（1）用药护理 宜清热利湿、疏理气机法，用疏凿饮子加减。汤药宜浓煎，清晨空腹少量频服。观察服药反应，中病即止，糜粥自养。

（2）饮食护理 ①低盐或无盐饮食，宜清淡、富有营养、易消化，多食冬瓜、绿豆、西瓜、芹菜等清热解毒、利水消肿之品，忌醇酒、肥甘油腻、辛辣之品；②绿豆 30g 煮水，熟透时加冬瓜 60g 煮熟服。

（3）其他 病室宜安静、通风、凉爽。密切观察血压、尿量、水肿等的变化。

（二）阴水

1. 脾阳虚衰

【证候】面浮足肿，腰以下为甚，按之凹陷不易恢复，时轻时重，劳累则甚，脘腹胀闷，食少，小便短少，大便或溏，面色不华，神倦乏力，畏寒肢冷，舌质淡嫩，边有齿痕，苔白腻或白滑，脉沉细弱或沉迟。

【护理要点】

（1）用药护理　宜温阳健脾、行气利水法，用实脾饮加减。汤药宜饭前温服。

（2）饮食护理　①低盐或无盐饮食，宜清淡、富有营养、易消化，多食鲤鱼、玉米须等健脾渗湿利水之品，少食牛奶、红薯等壅滞之品，忌生冷之品及烈酒；②茯苓、薏苡仁各30g，水煎取汁，入粳米适量，煮粥食。

（3）其他　病室宜向阳温暖、安静、整洁、通风、干燥。注意卧床休息，适当抬高下肢。防寒保暖。加强皮肤护理，防止发生褥疮。

2. 肾阳衰微

【证候】全身水肿反复消长不已，面浮身肿，腰以下为甚，按之凹陷不起，尿量减少或反多，腰膝冷痛、酸重，畏寒肢冷，神疲倦怠，面色灰暗，甚则心悸胸闷，喘促难卧，胸满腹胀，舌质淡胖，苔白，脉沉细或沉迟无力。

【护理要点】

（1）用药护理　宜温肾助阳、化气行水法，用真武汤加减。须注意附子的剂量、煎法及服药后反应，以免中毒。汤药宜热服。

（2）饮食护理　①低盐或无盐饮食，宜易消化、富有营养，多食动物肾脏、紫河车、鲤鱼、泥鳅、羊肉、狗肉、胡桃肉、黑芝麻、桂皮、生姜、大葱、胡椒、韭菜等补肾温阳散寒、行气利水之品，忌生冷、酸涩之品；②黑豆200g，鲤鱼（去鳞、头、尾、内脏，取肉）1条同煮，饮汤食鱼与豆，每日分2次服，连服5～7日。

（3）其他　病室宜向阳温暖、安静、整洁、通风、干燥。须卧床休息，适当抬高下肢。加强皮肤护理，每日以温水擦洗，定时翻身、拍背、按摩受压处，防止发生褥疮。防寒保暖。禁房事。观察病情变化，如见心悸、喘促、呕恶、尿闭、神志恍惚等，速报医生处理。

四、病情观察

1. 阳水、阴水　阳水发病较急，肿多由面目开始，自上而下，继及全身，肿处皮肤绷急光亮，按之凹陷即起，多兼有恶寒发热等表证，多为表、实、热证，一般病程较短；阴水发病缓慢，肿多由足踝开始，自下而上，继及全身，肿处皮肤松弛，按之凹陷不易恢复，甚则按之如泥，多属里、虚、寒证或虚实夹杂证，病程较长。

2. 外感、内伤　外感者，起病急，病程短，以邪实为主，多兼恶寒、发热、脉浮等表证；内伤者，起病缓，病程长，多因外感失治误治，迁延不愈，损伤正气，或内脏亏虚，正气不足而致，多兼有气虚、阳虚、阴伤见证。

五、预防调护

1. 注意保暖。感冒流行季节，外出戴口罩，避免去公共场所；居室宜通风，经常用食醋熏蒸，进行空气消毒。久病者宜参加体育锻炼，常服玉屏风散等。

2. 生活环境潮湿者，宜迁居干燥处。平时应避免冒雨涉水，或湿衣久穿不脱。

3. 水肿病人应忌盐，肿势重者应予无盐饮食，轻者予低盐饮食（每日食盐量 3～4g），肿退之后，亦应注意饮食不可过咸。若因营养障碍而致水肿者，不必过于忌盐，饮食应富含蛋白质，清淡易消化，忌食辛辣肥甘之品。

4. 保持皮肤清洁，避免抓破皮肤。对长期卧床者，定时翻身，以免褥疮发生。

5. 每日记录水液的出入量。水肿期间，应严格记录出入量，每日测量体重，以了解水肿的进退消长。若每日尿量少于 500ml 时，要警惕癃闭的发生。

6. 水肿愈后，应长期随访，定期复查。

7. 起居有常，劳逸结合，节制房事，调畅情志。

第九节 消 渴

消渴指由于先天禀赋不足，复因饮食不节、情志失调等导致机体阴虚燥热，出现以多饮、多食、多尿、乏力、形体消瘦或尿有甜味为主要临床表现的一种病证。近年来，其发病率有不断增高的趋势，男性多于女性，多发于中年以后，若在青少年时期即患本病，一般病证较重。患者初期多形体肥丰，日久渐至肌肉消瘦，神疲乏力，并可出现多种并发症如中风、水肿、痈疽等。现代医学中的糖尿病、尿崩症等疾病，均可参考本节辨证施护。

一、病因病机

病因较复杂，如禀赋不足（如阴虚体质）、饮食失节（如过食肥甘、醇酒厚味、辛辣香燥）、情志失调（五志化火）、劳欲过度等。病变的脏腑主要在肺、胃、肾，尤以肾为关键。三脏之中，虽有所偏重，但往往又互相影响。病位病机主要在于阴津亏损，燥热偏胜，而以阴虚为本，燥热为标，两者互为因果，阴愈虚则燥热愈盛，燥热愈盛则阴愈虚。根据本病"三多"的主次，可分为上消、中消、下消。一般而言，口渴多饮为上消，属肺；多食善饥为中消，属胃；多尿而浊为下消，属肾。消渴病日久，则易发生以下两种病变：一是阴损及阳，阴阳俱虚；二是病久入络，血脉瘀滞，易致变证丛生。

二、施护法则

以清热润燥、养阴生津为主。如《医学心悟·三消》："治上消者，宜润其肺，兼清其胃"；"治中消者，宜清其胃，兼滋其肾"；"治下消者，宜滋其肾，兼补其肺"。因本病常见血脉瘀滞及阴损及阳等证，应视具体情况，选用活血化瘀、清热解毒、健脾益气、滋补肾阴、温补肾阳等法。

三、辨证施护

（一）上消

【证候】烦渴多饮，口干咽燥，兼多食易饥，尿频量多，大便干结，烦热多汗，舌质红，苔薄黄而燥，脉数。

【护理要点】

（1）用药护理 宜清热润肺、生津止渴法，用消渴方加减。汤药宜凉服。

（2）饮食护理 ①严格控制饮食，按病情定时定量，以蔬菜、瘦肉、鸡蛋、豆制品为主食，多食猪胰、苦瓜、黄瓜、冬瓜、白菜、西红柿、菠菜、油菜、黑芝麻、胡萝卜、茭白、山药、洋葱、鳝鱼等清热养阴生津之品，忌煎炸、炙煿、烟酒、辛辣甘肥之品；②鲜芦根、麦冬、生地黄、天花粉各30g水煎取汁，代茶饮。

（3）情志护理 关心、体贴、安慰患者，耐心解释消渴病控制饮食及保持情志舒畅的重要性，以消除其焦虑、郁闷、急躁的情绪。

（4）其他 病室宜安静、光线柔和、空气新鲜。素体阴虚燥热者，室温宜偏低。可适当活动，以不感疲劳为度。

（二）中消

1. 胃热炽盛

【证候】消谷善饥，口渴多饮，尿频量多，大便秘结，形体消瘦，舌质红，苔黄，脉滑。

【护理要点】

（1）用药护理 宜清胃泻火、养阴增液法，用玉女煎加减。汤药宜凉服。

（2）饮食护理 ①须节制饮食，主食应控制在每日300～400g，多食粗杂粮如燕麦面、荞麦面、玉米面，适量食用瘦肉、蛋类、鱼类、乳类食物以补充营养；饥饿时可给予黄豆、生花生米嚼食，或予新鲜叶类蔬菜充饥；不可过食生冷之品，以防伤中。②将雪梨（去皮）、鲜芦根、荸荠（去皮）、鲜藕各500g，鲜麦冬100g分别洗净、榨汁，混匀即可，每日3～4次，每次50～100ml服用。

（3）其他 起居有常，保持大便通畅，注意口腔、皮肤、手足、外阴的清洁卫生。

2. 气阴亏虚

【证候】口渴引饮，能食与便溏并见，或饮食减少，精神不振，四肢乏力，舌质淡，苔白而干，脉弱。

【护理要点】

（1）用药护理 宜益气健脾、生津止渴法，用七味白术散合生脉散加减。汤药宜温服。

（2）饮食护理 ①须节制饮食，不可过食生冷之品；②将新鲜山药1条洗净去皮，制为泥状，加入排骨汁（即排骨150g水煮所取之浓汁），搅拌煮熟后，加入少许盐及葱花、香菜等即可，每日1次，顿服。

（3）其他 注意休息，避免劳累。

（三）下消

1. 肾阴亏虚

【证候】尿频量多，混浊如脂膏，或尿甜，腰膝酸软，头晕目眩，耳鸣，口干唇燥，皮肤干燥，瘙痒，舌质红，少苔或无苔，脉细数。

【护理要点】

（1）用药护理　宜滋阴补肾、润燥止渴法，用六味地黄丸加减。汤药宜温服。

（2）饮食护理　①须节制饮食，不可另行加食，饥饿者可适当进食如猪胰、苦瓜、豇豆、豌豆等降糖止渴之品；②将豆浆250ml放入锅中，用小火或微火煮沸，入黑芝麻细末30g，搅拌均匀即成，早晚分服。

（3）其他　注意休息，进行适量体育锻炼，如打太极拳、散步等，不可过劳。节制房事。皮肤干燥发痒者避免抓破，注意皮肤清洁，内衣柔和平贴，有汗液时勤换、勤洗澡，发生疖疮及时处理。注意观察患者视力、听力及全身情况，尽早发现白内障、耳聋、眩晕等，以便及早诊治。如见舌强语謇、肢体麻木、口眼㖞斜、半身不遂等中风表现，须速报医生救治。

2. 阴阳两虚

【证候】小便频数，混浊如膏，甚至饮一溲一，面色黧黑，面容憔悴，耳轮枯焦，消瘦显著，腰膝酸软，畏寒肢冷，阳痿或月经不调，面浮肢肿，舌质红，苔淡白而干，脉沉细弱。

【护理要点】

（1）用药护理　宜滋阴温阳、补肾固摄法，用金匮肾气丸加减。汤药宜文火久煎，温服。

（2）饮食护理　①饮食宜富有营养、易消化，适当补充瘦肉、鸡蛋、奶、鱼类等，常食猪胰、猪肾、黑豆、黑芝麻等补益之品；②猪胰焙干，研成粉末，每次5g，每日3次冲服。

（3）其他　注意卧床休息，防寒保暖。禁房事。密切观察面色、神志、呼吸、脉象变化。如见烦渴面红、头痛恶心、口有异味、呼吸深快，或神昏、四肢厥冷、脉微数疾等阴虚阳浮或阴阳离决危象，须速报医生急救。同时观察眼睑、下肢、足趾，尽早发现水肿、脱疽等，以便及早诊治。

四、病情观察

1. 病位　以肺燥为主，多饮症状较突出者，称为上消；以胃热为主，多食症状较为突出者，称为中消；以肾虚为主，多尿症状较为突出者，称为下消。

2. 标本　以阴虚为本，燥热为标。一般初病多以燥热为主；病程较长者则阴虚与燥热互见；日久则以阴虚为主，继而阴损及阳，导致阴阳俱虚。

3. 本症与并发症　多饮、多食、多尿和消瘦为其本症。本症与并发症的关系：一般以本症为主，并发症为次。多数患者，先见本症，随病情的发展而出现并发症；但亦有少数患者与此相反，如少数中老年患者，"三多"及消瘦的本症不明显，常因痈疽、眼疾、心脑病证等为线索，最后确诊为本病。

五、预防调护

1. 节制饮食，具有基础治疗的重要作用。在保证机体合理需要的情况下，应限制粮食、油脂的摄入，忌食糖类，饮食宜以适量米、麦、杂粮，配以蔬菜、豆类、瘦肉、鸡蛋等，定时定量进餐。

2. 戒烟酒、浓茶及咖啡等。

3. 节喜怒，保持情志平和，避免情绪过激。

4. 保持适当的体育锻炼，制定并实施有规律的起居制度。

第十节 痹 证

痹证指由于人体正气不足，卫外不固，风、寒、湿、热等外邪侵袭人体，闭阻经络，气血运行不畅所致，以肌肉、筋骨、关节疼痛、酸楚、麻木、重着、灼热、屈伸不利，甚至关节肿大变形等为主要临床表现的病证。一般病程短，全身状况好者，预后良好；痹证反复不已，全身状况差者，治疗较难；若关节变形，肌肉萎缩，或伴心悸、浮肿等脏腑痹者，多预后不良。现代医学中的风湿热、风湿性关节炎、类风湿性关节炎、强直性脊柱炎、骨性关节炎、坐骨神经痛及痛风性关节炎等疾病，凡以痹证临床特征为主者，均可参照本节辨证施护。

一、病因病机

正气不足是发病的内因。外因有风寒湿邪、风湿热邪两类。外感风寒湿邪，多因居处潮湿，涉水冒雨，或睡卧当风，或冒雾露，气候变化，冷热交错等而乘虚侵袭。感受风湿热邪，可因工作于湿热环境所致，如农田作业、野外施工，处于天暑地蒸之中，或处于较高湿度、温度的作坊、车间、实验室等。亦可因阳热之体、阴虚之躯，素有内热，复感风寒湿邪，邪从热化，或因风寒湿郁久化热，而为风湿热之邪。风寒湿热之邪往往相互为虐，留注肌肉、筋骨、关节，壅塞经络，致气血运行不畅，肢体筋脉拘急、失养为本病的基本病机。但风寒湿热病邪为患，各有侧重，风邪甚者，病邪流窜，病变游走不定；寒邪甚者，肃杀阳气，疼痛剧烈；湿邪甚者，黏着凝固，病变沉着不移；热邪甚者，煎灼阴液，热痛而红肿。

风寒湿痹日久化热而转化为风湿热痹；痹证日久不愈，痰瘀互结，闭阻经络而致皮肤瘀斑、关节肿胀畸形，甚至深入脏腑而见脏腑痹之证。初病属实，久病必耗伤正气而虚实夹杂，伴气血亏虚、肝肾不足之证。

二、施护法则

以祛邪活络、缓急止痛为主。祛风、散寒、除湿、清热、祛痰、化瘀通络等治法应相互兼顾，又有主次。虚实夹杂者，应扶正祛邪。风邪胜者或久病入络者，佐以养血；寒邪胜者，佐以助阳；湿邪胜者，佐以健脾益气；热邪胜者，佐以凉血养阴。病久应辅以补益气血、补养肝肾、祛痰化瘀等法，虚实兼顾，标本并治。

三、辨证施护

（一）行痹

【证候】肢体关节、肌肉酸痛，上下左右关节游走不定，尤以上肢多见，以寒痛为多，或恶风寒，发热，舌苔薄白或腻，脉浮缓或浮紧。

【护理要点】

（1）用药护理　宜祛风通络、散寒除湿法，用宣痹达经汤加减。汤药宜温服。

（2）饮食护理　①饮食宜温热、营养丰富，常选豆豉、丝瓜、桑椹、木瓜、桑枝、荆芥等养血祛风之品，水煎取汁或做粥羹食用，忌生冷、肥甘油腻之品；②荆芥、防风各30g，水煎取汁，另以粳米100g煮粥，兑入药汁食用。

（3）其他　病室宜温暖、向阳、通风、干燥。注意卧床休息，防寒保暖。劳作汗出后，不可当风而卧及坐卧湿地。

（二）痛痹

【证候】肢体关节疼痛较剧，关节屈伸不利，遇寒痛剧，得热则减，昼轻夜重，痛处多固定，局部皮色不红，触之不热，舌苔薄白而腻或滑，脉弦紧或沉迟而弦。

【护理要点】

（1）用药护理　宜温经散寒、祛风除湿法，用乌头汤加减。方中川乌须从小剂量开始，逐渐增加，且先煎30~60分钟后，再下其他药物合煎，以免中毒。汤药宜热服。服药后要注意加强巡视，观察有无毒性反应。如见唇舌、手足发麻，头晕恶心，心悸脉迟，呼吸困难，血压下降等，常为乌头中毒反应，应立即停药，并报告医生及时进行抢救。

（2）饮食护理　①饮食宜温热、营养丰富，常食羊肉、狗肉等，可加用生姜、白胡椒、茴香、肉桂、花椒等调味品以助散寒，忌生冷、肥甘油腻之品；②白花蛇（去头、骨、尾）1条，天麻、秦艽、羌活、当归、防风、五加皮各50g，捣碎，置容器中，加入白酒1500ml，密封，浸泡20日后分次饮酒。

（3）其他　病室宜温暖、向阳、通风、干燥。须卧床休息，缓解后宜下床活动，加强肢体锻炼。适时增减衣被，注意防寒保暖。可在疼痛处加用护套。阴雨寒冷天气，避免外出。行动不便者，应防止跌仆。

（三）着痹

【证候】肢体关节疼痛重着、酸楚，下肢为甚，痛有定处，或有肿胀，肌肤麻木不仁，手足困重，活动不便，阴雨天气加重，舌苔白腻或滑，脉濡缓。

【护理要点】

（1）用药护理　宜除湿通络、祛风散寒法，用薏苡仁汤加减。须注意川乌的剂量、煎法及服药后反应，以免中毒。汤药宜久煎，温服。

（2）饮食护理　饮食宜营养丰富，常选薏苡仁、白扁豆、茯苓、车前子、山药等健脾祛湿之品，水煎取汁或做粥羹食用，忌生冷瓜果、肥甘油腻之品。

（3）其他　病室宜温暖、向阳、通风、干燥。衣被保持干燥。防寒保暖，夏季勿贪凉。

（四）风湿热痹

【证候】肢体关节红肿灼热，疼痛剧烈，痛不可近，关节屈伸不利，遇热则甚，得冷则舒，多为日轻夜重，可有皮下结节或红斑，多兼发热，恶风，汗出，口渴，小便短赤，烦闷不安，舌质红，苔黄腻或黄燥，脉滑数。

【护理要点】

（1）用药护理　宜清热通络、祛风除湿法，用白虎加桂枝汤加减。

（2）饮食护理　①饮食宜清淡、营养丰富、易消化，多食新鲜蔬菜、瓜果及果汁、鲜芦根水、绿豆汤等清凉饮料以生津止渴，忌烟酒、辛辣、煎炒、肥甘油腻之品；②忍冬藤30g水煎取汁，代茶饮。

（3）其他　病室宜向阳、通风、干燥、偏凉爽，不可直接吹风。热退汗出时应及时更换衣被，保持皮肤、衣被整洁、干燥。注意卧床休息，待减轻后可循序渐进地活动。注意观察体温、关节、出汗、咽喉及胸闷、心悸、咽痛、咳嗽等的变化。

（五）尪痹

【证候】肢体关节疼痛、屈伸不利，关节肿大、僵硬、变形，甚至肌肉萎缩，筋脉拘急，肘膝不得伸，或尻以代踵、脊以代头而成废人，舌质暗红，脉细涩。

【护理要点】

（1）用药护理　宜补肾祛寒、活血通络法，用补肾祛寒治尪汤加减。须注意附子的剂量、煎法及服药后反应，以免中毒。汤药宜久煎、温服。

（2）康复护理　鼓励或协助患者加强功能锻炼，按时做被动运动，活动量由弱而强，循序渐进，逐步恢复肢体关节功能，以免久痹成痿。

（3）饮食护理　饮食宜清淡、富有营养，常食黑豆、扁豆、牛肉、狗肉、山药、土豆等健脾补肾除湿之品，忌食肥甘厚腻、辛辣之品。

（4）情志护理　患者常心情忧郁、悲观失望，故应予关心、体贴、安慰，鼓励其尽量活动，豁达开朗，增强生活自理能力。

（5）其他　病室宜温暖、向阳、空气流通、整洁、干燥。适时增加衣被，切勿贪凉，夏天不宜睡竹席，不可久居空调房。注意局部保暖，疼剧处用护套保护。关节疼痛变形者，应防止受压。节制房事。

（六）气血亏虚

【证候】四肢乏力，关节酸沉，绵绵而痛，麻木尤甚，汗出畏寒，时见心悸，纳呆，颜面微青而白，形体虚弱，舌质淡红，苔黄或薄白，脉多沉虚而缓。

【护理要点】

（1）用药护理　宜益气养血、舒筋活络法，用气血并补荣筋汤加减。汤药宜久煎，饭前温服。

（2）康复护理　局部可予按揉或进行功能锻炼。

（3）饮食护理　饮食宜清淡、易消化、富有营养，常食山药、扁豆、红枣等健脾益气之品，忌生冷、肥甘油腻之品。

 课堂互动

> 钱某，男，46岁。3周前突发恶寒发热、腰痛，继而左髋、膝关节疼痛，活动不利，且发热不退。1周前，痛处又游走至右侧髋、膝关节。现诊见：右膝关节红肿灼热疼痛，得冷稍舒，痛不可触，发热，恶风，口渴，烦躁，小便短赤。舌苔黄燥，脉滑数。
>
> 讨论：本案的诊断、施护法则以及辨证施护。

（4）其他　病室宜温暖、向阳、通风、干燥，避免直接吹风。注意防寒保暖，避免淋雨。保持床单、皮肤清洁干燥，定时翻身，以防褥疮发生。注意观察有无心悸、自汗、胸闷、头晕等症状。

四、病情观察

1. 辨病邪　游走不定而痛者为风邪胜；疼痛剧烈，遇冷加重，得热则减者，寒邪为胜；重着固定、麻木不仁者湿邪为胜；病变处焮红灼热、疼痛剧烈者热邪为胜；病变处有结节、肿胀、瘀斑或肢节变形者，为痰瘀痹阻。

2. 辨虚实　一般突然发病，或发病虽缓，但病程短者，多为实证；反复发作，经久不愈者，多为虚实夹杂。疲乏少动者，多为气虚；面色淡白、心悸者，多为血虚；麻木、肢节屈伸不利者，多为肝虚筋失所养；骨节变形、腰膝酸软者，多为肾虚骨痹不已。

五、预防调护

1. 居室宜通风干爽，温度适宜，阳光充足。冬季注意防寒防湿，切忌当风受凉或淋雨受湿，尤其是关节部位更要注意局部保暖。夏季切勿贪凉，不宜睡卧竹席、竹床，避免游泳。被褥应勤晒，并保持清洁干燥。一旦受寒、冒雨等应及时治疗，如服用姜汤等措施均有助于预防痹证的发生。

2. 保持情绪乐观、开朗，避免情绪波动，生活起居有规律，注意劳逸结合。

3. 应保护病变肢体，提防跌仆；视病情适当对患处进行热熨、冷敷等，可配合针灸、推拿等法；鼓励和帮助患者对病变肢体进行功能锻炼。缓解期进行适当体育锻炼，如散步、打太极拳等，活动量由弱而强，循序渐进，使关节、筋脉疏利。

4. 饮食宜高热量、高蛋白、易消化并含丰富维生素。饮食要有节制，避免肥胖。

5. 遵医嘱用药，定期门诊复查。

同步训练

简答题

1. 简述中医内科病证的临床与病机特点、护理要点。

2. 简述感冒、咳嗽、头痛、心悸、泄泻、眩晕、中风、水肿、消渴、痹证的施护法则与辨证施护。

第十三章　中医外科常见病证护理

 知识要点

1. 掌握中医外科常见病证的施护法则与辨证施护。
2. 熟悉中医外科病证的临床与病机特点。

中医外科病证十分广泛，病变可发生在皮、肉、脉、筋、骨、脑，以及五脏六腑等全身各处，包括疮疡、皮肤病变、肛肠疾病、肿瘤等类别。其中，疮疡包括痈、有头疽、发、疖、疔、无头疽、流注、丹毒、瘰疬等；皮肤病变包括疮、疳、斑、疹、痘、癣、疥、疣等。

致病因素包括外因与内因两个方面。"必先受于内，而后发于外"。外因有外感六淫邪毒（如风、寒、暑、湿、燥、火）、感受特殊之毒（如虫蛇毒、疯犬毒、药毒、食物毒、疫毒、漆毒、无名毒等）、外来伤害（如跌打损伤、水火烫伤、寒冷冻伤等）等；内因有情志内伤、饮食不节（如恣食膏粱厚味、醇酒炙煿或辛辣刺激之品）、房室损伤等。其总的病机特点为气血凝滞，营气不从，经络阻塞，脏腑功能失调。

第一节　痈

痈有"内痈"与"外痈"之分。内痈生在脏腑，外痈生在体表。本节只讲述外痈。外痈指发生在皮肉之间的急性化脓性疾病，特点为发病快，初起局部光软无头，大多红肿疼痛，病灶范围一般在 6～9cm，易肿、易溃、易破、易敛。多发于颈、腋、脐、胯腹部，常伴恶寒、发热、口渴等全身症状。现代医学中的皮肤浅表脓肿、急性化脓性淋巴结炎等，均可参考本节辨证施护。

一、病因病机

外因为外感风温湿热之毒；内因为过食膏粱厚味，或五志化火，或肾虚火旺，脏腑蕴毒，以致营卫不和，气血凝滞，经络阻隔，邪毒壅阻于皮肉之间，聚而成形，酿脓成痈。其中，头面以风温、风热为多；中部以内蕴火毒或气火内郁为多；下部以湿火、湿毒为多。

二、施护法则

重在清热解毒。初起、成脓、溃后三个阶段，遵循消、托、补三个总的治疗法则初期宜消散；成脓期宜透脓；溃后期宜切口引流，祛腐排脓，有利邪出；愈合期宜收敛生肌。内服汤剂应审因论治、调理阴阳、扶正祛邪；外治则辨证使用清热解毒、提脓祛腐、收敛生肌的膏药，或散剂，或切开、扩创排脓，顺势而为，妥善处理局部病灶，使其速愈。

三、辨证施护

（一）初期

【证候】初起患部皮肉间突然肿胀，结块，形如鸡卵，表面灼热，红肿疼痛（少数皮色不变），摸之较硬，活动度不大，或伴恶寒发热，头痛，口渴，尿赤，舌质红，苔黄腻，脉数。

【护理要点】

（1）用药护理 宜清热解毒、清肿溃坚法，用仙方活命饮加减。汤药宜温服。

（2）饮食护理 ①饮食宜清淡，忌辛辣刺激、肥甘油腻之品；②金银花、连翘各25g 水煎取汁，入粳米100g，煮粥食。

（二）成脓期

【证候】本期约7～14天，局部肿势高突，疼痛加剧如鸡啄状，按之中软有波动感，伴热势不退，口渴，溲黄便秘，舌质红，苔黄厚，脉洪数或滑数。

【护理要点】

（1）用药护理 宜清热解毒、透脓消肿法，用透脓散加减。汤药宜温服或凉服。

（2）饮食护理 ①饮食宜清淡，忌辛辣刺激、肥甘油腻之品；②生甘草10g 水煎取汁，入绿豆、赤小豆、黑豆各30g，煮至豆烂，食豆喝汤。

（三）溃后期

【证候】患处流出脓液，气味腥臭，色黄白而黏稠，或夹坏死血块，肿痛减轻，一般再过10天左右即收口愈合，而脓排出不畅或脓水稀薄者常延期愈合。

【护理要点】

（1）用药护理 宜托里排脓、和营散结法，用托里消毒散加减。汤药宜温服。

（2）饮食护理 饮食宜清淡、富有营养、易消化，忌生冷、寒凉之品。

（3）其他 患在上肢者，宜以三角巾悬吊；在下肢者，宜抬高患肢，并减少活动。

四、病情观察

全身观察体温、寒热、呼吸、二便、舌象、脉搏等，局部观察肿块大小、色泽、肿势、疼痛的变化，肿块的液波感，以及溃脓的色、质、量、味，并密切关注服药后反应，判断阳证、阴证，顺证、逆证，从而掌握其预后转归。

五、预防调护

1. 注意安全防护，避免损伤皮肤而感染毒邪。若有局部损伤，须及时用消毒液等处理，切勿使用污染物包扎或涂抹，避免蚊虫叮咬；外伤所致局部血肿，可服三七类以消肿；较深破损者，须在24小时内注射破伤风抗毒素。
2. 调情志，饮食有节。
3. 平时勤沐浴，保持体表卫生。

第二节　湿　疹

湿疹属中医"湿疮"范畴，是一种对称性、多形性皮损，并以瘙痒为主，特别是夜间加剧，搔破后易出现糜烂、流滋、结痂等，以反复发作和慢性化为特点的过敏性炎症性皮肤病。本病男女老幼皆可罹患，而以先天禀赋不耐者为多。

一、病因病机

总因禀赋不耐，风湿热阻于肌肤所致。或因饮食不节，过食辛辣鱼腥动风之品或嗜酒，伤及脾胃，脾失健运致湿热内生，又外感风湿热邪，内外合邪，两相搏结，浸淫肌肤而发病；或因素体虚弱，脾为湿困，肌肤失养，或因湿热蕴久，耗伤阴血，化燥生风而致血虚风燥，肌肤甲错而发病。本病可分为三类：急性以湿热为主，亚急性以脾虚为主，慢性以血虚为主。

二、施护法则

急性期宜清热利湿为主，亚急性期宜健脾利湿为主，慢性期宜养血润肤、祛风止痒为主。同时配合外治法。

三、辨证施护

（一）湿热浸淫

【证候】发病急，皮损潮红灼热，瘙痒无休，搔之出血，或渗液流滋稍解，伴身热，心烦，少寐，口渴，溲黄便秘，舌质红，苔薄白或黄，脉滑或数。

【护理要点】

（1）用药护理　宜清热利湿法，用龙胆泻肝汤、萆薢渗湿汤合二妙散加减。汤药宜温服。

（2）饮食护理　①常食绿豆、薏苡仁等清热利湿之品，或金银花泡茶饮，忌辛辣、鱼腥海鲜之品；②赤小豆30g，粳米50g，煮粥食。

（3）其他 病室宜通风、干燥。

（二）脾虚湿蕴

【证候】 发病较缓，皮损潮红，瘙痒，搔抓后糜烂流滋，可见鳞屑，伴纳少，神疲，腹胀便溏，舌淡胖，苔白或腻，脉弦缓。

【护理要点】

（1）用药护理 宜健脾利湿法，用除湿胃苓汤或参苓白术散加减。汤药宜温服。

（2）饮食护理 ①常食山药、薏苡仁、芡实、赤小豆、薏苡仁、莲子粥等，少食糖类、牛奶等；②扁豆、茯苓、薏苡仁、山药各20g，粳米100g，煮粥食。

（3）其他 室温略高，保持室内干燥，并注意保暖。

（三）血虚风燥

【证候】 病久不愈，反复发作，皮损色暗或色素沉着，剧痒，或皮损粗糙肥厚，伴口干不欲饮，纳差，腹胀，舌质淡白，苔白，脉细弦。

【护理要点】

（1）用药护理 宜养血润肤、祛风止痒法，用当归饮子或四物消风饮加减。汤药宜温服。

（2）饮食护理 ①常食菠菜、瘦肉、桂圆、莲子、何首乌、大枣等；②桑椹、百合、大枣各15g，煎汤饮用。

（3）其他 秋季室内湿度应较高。

四、病情观察

观察皮损是否为多形性，如丘疹、水疱、糜烂、渗出；是否对称分布；是否易于渗出；了解其瘙痒程度，皮损是否反复发作和慢性化；近期是否摄食易致过敏的海鲜或辛辣、烟酒等；是否存在原发感染性病灶。同时，须与接触性皮炎、牛皮癣等相鉴别。接触性皮炎：有明确的接触史，皮损局限于接触部位，以红斑、潮红、肿胀、水疱为主，形态较单一，边界清楚，去除病因后很快痊愈，不复发。牛皮癣：皮损好发于颈项、四肢伸侧、尾骶部，初为多角形扁平丘疹，后融合成片，典型损害为苔藓样变，皮损边界清楚，无糜烂渗出史。最后通过四诊合参，综合判断其证型以审因论治。

 课堂互动

郑某，女，42岁。7天前右前臂伸侧出现小红疹，瘙痒明显，抓后皮疹增多，面积扩大，伴有渗液流滋。5天后皮疹突然泛发全身，自觉灼热瘙痒，伴心烦，夜寐不安，口渴，舌质红，苔白腻，脉滑。

讨论：本案的诊断、辨证施护。

五、预防调护

1. 坚持运动，增强体质。春夏养阴，秋冬养阳，按照四时变化调节生活习性，合理安排日光浴、空气浴，尽量不使用空调等。

2. 饮食有节，多素少荤，忌烟酒、辛辣、鸡鸭、牛羊肉、鱼腥海鲜等发物。避免过敏食物，如有过敏尽量查明。

3. 本病皮损瘙痒难忍，病程长，易致焦虑、烦躁或情绪低落，应给予更多的关心和安慰，减轻其顾虑，鼓励其积极配合治疗，坚持用药。

4. 不论急性、慢性，均应避免搔抓，亦不宜注射预防免疫针剂。急性者忌用热水烫洗和肥皂等刺激物洗涤。平时保持体表卫生，远离易过敏物质，及时处理伤口以免继发本病。

第三节 瘾 疹

瘾疹是一种皮肤出现红色或苍白风团，发无定处，时隐时现的瘙痒性、过敏性皮肤病。一年四季、男女老幼均可罹患。现代医学中的荨麻疹，可参考本节辨证施护。

一、病因病机

病因主要为禀赋不耐，人体对某些物质过敏所致，如食物、药物、生物制品、感染病灶、肠道寄生虫、外界寒冷刺激等，均可诱发本病。急性者多为风寒、风热之邪客于肌表，或因肠胃湿热郁于肌肤；慢性者与气血不足，虚风内生，或因情志内伤，冲任不调，肝肾不足，肌肤失养，以致风邪搏结于肌肤而发病。

二、施护法则

风热犯表宜疏风清热；风寒束表宜疏风散寒，调和营卫；血虚风燥宜养血祛风润燥。同时配合外治法。

三、辨证施护

（一）风热犯表

【证候】风团鲜红，灼热剧痒，遇热则皮损加重，伴发热恶寒，咽喉肿痛，舌质红，苔薄白或薄黄，脉浮数。

【护理要点】

（1）用药护理 宜疏风清热法，用消风散加减。汤药宜温服。

（2）饮食护理 饮食宜清淡，多食小白菜、油菜、萝卜、芹菜、黄瓜、苦瓜、西瓜等蔬菜水果。

（3）其他 起居有常，勿当风。

（二）风寒束表

【证候】 风团色白，遇风寒加重，得暖则减，口不渴，苔白，脉浮紧。

【护理要点】

（1）用药护理　宜疏风散寒、调和营卫法，用桂枝汤或麻黄桂枝各半汤加减。汤药宜温服。

（2）饮食护理　宜热食，忌生冷、寒冷之品。可服生姜红糖水，以祛风散寒。

（3）其他　起居有常，注意防寒保暖。

（三）血虚风燥

【证候】 风团反复发作，迁延日久，午后或夜间加剧，伴心烦易怒，口干，手足心热，舌红少津，脉沉细。

【护理要点】

（1）用药护理　宜养血祛风润燥法，用当归饮子加减。汤药宜温服。

（2）饮食护理　常食大枣、核桃仁、冰糖等益阴养血之品。

（3）其他　起居有常，劳逸结合。

四、病情观察

密切观察皮疹的形状、瘙痒程度及伴随症状，及时观察和分析诱发和加重病情的各种因素；并观察饮食与发病的关系，若发现某种食物能加重或诱发本病，须禁忌食用。在急性发作期，若出现声音嘶哑、胸闷、呼吸困难、恶心呕吐、腹痛、腹泻、心悸、血压下降等，应立即吸氧，并报告医师及时救治。

五、预防调护

1. 避风邪，调情志，慎起居。

2. 饮食有节。尽可能找出发病的诱因并去除，禁用或禁食某些对机体致敏的药物或食物，如辛辣、鱼腥之品，以及牛奶、鸡蛋等。

3. 平时注意个人卫生，避免接触致敏衣物或生活用品，积极预防肠道寄生虫。

第四节　乳　癖

乳癖是以乳房产生形状大小不一的肿块、疼痛，与月经周期及情志变化密切相关为主要表现的乳腺组织的良性增生性疾病。本病有一定的癌变危险，好发于 30～50 岁妇女，是临床上最常见的乳房疾病。现代医学中的乳腺囊性增生症，可参考本节辨证施护。

一、病因病机

多因情志不遂，肝气郁滞，思虑伤脾，脾失健运，痰浊内生，肝郁痰凝，气血瘀滞，阻于乳络而发病；或因冲任失调，上则乳房痰浊凝结而发病，下则经水逆乱而月经失调。

二、施护法则

肝郁痰凝，宜疏肝解郁、化痰散结；冲任失调，宜调摄冲任、补益肝肾。

三、辨证施护

（一）肝郁痰凝

【证候】多见于青壮年妇女，乳房胀痛或刺痛，乳房肿块随喜怒消长，伴胸闷胁胀，抑郁易怒，失眠多梦，苔薄白，脉弦或细涩。

【护理要点】
（1）用药护理　宜疏肝解郁、化痰散结法，用逍遥蒌贝散加减。
（2）情志护理　保持心情舒畅。

（二）冲任失调

【证候】多见于中年妇女，乳房肿块或胀痛，经前加重，经后缓减，伴腰酸乏力，神疲倦怠，头晕，月经先后失调，量少色淡，甚或经闭，舌质淡白，苔白，脉沉细。

【护理要点】
（1）用药护理　宜调摄冲任法，用加味二仙汤加减。
（2）其他　起居有常，劳逸结合。

四、病情观察

为明确诊断，须借助现代辅助检查如 B 超、病理组织活检等，与乳核、乳岩相鉴别。乳核相当于现代医学中的乳腺纤维腺瘤，多见于青年妇女，肿块表面光滑，边缘清楚，质地坚韧，活动度好，常发生于单侧乳房，一般无胀痛感觉；乳岩相当于现代医学中的乳腺癌，多发生于 40～60 岁妇女，病程较短，起病快，肿块质地坚硬如石，表面凹凸不平，边缘不清，活动度差，常与皮肤粘连，患侧腋窝淋巴结肿大。

五、预防调护

1. 指导妇女以手指平滑触摸法进行自检，早期诊断，及时治疗，以防恶变。
2. 注意心理疏导，调情志，保持心情舒畅。
3. 饮食有节，多食新鲜蔬菜、水果，如芹菜、茼蒿、西红柿、萝卜、橙子、柚子、柑橘、佛手等，可常食核桃、大枣等食品，忌生冷、辛辣刺激、烟酒、肥甘油腻之品。
4. 须 3 个月复查 1 次，特别是未排除乳腺癌可能的患者，应进行多次短期随诊，并做耐心细致的解释工作。及时治疗月经不调。避免使用含有雌激素的美容护肤品或药物。

同步训练

简答题

1. 简述中医外科病证的临床与病机特点、护理要点。
2. 简述痈、湿疹、瘾疹、乳癖的施护法则与辨证施护。

第十四章 中医妇科常见病证护理

 知识要点

1. 掌握中医妇科常见病证的施护法则与辨证施护。
2. 熟悉中医妇科常见病证的临床与病机特点。

中医妇科病包括月经病、带下病、妊娠病、临产病、产后病、妇科杂病、前阴病等。其致疾因素包括外感六淫因、内伤情志，以及生活因素和体质因素等。六淫之中以寒、热、湿为多发；内伤情志以怒、思、恐为常见；生活因素主要包括早婚多产、房事不节、饮食失调、劳逸过度、跌仆损伤等；体质因素（包括先天因素），指人的体质强弱而言，即脏腑、经络、气血活动的盛衰。六淫因素、情志因素和生活因素都是致病的条件，它们作用于机体后能否发病，以及发病后的表现形式、程度与转归如何，是由体质因素决定的，而妇科病证则常是由脏腑、气血、冲任督带四脉和胞宫功能盛衰来决定的。妇科病证总的病机特点为脏腑功能失常，或气血失调，或直接损伤胞宫，影响冲、任、督、带而为病。

第一节 痛 经

凡在经期或经行前后，出现周期性小腹疼痛，或痛引腰骶，甚至剧痛晕厥等，称为痛经，亦称经行腹痛。现代医学中的子宫内膜异位症、盆腔炎等原发性和继发性痛经，均可参考本节辨证施护。

一、病因病机

本病的发生与冲任、胞宫的周期性生理变化密切相关。主要病机在于邪气内伏或精血素亏，值经期前后冲任二脉气血的生理变化急骤，胞宫气血不畅，"不通则痛"，或胞宫失于濡养，"不荣则痛"。一般而言，实证（气滞血瘀、寒凝胞宫、湿热蕴结）居多，常发生于经前和经行初期；虚证（气血虚弱、肝肾亏损）较少，月经将尽或经后始隐痛。

二、施护法则

明辨其虚实寒热，总以祛邪扶正、通经止痛为要。

三、辨证施护

（一）气滞血瘀

【证候】小腹胀痛而拒按，伴胸胁、乳房胀痛，经行不畅，经色紫暗有块，血块排出后痛减，经去后痛消，舌质紫暗，脉弦或涩。

【护理要点】

（1）用药护理　宜行气活血、化瘀止痛法，用膈下逐瘀汤加减。汤药宜温服。

（2）饮食护理　常取橘皮、玫瑰花、月季花等煎水代茶饮。

（3）情志护理　痛经患者须调节情志，解除思想压力，避免紧张。

（4）其他　经期防止受寒。

（二）寒凝胞宫

【证候】小腹冷痛而喜暖，拒按，经少、色暗有块，或畏寒肢冷，舌质暗，苔白，脉沉紧。

【护理要点】

（1）用药护理　宜温经散寒、暖宫止痛法，用温经汤加减。汤药宜热服。

（2）饮食护理　宜温热，常食姜、葱、蒜、红糖等温热祛寒之品，忌生冷、寒凉之品。

（3）其他　经期注意保暖，忌迎风贪凉、冒雨涉水、坐卧湿地。局部可热敷。

（三）湿热蕴结

【证候】小腹灼痛，经多、色暗红、质稠有块，平素带下量多、黄稠、臭秽，舌质红，苔黄腻，脉弦滑数或濡数。

【护理要点】

（1）用药护理　宜清热除湿、化瘀止痛法，用清热调血汤加减。汤药宜温服。

（2）饮食护理　饮食宜清淡、易消化，常食薏苡仁、苦瓜、冬瓜等，忌温燥、辛辣刺激之品。

（四）气血虚弱

【证候】小腹隐痛，喜揉喜按，经少、色淡、质稀，伴头晕，心悸，面色萎黄，神疲乏力，舌质淡白，苔白，脉细弱。

【护理要点】

（1）用药护理　宜益气养血、调经止痛法，用黄芪建中汤加减。汤药宜温服。

（2）饮食护理　饮食有节，常食乳制品、山药、蛋、大枣、桂圆等补益气血之品。

（3）其他　劳逸结合，避免过劳。注意保暖。

（五）肝肾亏损

【证候】 小腹隐痛而喜按，经少、色淡、质稀，伴头晕耳鸣，腰腿酸软，脉沉细。

【护理要点】

（1）用药护理　宜补养肝肾、调经止痛法，方用调肝汤加减。汤药宜温服。

（2）饮食护理　常食黑芝麻、核桃、猪肝等补益肝肾之品。

（3）其他　起居有常，忌过劳，节制房事。

四、病情观察

密切观察腹痛部位、性质、诱发因素，以及经质、量、色等。若剧疼难忍、面色苍白、冷汗淋漓、手足厥冷，应立即嘱其平卧，注意保暖，速报医生，做好急救准备。

五、预防调护

1. 起居有常，保证充足睡眠。平时加强锻炼，增强体质。

2. 经前、经期注意休息和保暖，保持外阴清洁，勤换内裤，忌游泳、盆浴及房事。痛剧者，可用热水袋敷于小腹部。坚持周期性治疗，标本结合。积极治疗原发病。

3. 注意饮食调养，忌生冷瓜果、酸涩、辛辣刺激之品。

4. 注意心理疏导，避免精神刺激，缓解紧张、恐惧心理。

 课堂互动

王某，女，22岁，已婚。自14岁月经初潮起，每次行经期间小腹冷痛，得热痛减，拒按，经少而色紫暗有块，舌质暗，苔白，脉沉紧。

讨论：本案的诊断、辨证施护。

第二节　带下病

带下一词，有广义、狭义之分，广义带下泛指妇产科疾病而言，狭义带下又有生理、病理之别。正常女子自青春期开始，肾气充盛，脾气健运，任脉通调，带脉健固，阴道内即有少量白色或无色透明无臭的黏性液体，特别是在经期前后、月经中期及妊娠早期量增多，以润泽阴户，防御外邪，此为生理性带下。若带下量明显增多或色、质、气味异常，称为"带下病"。现代医学中的阴道炎、宫颈炎、盆腔炎及肿瘤等，均可参照本节辨证施护。

一、病因病机

主要病因是湿邪。湿有内外之别，外湿指外感之湿邪，如经期涉水淋雨而感受寒湿，或产后胞脉空虚，摄生不洁，湿毒邪气乘虚内侵胞宫，以致任脉损伤，带脉失约而发病。内湿的产生与脏腑气血功能失调有密切关系，如脾虚运化失职，水湿内停，下注任、带；肾阳不足，气化失常，水湿内停，又关门不固，精液下滑；或素体阴虚，感受湿热之邪，伤及任、带。总之，本病系湿邪为患，而脾肾功能失常又是发病的内在条件。病位主要在前阴、胞宫。基本病机为任脉损伤，带脉失约。

二、施护法则

以健脾、升阳、除湿为主，辅以舒肝固肾。仍需临证变通，佐以清热除湿、清热解毒、散寒除湿等。必要时，可配合阴道冲洗、熏洗等外治法。

三、辨证施护

（一）湿热

【证候】带下量多、色黄或赤、质稠而有臭味，或阴痒，心烦，舌质红，苔黄腻，脉滑数。

【护理要点】

（1）用药护理　宜清热利湿止带法，用止带方加减。汤药宜温服。

（2）饮食护理　①饮食宜清淡，常食新鲜蔬菜、水果，忌辛辣、肥甘厚味；②车前草、白花蛇舌草各25g，生甘草3g，沸水泡服。

（3）情志护理　本病病程迁延，常反复发作。须及时心理疏导，避免抑郁、恼怒等。

（二）脾虚

【证候】带下量多、色白、质稀薄、无臭气，面白无华，神疲乏力，纳少，大便溏薄，舌质淡白，苔薄腻，脉缓弱。

【护理要点】

（1）用药护理　宜健脾益气、升阳除湿法，用完带汤加减。汤药宜文火久煎，温服。

（2）饮食护理　①饮食宜清淡，忌生冷、肥甘厚味；②山药30g，薏苡仁30g，煮粥食。

（三）肾阳虚

【证候】带下量多，色白清冷，稀薄如水，淋漓不断，头晕耳鸣，腰痛如折，畏寒肢冷，小腹冷感，小便频数，夜间尤甚，大便溏薄，面色晦暗，舌质淡白，苔薄白，脉沉细而迟。

【护理要点】

（1）用药护理　宜温肾助阳、涩精止带法，用内补丸加减。汤药宜文火久煎，热服。

（2）饮食护理 ①饮食宜温热、易消化，忌生冷、肥甘厚味；②金樱子30g，枸杞子20g，猪膀胱1个，炖服。

（四）肾阴虚

【证候】带下量不甚多，色黄或赤白相兼，质稠或有臭气，阴部干涩不适或灼热，腰膝酸软，头晕耳鸣，颧赤唇红，五心烦热，失眠多梦，舌质红，苔少或黄腻，脉细数。

【护理要点】

（1）用药护理 宜滋阴益肾、清热祛湿法，方用知柏地黄丸加减。汤药宜文火久煎，温服。

（2）饮食护理 ①饮食宜清淡、易消化，忌辛辣、肥甘厚味之品；②金樱子30g，枸杞子20g，猪膀胱1个，炖服。

四、病情观察

密切观察带下的量、色、质、气味及其伴随症状。若见带下血样或水样，有恶臭，伴有不规则出血；或外阴糜烂、溃疡或全身皮疹等；或壮热、寒战、头痛、食欲不振，甚至呕恶、腹胀腹泻、腹痛拒按、下腹扪及包块等，应速报医生以进一步诊疗。

五、预防调护

1. 加强体育锻炼，增强体质，避免过劳。勿坐卧湿地，避免长期涉水作业。
2. 注意营养平衡，勿暴饮暴食，忌生冷、油腻之品。
3. 养成良好的卫生习惯，保持外阴清洁，每日用温水清洗；勤换洗内裤，并放在阳光下曝晒；谨防交叉感染（配偶受到感染者，亦需同时治疗）。
4. 加强妇女保健，做好计划生育，避免早婚、多产或多次人工流产。
5. 定期进行妇科检查，及早发现，及时治疗。

第三节 妊娠恶阻

妊娠早期出现严重的恶心呕吐、头晕厌食，甚则食入即吐者，称为"妊娠恶阻"。恶阻是妊娠早期常见的病证之一，治疗及时，护理得法，多数患者可迅速康复，预后大多良好。现代医学中的妊娠剧吐，可参照本节辨证施护。

一、病因病机

主要因怀孕血聚养胎，冲脉之气上逆，胃失和降所致。常见有肝热、胃虚、痰滞等型。

二、施护法则

以调气和中、降逆止呕为主。

三、辨证施护

(一) 肝热

【证候】妊娠早期，呕吐酸水或苦水，胸胁满闷，嗳气叹息，头晕目眩，口苦咽干，渴喜冷饮，便秘溲赤，舌质红，苔黄燥，脉弦滑数。

【护理要点】

(1) 用药护理　宜清肝和胃、降逆止呕法，用加味温胆汤加减。若呕吐较剧，合五汁饮以生津养阴清热。汤药宜凉服。若剧烈呕吐，不能进食者，须静脉补液。

(2) 饮食护理　多饮水，或饮服绿豆汤、梨汁、鲜藕汁等，忌烟酒、葱韭辛热之品。

(3) 情志护理　及时疏导、劝慰患者，保持心情舒畅，消除恐慌心理。

(二) 胃虚

【证候】妊娠早期，恶心呕吐，吐出食物，甚则食入即吐，脘腹胀闷，不思饮食，头晕体倦，怠惰思睡，舌质淡白，苔白，脉缓滑无力。

【护理要点】

(1) 用药护理　宜健胃和中、降逆止呕法，用香砂六君子汤加减。汤药宜温服。

(2) 饮食护理　①饮食宜清淡、富有营养、易消化，多食山药、大枣、薏苡仁之品，忌生冷、寒凉之品；②灶心土 30g，冲入开水中，澄清后将半匙姜汁冲入温服。

(3) 其他　病室宜温暖，注意防寒保暖。卧床休息。

(三) 痰滞

【证候】妊娠早期，呕吐痰涎，胸膈满闷，不思饮食，口中淡腻，头晕目眩，心悸气短，舌淡胖，苔白腻，脉滑。

【护理要点】

(1) 用药护理　宜化痰除湿、降逆止呕法，宜青竹茹汤加减。汤药宜浓煎，少量频服。

(2) 饮食护理　①多食鲫鱼、山药、薏苡仁、新鲜蔬菜等品，忌生冷、肥甘油腻之品；②陈皮 15g，生姜 6g，沸水泡服代茶饮。

(3) 其他　病室宜干燥、通风、阳光充足。

 课堂互动

曹某，女，24 岁，已婚。妊娠 2 个月，恶心呕吐，食入即吐，脘闷，纳差，神疲乏力，舌质淡白，苔白，脉缓滑无力。

讨论：本案的诊断、辨证施护。

四、病情观察

观察和记录呕吐次数，呕吐物的量、色、质、气味等，以及呕吐与饮食的关系；并密切注意是否出现因剧烈呕吐引起的腰腹疼痛、阴道少量出血等异常情况，防止出现胎漏、堕胎等。必要时遵医嘱，做 B 超检查，以判断妊娠预后。若见呕吐不止，不能进食而致精神萎靡、形体消瘦、眼眶下陷、双目无神、四肢无力，甚见呕吐带血样物、发热口渴、尿少、便秘、唇舌干燥、舌质红、苔薄黄或光剥、脉细滑数无力等气阴两亏之重证，速报医生进一步诊疗。若经治疗无好转，体温持续在 38℃ 以上，心率超过 120 次/分，或持续出现黄疸、蛋白尿时，应考虑终止妊娠。

五、预防调护

1. 病室宜整洁、安静、空气流通、无异味。注意休息，可适当活动如做保健操、散步等。

2. 饮食有节，多食新鲜蔬菜、水果、牛奶、鸡蛋等，须少量多餐，忌生冷、辛辣刺激之品。呕止后，应逐渐增进食量，以免食复。

3. 定期进行产前检查。

第四节 产后发热

产褥期内持续发热不减，或突然壮热，伴有其他症状者，称"产后发热"。若产后一两天内由于阴血骤虚，阳气易浮，营卫失调，而见低热，且无其他症状者，或产后三四天内，泌乳期间低热（俗称"蒸乳"）者，均属于正常生理情况，一般能自行消退。本病感染毒邪型相当于现代医学中的产褥感染，其重证可危及产妇生命，应予重视。

一、病因病机

主要为感染邪毒，正邪交争；外邪袭表，营卫不和；阴血骤虚，阳气外散；败血停滞，营卫不通。临床常见感染邪毒、外感、血虚、血瘀等证型。若感染邪毒，失治误治，可致热入营血，甚则逆传心包等重证。

二、施护法则

以调气血、和营卫为主。感染邪毒者，其证危笃，变化多端，初宜清热解毒、活血化瘀；传入营血时，常须中西结合进行抢救。

三、辨证施护

（一）感染毒邪

【证候】产后壮热恶寒，小腹疼热拒按，恶露色紫暗如败酱，有臭味，溲黄便秘，舌质红，苔黄，脉弦数。

【护理要点】

（1）用药护理　宜清热解毒、凉血化瘀法，用解毒活血汤加减。汤药宜凉服。壮热不退、神昏谵语者，急服安宫牛黄丸或紫雪丹。

（2）饮食护理　宜流质、半流质饮食，多饮水、西瓜汁、梨汁，忌温热辛燥之品。

（3）其他　病室宜通风、凉爽，衣被不可过厚，勿当风。

（二）外感

【证候】产后发热恶寒，头痛身疼，鼻塞流涕，咳嗽，苔薄白，脉浮紧，为外感风寒；如发热，微恶风寒，头痛，咽痛，咳嗽，口渴，舌边尖红，苔薄白，脉浮数，为外感风热。

【护理要点】

（1）用药护理　风寒者宜养血祛风、散寒解表法，用荆防四物汤加减；风热者宜辛凉解表法，用银翘散加减。汤药宜轻煎，温服。

（2）其他　避风邪，慎起居。

（三）血瘀

【证候】产后寒热时作，恶露不下或量少，色紫暗有块，小腹痛拒按，舌质紫暗，或有瘀点，脉弦涩。

【护理要点】

（1）用药护理　宜活血祛瘀、和营除热法，用血府逐瘀汤加减。汤药宜温服。

（2）饮食护理　山楂 30g，生姜 9g，红糖适量，水煎代茶饮。

（3）情志护理　及时了解患者的情绪波动，加强心理疏导，使其心情舒畅。

（4）其他　宜卧床休息，取半卧位以利恶露排出。

（四）血虚

【证候】产后失血过多，低热起伏，面色淡白，眩晕，乏力心悸，舌质淡白，脉细弱。

【护理要点】

（1）用药护理　宜养血益气、和营退热法，用八珍汤加减。汤药宜温服。

（2）饮食护理　饮食宜易消化、富有营养，常食鸡蛋、瘦肉、牛奶、豆制品、黑芝麻、核桃、菠菜等，忌生冷、辛辣刺激、肥甘油腻之品。

（3）其他　宜卧床休息，切勿当风。

四、病情观察

密切观察和记录体温、神志、呼吸、面色、二便、血压、舌象、脉象，恶露的量、质、色以及小腹疼痛的情况等。若恶露时多时少、时下时止（疑有胎盘或胎膜残留），或见壮热寒战、头痛恶心、神昏谵语、呼吸急促、血压下降时，须速报医生，做好清宫术或急救准备。

五、预防调护

1. 加强孕期保健，注意均衡营养，增强体质，孕晚期应禁房事。

2. 正确处理分娩，产程中严格无菌操作，尽量避免产道损伤和产后出血。

3. 病室宜安静、整洁、空气新鲜。应保持外阴清洁，禁房事；避风寒，慎起居；产后 1 周内可进行床上或床边保健操运动；饮食有节，宜富有营养、易消化，少食多餐，保持大便通畅，忌生冷、辛辣刺激、肥甘油腻之品；调情志，保持心情舒畅。

同步训练

简答题

1. 简述中医妇科病证的临床与病机特点、护理要点。

2. 简述痛经、带下病、妊娠恶阻、产后发热的施护法则与辨证施护。

第十五章　中医儿科常见病证护理

 知识要点

> 1. 掌握中医儿科常见病证的施护法则与辨证施护。
> 2. 熟悉小儿生理病理特点、临床护理要点。

小儿一直处于生长发育的过程中，无论在形体、生理、病理等方面，都与成人不同，因此，绝不能简单地将小儿看作成人的缩影。其生理特点为：①生机蓬勃，发育迅速：小儿充满生机，在生长发育过程中，无论在机体的形态结构方面，还是各种生理功能活动方面，都是在不断地、迅速地向着成熟、完善的方向发展；②脏腑娇嫩，形气未充：小儿机体各系统和器官的形态发育都未成熟，生理功能都是不完善的，其中又以肺、脾、肾三脏不足表现尤为突出。小儿的病理特点，主要表现为以下两个方面。

1. 发病容易，传变迅速　肺主气，司呼吸，外合皮毛，主一身之表。由于小儿肺常不足，卫外不固，加之小儿寒温不能自调，家长护养常有失宜，六淫外邪侵袭，肺失宣降而常致感冒、咳嗽、肺炎喘嗽、哮喘等病证。脾胃为后天之本，气血生化之源。由于小儿脾常不足，加之乳食不知自调，家长喂养常有不当，脾胃运化失司而常致呕吐、泄泻、腹痛、积滞、厌食、疳证等病证。小儿先天禀受之肾精须赖后天脾胃生化之气血不断充养，才能逐步充盛；小儿未充之肾气又常与其迅速生长发育的需求显得不相适应，因而称"肾常虚"。儿科五迟、五软、解颅、遗尿、尿频、水肿等病证在临床上均属常见。

小儿腠理不密，皮毛疏松，肺脏娇嫩，脾脏薄弱，各种时邪易于感触，由表入里，可出现出疹性疾病（麻疹、风痧、奶麻、丹痧、水痘等），以及痄腮、顿咳、小儿麻痹症、小儿暑温、白喉等，且在儿童中互相染易，造成流行。

小儿生理上心神怯弱，不耐受外界刺激，易致惊惕不宁的病证；肝阴不足，柔不济刚，病理上易感外邪，各种外邪均易从阳化火，故易致火热伤心生惊、神昏，伤肝引动肝风的证候。古人称之为"心常有余"、"肝常有余"。

小儿不仅易于发病，既病后又易于传变，主要表现为寒热虚实的迅速转化，即易虚易实、易寒易热。寒热和虚实之间也易于兼夹与转化。

2. 脏气清灵，易趋康复　小儿为"纯阳"之体，生机蓬勃，脏腑功能活力旺盛，痼疾顽症相对少于成人，治疗反应敏捷，随拨随应，只要调护得宜，预后较好。

第一节 麻　疹

麻疹是由外感麻毒时邪引起的一种急性出疹性时行疾病，以发热、咳嗽、流涕、眼泪汪汪、全身红色斑丘疹及早期口腔两颊黏膜出现麻疹黏膜斑为特征。麻疹在古代属儿科四大要证之一，传染性很强，常引起广泛流行。过去多发于冬、春二季，现由于实行了儿童计划免疫，发病季节逐渐失去了规律。发病年龄多为6个月至5岁，患病后一般可获终生免疫。在发病过程中，若治疗调护适当，出疹顺利，大多预后良好；反之，年幼体弱或调护失宜，邪毒较重，极易合并肺炎喘嗽等逆证险证。现代医学中的麻疹可参照本节辨证护理。

一、病因病机

病因为麻毒时邪。麻毒时邪从口鼻吸入，侵犯肺脾。肺主皮毛，开窍于鼻，司呼吸。毒邪犯肺，早期邪郁肺卫，宣发失司，临床表现为发热、咳嗽、喷嚏、流涕等，类似伤风感冒，此为初热期。脾主肌肉和四末，麻毒入于气分，正气与毒邪抗争，驱邪外泄，皮疹透发于全身，并达于四末，疹点出齐，此为见形期。疹透之后，毒随疹泄，麻疹逐渐收没，热去津伤，进入收没期。这是麻疹顺证的病机演变规律。

麻疹以外透为顺，内传为逆。若正虚不能托邪外出，或因邪盛化火内陷，均可导致麻疹透发不顺，形成逆证。如麻毒内归，或他邪乘机袭肺，灼津炼液为痰，痰热壅盛，肺气闭郁，则形成邪毒闭肺证。麻毒循经上攻咽喉，疫毒壅阻，咽喉不利，而致邪毒攻喉证。若麻毒炽盛，内陷厥阴，蒙蔽心包，引动肝风，则可形成邪陷心肝证。少数患儿血分毒热炽盛，皮肤出现紫红色斑丘疹，融合成片；若正气不足，麻毒内陷，正不胜邪，阳气外脱，可见内闭外脱之险证。此外，麻毒移于大肠，可致协热下利；毒结阳明，可致口疮、牙疳；迫血妄行，可致鼻衄、吐血、便血等。

二、施护法则

以"麻不厌透"、"麻喜清凉"为指导原则，施护目的在于驱邪透达于外，故在麻毒未曾尽泄之前总以透疹为要。透疹宜取清凉，辛凉透邪解热，不可过用苦寒之品，以免伤正而外邪内陷。同时，初热期以透表为主，见形期以凉解为主，收没期以养阴为主，须注意透发防耗伤津液，清解勿过于寒凉，养阴忌滋腻留邪。若为逆证，须祛邪安正。麻毒闭肺者，宜宣肺化痰解毒；热毒攻喉者，宜利咽化痰解毒；邪陷心肝，宜平肝息风开窍；心阳虚衰之险证，当急予温阳扶正固脱。

三、辨证施护

(一) 顺证

1. 邪犯肺卫 (初热期)

【证候】发热，微恶风寒，鼻塞流涕，喷嚏，咳嗽，两眼红赤，泪水汪汪，倦怠思睡，纳呆，或吐或泻；发热第 2~3 天，口腔两颊黏膜红赤，贴近白齿处可见微小灰白色麻疹黏膜斑，周围红晕，由少渐多，小便短赤，或大便稀溏，舌苔薄白或微黄，脉浮数，指纹浮露色紫。

【护理要点】

(1) 用药护理 宜辛凉透表、宣肺透疹法，用宣毒发表汤加减。汤药宜浓煎，少量频服、温服。药后盖被取遍身微汗，以助疹透发。

(2) 饮食护理 ①饮食宜清淡、易消化、流质，多饮温开水，多食瘦肉汤、胡萝卜粥，忌鱼腥发物、肥甘油腻、辛辣刺激及酸涩收敛之品；②鲜芦根 60g 水煎代茶；或桑叶 20g，鲜薄荷 20g，苦丁茶 10g 以沸水浸泡，加白糖适量代茶饮。

(3) 其他 确诊后患儿应立即隔离，一般应隔离至疹出 1 周；对于有并发症者，应延长隔离期至疹出 10 天。接触的易感儿童隔离观察 21 天。病室宜整洁、安静、空气新鲜、通风，以室温 18℃~20℃、湿度 60% 为宜。窗户遮以深色窗帘，避免强光刺激患儿眼睛。绝对卧床休息至体温正常、皮疹消退。忌用冷敷降温。麻疹将透未透时，须观察热势与出汗情况。切勿当风。若汗出勿将床被揭开，防止汗闭而影响麻疹顺利透出。密切观察病情变化如发热、皮疹、精神状态、呼吸及伴发症状。

2. 邪入肺胃 (见形期)

【证候】发热持续，起伏如潮，阵阵微汗，谓之"潮热"，每潮一次，疹随外出。疹点先见于耳后发际，继而头面、颈部、胸腹、四肢，最后手心、足底、鼻准部都见疹点即为出齐。疹点初起细小而稀少，渐次加密，疹色先红后暗红，稍觉凸起，触之碍手。伴口渴引饮，目赤眵多，咳嗽剧烈，烦躁或嗜睡，舌质红，舌苔黄，脉数，指纹紫滞。

【护理要点】

(1) 用药护理 宜清热解毒、宣肺透疹法，用清解透表汤加减。汤药宜适当增多药液量，少量频服、凉服。

(2) 饮食护理 ①饮食宜清淡、富有营养，多吃流质、素食，忌肥甘油腻之品，出疹期宜多饮温开水，疹出透时可用鲜藕、芦根、白萝卜水煎取汁为饮料，以养阴生津、清解疹毒；②葛根切片，水磨澄取淀粉，每次取葛根粉 30g，粳米 50g，同煮粥，粥熟调冰糖少许。

(3) 其他 病室宜整洁、安静、空气新鲜、通风，以室温 18℃~20℃、湿度 60% 为宜，切勿当风。注意体温变化，密切观察全身皮疹分布、色泽情况及肺系症状，尽早发现逆证。

3. 阴津耗伤（收没期）

【证候】疹点出齐后，发热渐退，咳嗽渐减，声音稍哑，疹点依次渐回，皮肤呈糠麸状脱屑，并有色素沉着，胃纳增加，精神好转，舌质红，苔薄白而少津，脉细无力或细数。

【护理要点】

（1）用药护理　宜养阴益气、清解余邪法，用沙参麦冬汤加减。汤药宜温服。

（2）饮食护理　①饮食有节，宜易消化、富有营养、半流质，适当增进牛奶、鸡蛋、猪肝、瘦肉、莲子、百合粥、稀粥、面食及新鲜水果蔬菜，如甘蔗汁、梨汁、藕汁、荸荠汁等，忌生冷、肥甘油腻、硬食以及海腥等发物；②桑椹100g，甘蔗1000g，鲜白茅根500g，分别绞汁兑匀，随意饮用。

（3）其他　病室宜整洁、安静、空气新鲜、通风，以室温18℃～20℃、湿度60%为宜。疹退脱屑时皮肤瘙痒，要注意皮肤清洁，防止乱抓，不宜过早洗澡，以防受凉，重感时邪。

（二）逆证

1. 邪毒闭肺

【证候】高热不退，烦躁，咳嗽气促，鼻翼翕动，喉间痰鸣，出疹不畅，或见疹点紫暗或见隐没早回，甚则面色青灰，口唇紫绀，舌质红，苔黄腻，脉数。

【护理要点】

（1）用药护理　宜宣肺解毒、清热透邪法，用麻杏石甘汤加减。

（2）饮食护理　①宜清淡、富有营养、流质；②鲜芦根30g，石膏60g，水煎取汁，加入粳米100g，水适量，煮成稀粥，以白糖调味食。

（3）其他　病室宜整洁、安静、空气新鲜、通风，以室温18℃～20℃、湿度60%为宜。注意观察全身皮疹之形态、色泽、出没情况，以及呼吸、神志、面色、心率等生命体征变化。

2. 热毒攻喉

【证候】高热不退，咽喉肿痛，声音嘶哑，或咳嗽声重似犬吠，甚则烦躁不安，喘憋鼻煽，颜面、口鼻青紫，舌质红，苔黄腻，脉滑数或洪数。

【护理要点】

（1）用药护理　宜清热解毒、利咽消肿法，用清咽下痰汤加减。汤药宜少量频服、凉服，避免呛咳。

（2）饮食护理　宜清淡、富有营养、流质。

（3）其他　病室宜整洁、安静、空气新鲜、通风，以室温18℃～20℃、湿度60%为宜。注意观察病情变化，若见烦躁不安、喘憋鼻煽、颜面口鼻青紫等喉梗阻征象时，应速报医生，并做好气管切开手术的准备。

3. 邪陷心肝

【证候】高热不退，或有鼻煽，烦躁不安，谵语，甚则神昏，抽搐，皮肤疹点密集成片，遍及全身，色泽紫暗，舌质红绛起刺，苔黄糙，脉滑数。

【护理要点】

（1）用药护理　宜平肝息风、清营解毒法，用羚角钩藤汤加减。并鼻饲或灌服紫雪丹或安宫牛黄丸。

（2）饮食护理　宜清淡、富有营养、流质。

（3）其他　病室宜整洁、安静、空气新鲜、通风，以室温18℃～20℃、湿度60%为宜。密切观察生命体征、神志、瞳神等变化。

四、病情观察

1. 顺证　身热不甚，常有微汗，神气清爽，咳嗽而不气促。3～4天后开始出疹，先见于耳后发际，渐次延及头面、颈部，而后急速蔓延至胸背腹部、四肢，最后鼻准部及手心、足心均见疹点，疹点色泽红活分布均匀，无其他合并证候。疹点均在3天内透发完毕，之后依次隐没回退，热退咳减，精神转佳，胃纳渐增，渐趋康复。

2. 逆证　见形期疹出不畅或疹出即没，或疹色紫暗；高热持续不降，或初热期至见形期体温当升不升，或身热骤降，肢厥身凉者。并见咳剧喘促，痰声辘辘；或声音嘶哑，咳如犬吠；或神昏谵语，惊厥抽风；或面色青灰，四肢厥冷，脉微欲绝等，均属逆证。

五、预防调护

1. 按计划接种麻疹减毒活疫苗。麻疹流行期间，要避免去公共场所和流行区域，减少感染机会。若接触传染源后，可采取被动免疫方法，注射胎盘球蛋白、丙种球蛋白等，并采取隔离措施，观察21天。

2. 麻疹患儿应早发现，早隔离，早治疗。注意保持眼睛、鼻孔、口腔、皮肤的清洁卫生，每天按时清洗，防止破溃感染，发生并发症。一般在出疹第6天即无传染性。并发肺炎者，隔离时间延长至疹后10天。

第二节　积　滞

积滞又称"食积"，指小儿由于喂养不当，内伤乳食，停聚中焦，脾运失司，气滞不行，以不思乳食、脘腹胀满、嗳腐吞酸、大便溏薄酸臭或秘结为主要临床表现的一种常见病证。本病一年四季皆可发生，夏秋季节发病率较高。小儿各年龄组皆可发病，但以婴幼儿多见。常在感冒、泄泻、疳证中合并出现。脾胃虚弱、先天不足以及人工喂养的婴幼儿容易反复发病。少数患儿积滞日久，迁延失治，脾胃功能严重受损，气血化源不足，导致小儿营养和生长发育障碍，形体日渐羸瘦，可转化成疳，故前人有"积为疳之母，无积不成疳"之说。现代医学中的小儿消化不良症等疾病，均可参考本节辨证施护。

一、病因病机

主要病因为乳食内积，损伤脾胃。病机为乳食不化，停积胃肠，脾运失常，气滞不行。食积可分为伤乳、伤食。伤于乳者，多因哺乳不节，食乳过量或乳液变质，冷热不调，皆停积脾胃，壅而不化，成为乳积。伤于食者，多因饮食喂养不当，偏食嗜食，饱食无度，杂食乱投，生冷不节，食物不化；或过食肥甘厚腻、柿子、大枣等不易消化之物，停聚中焦而发病。正所谓"饮食自倍，肠胃乃伤"。

乳食停积中焦，胃失和降，则呕吐酸馊不消化之物；脾失运化，升降失常，气机不利，出现脘腹胀痛、大便不利、臭如败卵；或积滞壅塞，腑气不通，而见腹胀腹痛、大便秘结之症。此属乳食内积之实证。积久不消，损伤脾胃，脾胃虚弱，运纳失常，复又生积，此乃因积致虚；亦有先天不足，病后失调，脾胃虚弱，胃不腐熟，脾失运化，而致乳食停滞为积，此乃因虚致积。两者均为脾虚夹积、虚中夹实之候。

二、施护法则

乳食内积之实证以消食导滞为主，化热者佐以清解积热，或通腑导滞。脾虚夹积之虚中夹实证以健脾消食、消补兼施为法，积重而脾虚轻者，宜消中兼补法；积轻而脾虚甚者，则用补中兼消法，扶正为主、消积为辅，正所谓"养正而积自除"。此外，推拿及外治疗法亦常配合运用。

三、辨证施护

（一）乳食内积

【证候】不思乳食，食欲不振或拒食，脘腹胀满，疼痛拒按，嗳腐恶心，呕吐酸馊乳片或食物残渣，烦躁哭闹，夜卧不安，或低热，脘腹热甚，大便秽臭，小便短黄，舌质偏红，苔厚腻，脉滑，指纹紫滞。

【护理要点】

（1）用药护理　宜消乳消食、行气导滞法，乳积者用消乳丸加减，食积者用保和丸加减。或用鸡内金30g研为细末，开水冲服，每日1~3g。若有化热之象，酌加黄连、生石膏等。

（2）饮食护理　①乳食有节，定时定量，宜新鲜清洁、易消化、富有营养，忌生冷、肥甘油腻之品；呕吐者可暂禁食3~6小时，或给予生姜汁数滴，加少许糖水饮服。②神曲10g捣碎，煎取药汁，入粳米适量煮粥，分次服用；或白萝卜500g，榨汁加热，分次服用。

（3）其他　病室宜舒适整洁。起居有常，适度锻炼。慎避风邪。

（二）脾虚夹积

【证候】面色萎黄，形体消瘦，神倦乏力，夜寐不安，不思乳食，食则饱胀，腹满喜按，呕吐酸馊乳食，大便溏薄酸腥，夹有乳片或不消化食物残渣，舌质淡，苔白腻，脉沉细而滑，指纹淡滞。

【护理要点】

（1）用药护理 宜健脾助运、消补兼施法，用健脾丸加减。或用怀山药粉、鸡内金粉按2:1混匀，每次 1～2g，每日 2 次，冲服。亦可加服小儿香橘丹或小儿健脾丸，每次 2～3g，每日 2～3 次。

（2）饮食护理 ①饮食宜易消化、富有营养，乳食有节，忌生冷、肥甘油腻、质硬食物。②益脾饼：白术 30g，干姜 6g，鸡内金粉 15g 布包，与红枣 250g 水煎 1 小时后，去药包、枣核，继续文火煎煮，并把枣肉压为枣泥，待冷后与鸡内金粉 15g，面粉 500g 混匀，加水适量，和成面团，再擀成薄饼，以小火烙成饼，每日服食 1～2 个薄饼；或豆蔻粥：煨肉豆蔻细末 3g，生姜 2 片，入粳米适量煮粥，每日分次服用；或山药莲子大枣粥：山药、莲子各 10g，大枣 5 枚，入粳米适量煮粥，每日分 2 次服用。

（3）其他 起居有常，保证充足的休息和睡眠，适度锻炼，多晒太阳，注意卫生。

四、病情观察

1. 伤乳、伤食 母乳喂养或牛奶喂养的婴儿发病者为伤乳，呕吐或大便中可见较多的乳凝块；普通饮食的幼儿发病者为伤食，多有较明显的饮食不节史，呕吐物或大便中可见较多的食物残渣。

2. 虚实 病程短，脘腹胀痛拒按，或伴低热，哭闹不安，多属实证；病程较长，脘腹胀满喜按，神疲形瘦，多属虚中夹实证。

五、预防调护

1. 提倡母乳喂养，乳食宜定时定量，不应过饥过饱。

2. 随着年龄的增长，逐渐添加相适应的富有营养、易消化的辅助食品，合理喂养，不应偏食、杂食。食品宜新鲜清洁，不应过食生冷、肥腻之物。

3. 平时应保持大便通畅，养成良好的排便习惯。

4. 小儿热病不可过用苦寒之品，久病后注意调理脾胃。

第三节 肺炎喘嗽

肺炎喘嗽是指因感受外邪，郁闭肺络所致，以发热、咳嗽、气急、鼻翼翕动甚则涕泪俱闭、张口抬肩、颜面口唇青紫为主要临床表现的常见小儿肺系疾病之一。本病一般发病较急，多继发于感冒、麻疹、顿咳等急性热病之后。一年四季均可发生，但以冬春寒冷季节及气候突然变化时发病率较高。若能早期及时治疗，预后良好。多发于 3 岁以下婴幼儿，年龄愈小，发病率愈高，病情也越重且易发生变证。年龄幼小，体质虚弱者，常反复发作，迁延难愈。现代医学中的小儿支气管肺炎、间质性肺炎、大叶性肺炎等疾病，可参考本节辨证施护。

一、病因病机

外因主要是感受风邪，多夹热或夹寒为患，尤其风热；内因多为小儿肺脏娇嫩，卫外不固，如先天禀赋不足，或后天喂养失宜，久病不愈，病后失调，则致正气虚弱，卫外不固，腠理不密。其病位主要在肺。肺为娇脏，性喜清肃，外合皮毛，开窍于鼻。感受风邪，首先侵犯肺卫，致肺气郁闭而出现发热、咳嗽、痰壅、气促、鼻煽等。痰热是其病理产物，常见痰热胶结，阻塞肺络，亦有痰湿阻肺者，肺闭可加重痰阻，痰阻又进一步加重肺闭，形成宣肃不行而加重。肺主治节，肺气郁闭，气滞血瘀，心血运行不畅，可致心失所养，心气不足，心阳虚衰的危重变证。亦可因邪热炽盛化火，内陷厥阴而见高热动风证候。若影响脾胃升降，浊气停聚，大肠传导失司，可见腹胀便秘等腑实证候。重证或素体虚弱，常迁延不愈。如素体营虚卫弱，可致长期不规则发热，或寒热往来、自汗；素体阴虚，可致发热夜甚、手足心热、盗汗、寐差等。

二、施护法则

须以宣肺平喘、清热化痰为主。若痰多壅盛者，首先降气涤痰；喘憋严重者，治以平喘利气；气滞血瘀者，治以活血化瘀；病久气阴耗伤者，治以补气养阴、扶正达邪；见变证者，随证施治。因易化热，病初风寒闭肺，酌加清热药。肺与大肠相表里，壮热炽盛时宜早用通腑药，致腑通热泄。病之后期，阴虚肺燥，余邪留恋，用药宜甘寒，避免滋腻。

三、辨证施护

（一）常证

1. 风寒闭肺

【证候】恶寒发热，无汗，咳嗽气急，痰稀色白，口不渴，舌质淡红，苔薄白，脉浮紧，指纹青，多在风关。

【护理要点】

（1）用药护理　宜辛温宣肺、化痰止咳法，用三拗汤合葱豉汤加减。汤药宜热服，服药后添加衣被，并饮热粥或生姜红糖水、葱白萝卜汤等以助药力，切忌大汗。汗出后避免吹风，并用干毛巾及时擦干。

（2）饮食护理　宜富有营养、易消化、半流质或流质饮食，可给予米粥、面条、蔬菜等，多饮温开水，忌食生冷、辛辣、油腻之品。

（3）其他　病室宜温暖、安静、整洁、空气新鲜。绝对卧床休息，慎感风邪。

2. 风热闭肺

【证候】发热恶风，微有汗出，口渴欲饮，咳嗽气促，痰稠色黄，鼻流浊涕，甚者鼻翼翕动，咽部红赤，面红目赤，小便短赤，舌边尖红，苔薄黄，脉浮滑数，指纹青紫，多至气关。

【护理要点】

（1）用药护理　宜辛凉宣肺、清热化痰法，用银翘散合麻杏石甘汤加减。或配服紫雪丹、羚羊退热散等。汤药宜温服或凉服。

（2）饮食护理　①宜清淡、易消化、半流质、素食，多饮温开水、梨汁、藕汁、荸荠汁、萝卜汁等，忌辛辣、油腻之品；②全瓜蒌 30 个洗净，蒸熟压扁晒干，切丝，煎水代茶频服。

（3）其他　病室宜凉爽、安静、整洁、空气湿润。绝对卧床休息，衣被不宜过厚，慎感风邪。禁用冷敷法。观察生命体征变化，高热者每 4 小时测体温 1 次。

3. 痰热闭肺

【证候】壮热，烦躁，咳嗽痰稠色黄，喉间痰鸣，声如拽锯，气促喘憋，鼻翼翕动，胸闷胀痛，面赤，口渴，或口唇青紫，舌质红，舌苔黄腻，脉滑数或弦滑。

【护理要点】

（1）用药护理　宜清热泻肺、涤痰定喘法，用五虎汤合葶苈大枣泻肺汤加减。汤药宜少量频服、温服或凉服。同时服鲜竹沥 15～20ml，每日 2～3 次。婴幼儿加服猴枣散 0.3g，每日 2～3 次。

（2）饮食护理　宜清淡、易消化、半流质或流质、素食，多饮温开水、生白萝卜汁、荸荠汁、豆浆、牛奶、藕粉，忌辛辣、油腻、甘甜之品。

（3）其他　病室宜凉爽。绝对卧床休息，宜高枕静卧，不得随便变换体位。加强巡视，密切观察体温、脉象、呼吸、心率等，如气喘加重，面色苍白或青紫等，即予吸氧并速报医生急救处理。

4. 阴虚肺热

【证候】病程较长，低热不退，干咳无痰或少痰，面色潮红，口唇樱红，盗汗，便秘溲黄，舌质红而干，少苔或无苔，脉细数。

【护理要点】

（1）用药护理　宜养阴清肺、润肺止咳法，用沙参麦冬汤加减。汤药宜温服。

（2）饮食护理　宜清淡、易消化、半流质或流质，多饮温开水、梨汁、橘汁、甘蔗汁，常食牛奶、鸡蛋、瘦肉、鱼类、莲子、百合、大枣及新鲜蔬菜，忌辛辣、煎炸之品。

（3）其他　病室宜凉爽、整洁、空气流通，避免直接吹风。盗汗过多者，用干毛巾随时擦干，湿衣服及时更换，以免外感风邪。起居有常，劳逸结合。

5. 肺脾气虚

【证候】病程迁延，咳嗽无力，低热起伏，气短多汗，动则加重，纳差，便溏，面色淡白，神疲乏力，四肢欠温，舌质淡，苔薄白，脉细无力，指纹色淡。

【护理要点】

（1）用药护理　宜健脾益气、肃肺化痰法，用人参五味子汤加减。汤药宜温服。

（2）饮食护理　饮食有节，少量多餐，宜清淡、易消化，多饮温开水，常选山药、薏苡仁、芡实、党参、黄芪、红枣、糯米等，煮成稀粥进食。

（3）其他　起居有常。卧床休息与室内活动相结合，冬春季节天气暖和，可以外出晒太阳或适当进行户外活动，慎感外邪。

（二）变证

1. 心阳虚衰

【证候】骤然面色苍白而青，口唇紫绀，呼吸浅促，额汗不温，四肢厥冷，神萎淡漠或虚烦不宁，肝脏增大，舌质淡紫，苔薄白，脉微弱而疾数，指纹青紫，可达命关。

【护理要点】

（1）用药护理　宜温补心阳、救逆固脱法，用参附龙牡救逆汤加减。汤药宜急煎，少量多次温服。

（2）饮食护理　宜低盐、易消化、流质、素食，少食多餐。

（3）其他　绝对卧床休息，注意保暖。加强巡视，密切观察生命体征及面色、神志、肝脏大小等，积极配合医生急救处理。

2. 内陷厥阴

【证候】壮热，烦躁，神昏谵语，四肢抽搐，口噤项强，两目上视，咳嗽浅促微弱，痰声辘辘，舌质红绛，脉弦数或细数，指纹青紫，可达命关，或透关射甲。

【护理要点】

（1）用药护理　宜平肝息风、清心开窍法，用羚角钩藤汤合牛黄清心丸加减，且灌服或鼻饲安宫牛黄丸、紫雪丹或牛黄清心丸。汤药宜温服。

（2）饮食护理　宜易消化、流质、素食。

（3）其他　病室宜凉爽、安静、整洁、空气流通。绝对卧床休息。加强巡视，密切注意病情变化，积极配合医生急救处理。

四、病情观察

1. 寒热　初起应分清风热还是风寒，风寒者多恶寒无汗、痰多清稀；风热者则为发热重恶寒轻、咳痰黏稠。

2. 虚实　发病急，病程短，喘息急促者，多属实证；发病缓慢，或经久不已，或失治误治，喘促气短，甚则呼多吸少者，属虚证。

五、预防调护

1. 搞好环境卫生，保持室内空气新鲜，冬春季节尽量少带易感儿去公共场所。
2. 气候寒暖不调时，随时增减衣服，防止感冒。
3. 加强体育锻炼，增强体质。

第四节　泄　泻

泄泻多由于小儿脾常不足，感受外邪，内伤乳食或脾肾亏虚，而到脾胃运化功能失调，以大便次数增多、粪质稀薄或如水样为主要临床表现的一种常见小儿病证。本病尤以 2 岁以下的婴幼儿最多见。一年四季均可发生，但以夏秋季节发病率为高。轻证一般预后良好，调护及时，常很快痊愈；重证起病急骤，泻下过度，极易伤津耗液，甚则阴竭阳脱而危及生命；若久泻迁延不愈者，脾胃损伤，则易酿成疳证或慢惊风。故其具有发病较容易、病情易变化、预后情况相对于成人而言更加严重等特点。现代医学中的小儿腹泻，包括感染性腹泻及非感染性腹泻，均可参照本节辨证施护。

一、病因病机

本病的病位主要在脾胃。

1. 感受外邪　小儿脏腑娇嫩，冷暖不知自调，易为外邪侵袭而发病。因脾喜燥而恶湿，其他外邪常与湿邪相合而致泻，故前人有"无湿不成泻"、"湿多成五泻"之说。一般冬春多为风寒（湿）致泻，夏秋多暑湿（热）致泻。暴泻以湿热泻最为多见。

2. 内伤饮食　小儿脾常不足，运化力弱，饮食不知自节，若调护失宜，乳哺不当，饮食失节或不洁，过食生冷瓜果或不消化食物，皆能损伤脾胃，而发生泄泻。可单独发生，更多兼见于其他证候中。

3. 脾胃虚弱　先天禀赋不足，后天调护失宜，或久病迁延不愈，皆可导致脾胃虚弱。胃弱则腐熟失职，脾虚则运化失常，因而水反为湿，谷反为滞，清浊不分，合污而下，而成脾虚泻。亦有暴泻实证，失治误治，迁延不愈，损伤脾胃，而由实证转为虚证泄泻者。脾虚致泻，继伤脾阳，久损及肾而脾肾阳虚，火不暖土，阴寒内盛，水谷不化，并走肠间。

由于小儿"稚阴稚阳"、"易虚易实，易寒易热"，如泄泻较重，利下过度，损伤气液，气阴两伤，甚至阴伤及阳，导致阴竭阳脱的危重变证。若久泻不止，土虚木旺，肝木无制而生风，可酿成慢惊风；脾虚失运，生化乏源，气血不足，久则酿成疳证。

二、施护法则

以运脾化湿为基本法则。实证以祛邪当先，分别治以消食导滞、祛风散寒、清热利湿；虚证以扶正为主，分别治以健脾益气、补脾温肾。变证则分别治以益气养阴、酸甘敛阴、护阴回阳、救逆固脱。同时配合外治、推拿、针灸等法。

三、辨证施护

（一）常证

1. 伤食泻
【证候】 大便稀溏，夹有乳片或不消化的食物残渣，气味酸臭或如败卵，脘腹胀满，便前腹痛，泻后痛减，腹痛拒按，嗳气酸馊，矢气臭秽，或有呕吐，不思乳食，夜卧不安，舌苔厚腻或微黄，脉滑，指纹沉滞。

【护理要点】

（1）用药护理 宜消食化积、运脾止泻法，用保和丸加减。

（2）饮食护理 一般应继续进食，多饮温开水。母乳喂养者给予哺乳，暂停辅食；人工喂养者以等量米汤或稀释的牛奶喂哺；严重呕吐者暂时禁食，待恶心呕吐缓解后，进少量半流质或流质如粥、面条等；少食多餐，逐步过渡到正常饮食。

（3）其他 病室宜空气新鲜、温暖、整洁、安静。注意休息。避免腹部受凉。保持皮肤清洁干燥，勤换尿布。每次大便后，宜用温水清洗臀部，并扑上爽身粉，防止发生红臀。

2. 风寒泻

【证候】 大便清稀，色淡多泡沫，臭气不甚，肠鸣腹痛，或伴恶寒发热，鼻塞流清涕，咳嗽，舌质淡，苔薄白或腻，脉浮紧，指纹红。

【护理要点】

（1）用药护理 宜疏风散寒、化湿和中法，用藿香正气散加减。汤药宜热服，服药后添衣加被，并饮热水、热米粥或生姜红糖水，以助药力。同时，亦可口服藿香正气胶囊，每次 2~3 粒，每日 3~4 次。

（2）饮食护理 饮食宜清淡、易消化、富有营养，流质或半流质、温热，多饮温开水，忌生冷、瓜果、油腻之品。

（3）其他 病室宜空气新鲜、向阳、整洁、安静。卧床休息，不宜外出活动。注意腹部保暖。

3. 湿热泻

【证候】 大便稀薄如水样，或如蛋花汤样，便色深黄而臭秽，或见少许黏液，量少次频而泻下急迫，腹痛哭闹，肛门灼热发红，食欲不振，或泛恶欲吐，发热，烦躁，口渴引饮，小便短黄，舌质红，苔黄腻，脉滑数，指纹紫。

【护理要点】

（1）用药护理 宜清热利湿止泻法，用葛根黄芩黄连汤加味。汤药宜少量频服、温服。亦可加服葛根芩连丸，每次 1~2g，每日 3~4 次；或甘露消毒丹，每次 2~3g，每日 3~4 次。

（2）饮食护理 ①饮食宜清淡、易消化，多饮温开水，忌辛辣、油腻、煎炸之品，可给予六一散泡水饮，或芦根、竹叶适量煎水代茶饮；②高热口渴者，可用绿茶、白糖、细盐适量泡水频服。

（3）其他 病室宜空气新鲜流通、整洁、安静。注意腹部保暖。每次便后可用淡盐水或苍术、黄柏水煎取汁，清洗局部，防止破溃。密切观察大便的性状和次数、神态表情、四肢的温湿度、口渴饮水以及小便情况。

4. 脾虚泻

【证候】 大便稀溏，色淡不臭，多于食后作泻，时轻时重，面色萎黄，形体消瘦，神疲倦怠，饮食减少，睡时露睛，舌质淡，苔白，脉沉细无力，指纹淡。

【护理要点】

（1）用药护理 宜健脾益气、化湿止泻法，用参苓白术散加减。汤药宜热服。

（2）饮食护理 ①饮食有节，少食多餐，宜清淡、少渣、富有营养、易消化、半流质，多饮温开水，常选薏苡仁、山药、大枣、党参、黄芪、白扁豆等煮成稀粥进食，忌生冷、油腻之品；②芡实6g，山药6g，茯苓6g，莲肉6g，薏苡仁6g，白扁豆6g，党参6g，白术6g，水煎煮40分钟后去渣，再加入淘净的大米150g，继续煎烂成粥，每日1~2次，调糖服食，连用数日。

（3）其他 病室宜空气新鲜、向阳、整洁。注意休息，防寒保暖。

5. 脾肾阳虚泻

【证候】 久泻不止，大便清稀，完谷不化，色淡不臭，或见脱肛，形寒肢冷，面色淡白，精神萎靡，睡时露睛，舌质淡，苔白，脉细弱，指纹淡。

【护理要点】

（1）用药护理 宜补脾温肾、固涩止泻法，用附子理中汤合四神丸加减。亦可加服附子理中丸，每次2~3g，每日3~4次。汤药宜热服。

（2）饮食护理 饮食有节，少食多餐，宜清淡、少渣、富有营养、易消化、半流质，多饮温开水，常选党参、黄芪等煮成稀粥进食，并酌加肉桂、胡椒、高良姜等温热佐料，忌生冷、油腻之品。

（3）其他 病室宜空气新鲜、向阳、整洁、安静。注意休息，防寒保暖，尤其注意腹部、腰骶部的保暖。

（二）变证

1. 气阴两伤

【证候】 泻下无度，质稀如水，精神萎靡或心烦不安，四肢乏力，眼眶及前囟凹陷，皮肤干燥或枯瘪，啼哭无泪，口渴引饮，小便短少，甚则无尿，唇红而干，舌质红少津，苔少或无苔，脉细数。

【护理要点】

（1）用药护理 宜益气养阴、酸甘敛阴法，用人参乌梅汤加减。汤药宜少量频服、温服。

（2）饮食护理 少量多餐，宜稀粥、米汤等流质、半流质，多饮温开水、荸荠汁、藕汁、芦根水、石斛水等。

（3）其他 病室宜空气新鲜、向阳、整洁、安静。绝对卧床休息。

2. 阴竭阳脱

【证候】 暴泻不止，便稀如水，次频量多，精神萎靡，表情淡漠，面色青灰或苍白，四肢厥冷，冷汗自出，气息低微，哭声微弱，啼哭无泪，尿少或无，舌质淡无津，脉沉细欲绝，指纹淡白。

【护理要点】

（1）用药护理 宜益阴救阳、回阳固脱法，用生脉散合参附龙牡救逆汤加减。汤药宜急煎后热服、频服。

（2）饮食护理 宜流质或半流质饮食；可用生姜（或干姜）、葱白、红糖适量煎水热服。

（3）其他 病室宜空气新鲜、向阳、整洁、安静。绝对卧床休息，注意保暖。密切观察生命体征及精神、面色的变化。

四、病情观察

1. 病因 一般大便稀溏夹乳凝块或食物残渣，气味酸臭，或如败卵，多因伤乳伤食；大便清稀多泡沫，色淡黄，臭气不甚，多因风寒；水样或蛋花汤样便，量多而黄褐、秽臭，或见少许黏液，腹痛时作，多因湿热；大便稀薄或烂糊，色淡不臭，多食后作泻，是为脾虚所致；若大便清稀，完谷不化，色淡无臭，多属脾肾阳虚。

2. 轻重 大便次数一般不超过10次，精神尚好，无呕吐，小便量可，属轻证；泻下急暴，次频量多，神萎或烦躁，或有呕吐，小便短少，属重证。若见皮肤干枯，囟门凹陷，啼哭无泪，尿少或无，面色发灰，精神萎靡等，为危重变证。

3. 虚实 泄泻病程短，泻下急暴，量多腹痛，多属实证；泄泻日久，泻下缓慢，腹胀喜按，多为虚证；迁延日久难愈，泄泻或急或缓，腹胀痛拒按者，多为虚中夹实。

五、预防调护

1. 须注意饮食卫生，食品应新鲜、清洁，不吃变质腐败食品，少吃肥甘滋腻不易消化的食品，不要暴饮暴食。饭前、便后要洗手，餐具要卫生。

2. 大力提倡母乳喂养，不宜在夏季及小儿有病时断奶，严格遵守添加辅食的原则，注意科学喂养。

3. 加强体格锻炼，增加户外活动，居室注意通风，根据气候变化，及时增减衣服，防止过凉过热，尤须避免腹部受凉。

第五节　惊　风

惊风又称"惊厥"，俗名"抽风"，是小儿时期常见的一种急重病证，临床以抽搐、神昏为主要特征。一年四季均可发生，一般以1~5岁的小儿为多见，年龄越小，发病率越高。其发病来势突然，变化迅速，病情凶险，往往威胁小儿生命，或留下痫、呆、瘫、哑等后遗症，所以，古代医家将惊风列为儿科四大要证（痧、痘、惊、疳）之首。惊风的症状，临床上可归纳为八候，即搐、搦、颤、掣、反、引、窜、视。八候的出现，表示惊风已在发作。但惊风发作时，八候不一定全部出现。根据发病的急缓、证候的虚实寒热，临证时将惊风分为急惊风和慢惊风。凡起病急暴，属阳属实者，统称急惊风；凡病势缓慢，属阴属虚者，统称慢惊风。慢惊风若出现纯阴无阳，阳气虚衰危象，则称为慢脾风。西医学中的小儿惊厥、高热惊厥、各种严重感染（如中毒性菌痢、中毒性肺炎、败血症）等疾病，凡出现抽搐表现者，均可参考本节辨证施护。

急 惊 风

一、病因病机

病因以外感六淫、疫毒之邪为主，偶有暴受惊恐所致者。外感六淫，尤以风邪、暑邪、湿热、疫疠之气为主。小儿肌肤薄弱，腠理不密，极易感受时邪，由表入里，热极化火，火盛生痰，甚则入营入血，内陷心包，引动肝风，或正不胜邪，内闭外脱。若因饮食不节，或误食污染有毒之食物，郁结肠胃，痰火内伏，蒙蔽心包，亦可引动肝风。小儿神气怯弱，元气未充，不耐意外刺激。若目触异物，耳闻巨声，或不慎跌仆，暴受惊恐，使神明受扰，肝风内动，而致惊叫惊跳，抽搐神昏。总之，急惊风的主要病机是热、痰、惊、风的相互影响，互为因果。其病位主要在心、肝两经。小儿外感时邪，易从热化，热盛生痰，热极生风，痰盛发惊，惊盛生风，则发为急惊风。

二、施护法则

以清热、豁痰、镇惊、息风为主。痰盛者须豁痰，惊盛者须镇惊，风盛者须息风，然热盛者皆必先解热。因痰分痰火、痰浊；热分表、里；风分外风、内风；惊证既可出现惊跳、嚎叫的实证，亦可出现恐惧、惊惕的虚证。故豁痰分芳香开窍、清火化痰、涤痰通腑；清热分解肌透表、清气泻热、清营凉血；治风分疏风、息风；镇惊分清心定惊、养心平惊。

三、辨证施护

（一）风热惊风

【证候】 发热骤起，头痛身痛，咳嗽流涕，烦躁不宁，神昏，手足抽搐，两目上视，咽痛，舌质红，苔薄白或黄，脉浮数或弦数，指纹青紫。

【护理要点】

（1）用药护理 宜疏风清热、息风止痉法，用银翘散加减。汤药宜温服。同时服小儿牛黄散（1 岁以内每次 0.3~0.5g，2~3 岁每次 0.9g，每日 2 次，乳汁或糖水送服）或小儿回春丹（1 岁以内每次 1~2 粒，1~3 岁每次 3~5 粒。2 小时后可重复）。以往有高热惊厥史患儿，须加服紫雪丹（每次 1.5~3g，每日 1~3 次）。

（2）饮食护理 饮食宜清淡、富有营养，流质或半流质、素食，多食新鲜的水果蔬菜如西瓜汁、番茄汁、鲜橘汁、白萝卜汁、荸荠汁或苹果泥等。

（3）其他 病室宜整洁、安静、凉爽。高热而表邪未解时，可给予温水擦浴，避免吹风，切勿用冰水冷敷，以免凉遏冰伏。

（二）暑热惊风

【证候】 多见于盛夏炎热季节，证有轻重之分。轻证者，恶风发热，无汗，头痛项强，烦躁神昏，手足抽搐，舌质红，苔薄白，脉浮数；重证者，壮热，多汗，口渴欲饮，头痛项强，恶心呕吐，烦躁神昏，手足抽搐，两目上视，舌质红或绛，苔黄腻，脉洪数。

【护理要点】

（1）用药护理　宜祛暑清热、开窍镇惊法。轻证者，用新加香薷饮加减；重证者，用清瘟败毒饮加减。汤药宜凉服。

（2）饮食护理　①抽搐者，一般禁食，抽搐停止后，宜清淡、富有营养、易消化、流质或半流质饮食；②生石膏、钩藤各50g，水煎取汁，加入粳米50g煮粥，将熟之时，入竹沥水10ml、蜂蜜适量，搅匀候熟服食。

（3）其他　病室宜整洁、安静、凉爽。密切观察病情变化。

（三）气营两燔惊风

【证候】起病急骤，高热烦躁，口渴喜饮，神昏谵语，惊厥，舌质深红或绛，舌苔黄糙，脉数有力。

【护理要点】

（1）用药护理　宜清气凉营、息风开窍法，用清瘟败毒饮加减。并鼻饲或灌服紫雪丹。汤药宜凉服。

（2）饮食护理　宜清淡、易消化、流质或半流质食。多食新鲜水果汁、蔬菜汁等，忌质硬、质脆食物，避免惊风发作，食物卡阻气道。

（3）其他　病室宜整洁、安静、凉爽。

（四）湿热疫毒惊风

【证候】起病急骤，壮热头痛，烦躁不宁，四肢抽搐，神昏谵妄，呕吐，腹痛，大便腥臭黏滞或夹脓血，舌质红，苔黄腻，脉滑数。

【护理要点】

（1）用药护理　宜清化湿热、解毒息风法，用黄连解毒汤加味。汤药宜凉服。并鼻饲或灌服安宫牛黄丸或紫雪丹。

（2）饮食护理　宜清淡、流质或半流质饮食，忌荤腥油腻之品，以免助湿生痰。

（3）其他　病室宜整洁、安静、凉爽。对其呕吐物、大便进行严密的消毒处理。

（五）惊恐惊风

【证候】暴受惊恐后突然抽搐，神志不清，惊惕不安，面色时青时白，喜投母怀，四肢厥冷，舌苔薄白，脉数乱，指纹青紫。

【护理要点】

（1）用药护理　宜镇惊安神、益气健脾法，用抱龙丸加减。汤药宜温服。

（2）情志护理　给予心理安慰，并确保孩子生活、学习环境安全与安静。

（3）饮食护理　宜清淡、易消化、流质或半流质饮食。

（4）其他　病室宜整洁、安静、凉爽。

（六）痰食惊风

【证候】纳呆，呕吐，腹胀而痛，便秘，发热或不发热，神情呆滞，继见神昏，手足抽搐，喉间痰鸣，呼吸气促，舌质红，苔黄厚而腻，脉弦滑数。

【护理要点】

（1）用药护理　宜消食导滞、涤痰息风法，用玉枢丹合保和丸加减。汤药宜温服。

（2）饮食护理　禁食 12～24 小时，以利于脾胃运化功能恢复、积滞消除。宜清淡、流质或半流质饮食，多饮白萝卜汁、荸荠汁等化痰之品，忌辛辣刺激、肥甘油腻、煎炸之品。

（3）其他　病室宜整洁、安静、凉爽。

四、病情观察

1. 表热、里热　昏迷、抽搐为一过性，热退后抽搐自止为表热；高热持续，反复抽搐、昏迷为里热。

2. 痰热、痰火、痰浊　神志昏迷、高热痰鸣，为痰热上蒙清窍；妄言谵语、狂躁不宁，为痰火上扰清空；深度昏迷、嗜睡不动，为痰浊内蒙心包，阻蔽心神。

3. 外风、内风　外风邪在肌表，清透宣解即愈，若见高热惊厥，为一过性证候，热退惊风可止；内风病在心肝，热、痰、惊、风四证俱全，反复抽搐，神志不清，病情严重。

4. 外感惊风，区别时令、季节与原发疾病　六淫致病，春季以春温伏气为主，兼夹火热，症见高热、抽风、昏迷，伴吐衄、发斑；夏季以暑热为主，暑必夹湿，暑易入心，以高热、昏迷为主，兼见抽风；若痰、热、惊、风四证俱全，伴下痢脓血，则为湿热疫毒，内陷厥阴。

五、预防调护

1. 平时加强体育锻炼，提高抗病能力。
2. 避免时邪感染。注意饮食卫生，不吃腐败及变质食物。
3. 按时预防接种，避免跌仆惊骇。
4. 有高热惊厥史患儿，在外感发热初起时，要及时降温，服用止痉药物。

慢 惊 风

一、病因病机

本病多见于大病久病之后，气血阴阳俱伤；或因急惊未愈，正虚邪恋，虚风内动；或先天不足，后天失调，脾肾两虚，筋脉失养，风邪入络。由于暴吐暴泻，久吐久泻，或因反复发作，过用峻利之品，及他病误汗误下，以致脾阳不振，木旺生风；或因禀赋不足，脾肾素亏，长期腹泻，阳气外泄，先为脾阳受损，继则伤及肾阳，致脾肾阳虚，虚极生风，即所谓"纯阴无阳"之慢脾风证。急惊风或温热病后，迁延未愈，耗伤阴津，肾阴亏损，肝木失于滋养，肝血不足，筋失濡养，可致水不涵木，阴虚风动。总之，病位在肝、脾、肾，病理性质以虚为主。多系脾胃受损，土虚木旺化风；或脾肾阳虚，虚极生风；或肝肾阴虚，筋脉失养生风。

二、施护法则

以补虚治本为主。土虚木旺，治以健脾平肝；脾肾阳虚，治以温补脾肾；阴虚风动，治以育阴潜阳。治疗过程中，可结合活血通络、化痰行瘀之法。

三、辨证施护

（一）土虚木亢

【证候】精神萎靡，嗜睡露睛，面色萎黄，四肢不温，阵阵抽搐而无力，时发时止，或足踝及面部轻度浮肿，不思饮食，时有肠鸣，大便稀溏，色呈青绿，舌质淡，苔白，脉沉细弱。

【护理要点】

（1）用药护理　宜温运脾阳、柔肝息风法，用缓肝理脾汤加减。汤药宜温服。亦可加服蕲蛇粉，每次1.5g，每日2次。

（2）饮食护理　①饮食宜清淡、富有营养，常服山药粥以补益脾胃；②乌鸡酒：雌乌鸡1只，宰杀去毛、爪及内脏，料酒、葱白、胡椒、干姜、肉桂、丁香各适量，加水小火煨至鸡熟透，食肉喝汤。

（3）其他　病室宜温暖、整洁、安静。注意腹部保暖。对长期卧床的患儿，要经常改变体位，必要时可垫海绵垫褥或气垫褥等，经常用温水擦澡、擦背或用温热毛巾行局部按摩，避免发生褥疮。

（二）脾肾阳虚

【证候】面色苍白或灰滞，囟门低陷，精神极度委顿，昏睡露睛，口鼻气冷，额汗不温，四肢厥冷，手足蠕动，尿清便溏，舌质淡，苔薄白，脉沉细无力。

【护理要点】

（1）用药护理　宜温补脾肾、回阳救逆法，用固真汤加减。汤药宜温服。

（2）饮食护理　加强调补，饮食宜清淡、易消化、富有营养，常食新鲜蔬菜，以及鸡汁、山药、桂圆、红枣等健脾温肾之品。

（3）其他　病室宜温暖、整洁、安静。注意防寒保暖。观察精神、面色、出汗、四肢冷暖情况，及时采取相应的护理措施。

（三）阴虚风动

【证候】虚烦疲惫，低热，形体消瘦，面颊潮红，口渴不欲饮，肢体拘挛或强直，时或震颤瘈疭，两目直视，手足心热，大便干结，舌质绛而少津，少苔或无苔，脉细数。

【护理要点】

（1）用药护理 宜育阴潜阳、滋水涵木法，用大定风珠加减。汤药宜温服。

（2）饮食护理 ①宜清淡、富有营养、流质或半流质饮食，常食银耳、黑木耳、黑芝麻、猪肝等滋阴清热之品，忌温热动火之品；②牡蛎肉（切）100g，煮熟，入鸡子黄（搅匀）1个，煮沸，加盐少许，食肉喝汤。

（3）其他 病室宜整洁、安静。衣被不宜过厚。加强精神护理，以免患儿受惊恐。

四、病情观察

1. 寒热虚实 凡面色苍白或萎黄、精神萎倦、嗜睡、四肢发冷、舌淡苔薄者，为虚寒；虚烦疲惫、面色潮红、身热消瘦、手足心热、舌红苔少者，为虚热；肢体颤振、手足搐搦，为血虚；身热起伏不定、口渴心烦、胸闷气粗、泛吐痰涎、苔黄腻者，为虚中夹实。

2. 脏腑 仅有形神疲惫、面色萎黄、肢体抽搐、大便稀溏、四肢不温，为病在肝脾；若面色苍白、囟门低陷、四肢厥冷、手足蠕动、大便清稀、舌淡、脉细无力，为病在肝脾肾。

五、预防调护

1. 积极治疗原发疾病。

2. 做好小儿保健工作，调节精神情绪，加强体育锻炼，提高抗病能力。

3. 注意饮食卫生，宜吃营养丰富易消化的食物。

第六节 痄 腮

痄腮是因感受风温邪毒，壅阻少阳经脉，与气血相搏而凝滞于耳下腮部所致，以发热、耳下腮部漫肿疼痛为主要临床表现的一种时行疾病。一年四季都可发生，冬春易于流行。多发于3岁以上儿童，尤以5～9岁多见，在儿童群体中流行。传染期为腮腺肿大前24小时至消肿后3日。一般预后良好，病后可获终身免疫。少数因素体虚弱或邪毒炽盛，可见昏迷、惊厥等变证。年长儿可并发少腹疼痛、睾丸肿痛等。现代医学中的流行性腮腺炎可参考本节辨证施护。

一、病因病机

病因为感受风温邪毒，主要病机为邪毒壅阻少阳经脉，与气血相搏，凝滞耳下腮部。风温邪毒从口鼻肌表而入，侵犯足少阳胆经。胆经起于眼外眦，经耳前耳后下行于身之两侧，终止于两足第四趾端。少阳受邪，毒热循经上攻腮颊，与气血相搏，气滞血郁，运行不畅，凝滞腮颊，故局部漫肿、疼痛。热甚化火，出现高热不退、烦躁头痛，经脉失和，机关不利，故张口咀嚼困难。足少阳胆经与足厥阴肝经互为表里，热毒炽盛，正气不支，邪陷厥阴，扰动肝风，蒙蔽心包，可出现高热、昏迷、痉厥等症。足厥阴肝经循少腹络阴器，邪毒内传，引睾窜腹，则可伴有睾丸肿胀、疼痛或少腹疼痛。

二、施护法则

须着重于清热解毒，佐以软坚散结。常证分温毒在表证、热毒壅盛证。前者以疏风清热为主，后者以清热解毒为主。腮肿硬结不散，治宜软坚散结、清热化痰。软坚散结只可用宣、通之剂，以去其壅滞，不要过于攻伐，壅滞既去，则风散毒解，可达到消肿止痛的目的。若病情严重，出现变证，如邪陷心肝证，治以清热解毒、息风镇痉；毒窜睾腹证治以清肝泻火、活血散结。同时，配合应用外治疗法，有助于腮部肿胀的消退。

三、辨证施护

（一）常证

1. 温毒在表

【证候】发热恶寒，1~2日后一侧或两侧耳下腮部肿胀疼痛，边缘不清，触之痛甚，咀嚼不便，或咽痛，头痛，纳差，舌质红，苔薄白或薄黄，脉浮数。

【护理要点】

（1）用药护理　宜疏风清热、散结消肿法，用银翘散加减。汤药宜温服。

（2）饮食护理　①饮食宜清淡、细软、富有营养；②板蓝根、金银花各10g，煎水代茶饮；或牛蒡子10g水煎取汁，入粳米适量煮粥，冰糖调味，每日1次，分2次服用。

（3）其他　病室宜安静、整洁、空气新鲜。严格隔离至腮腺消肿后7~12日。妥善处理口腔分泌物，勤用淡盐水或1:3甘草银花液漱口。卧床休息，适当室内活动，慎感风邪。

2. 热毒壅盛

【证候】高热不退，腮部肿胀疼痛，坚硬拒按，张口、咀嚼困难，头痛，烦躁不安，渴喜冷饮，咽喉红肿疼痛，颌下肿块胀痛，或呕吐，纳差，大便秘结，尿少而黄，舌质红，苔黄，脉滑数。

【护理要点】

（1）用药护理　宜清热解毒、散结消肿法，用普济消毒饮加减。汤药宜凉服。

（2）饮食护理　①宜富有营养、流质或半流质饮食，多饮水及梨汁、西瓜汁、番茄汁、苦瓜汁、黄瓜汁、绿豆汤等，避免进食酸涩、辛辣油腻、坚硬、干燥之品。②干蒲公英60g（或鲜蒲公英120g），洗净切碎，水煎取汁，入粳米适量煮粥，每日分次服用；或板蓝根、夏枯草各15g，水煎取汁，入冰糖或蜂蜜适量，代茶饮。

（3）其他　病室宜安静、凉爽、整洁、空气新鲜。须卧床休息。

（二）变证

1. 邪陷心肝

【证候】腮部肿胀疼痛，坚硬拒按，高热不退，头痛，呕吐，甚者神昏，嗜睡，项强，反复抽搐，舌质红绛，苔黄，脉洪数。

【护理要点】

（1）用药护理　宜清热解毒、息风镇痉法，用凉营清气汤加减。合用清开灵注射液或双黄连注射液静脉滴注。汤药宜凉服。神昏、抽搐者，急服至宝丹或紫雪丹。

（2）饮食护理　①宜富有营养、流质饮食，多饮温开水以及水果汁。②生石膏、白茅根各30g，水煎取汁，入粳米适量煮粥，可加冰糖少许调味，分2~3次服；或钩藤15g，水煎取汁，入羚羊角粉（每岁0.5~1g）、藕粉适量冲服。

（3）其他　病室宜安静、凉爽、整洁、空气新鲜。须卧床休息。

2. 毒窜睾腹

【证候】病至后期，腮部肿胀渐消，一侧或两侧睾丸肿胀疼痛，少腹胀痛，痛甚者拒按，伴身热，寒战，舌质红，苔黄，脉滑数。

【护理要点】

（1）用药护理　宜清肝泻火、活血散结法，用龙胆泻肝汤加减。汤药宜凉服。

（2）饮食护理　①宜富有营养、流质或半流质饮食，多饮水及西瓜汁、苦瓜汁、黄瓜汁、绿豆汤等，忌辛辣油腻之品。②滑石（包）30g，水煎取汁，入粳米适量，煮为稀粥服；或新鲜葡萄、鲜藕各100g分别捣烂绞汁，生地黄5~10g水煎取汁，三汁合并，分5~8次饮，每日1次。

（3）其他　病室宜安静、凉爽、整洁、空气新鲜。须卧床休息。

四、病情观察

1. 轻证、重证　轻证，不发热或发热不甚、腮肿不坚硬，属温毒在表；重证，发热高、腮肿坚硬、胀痛拒按，属热毒在里。

2. 常证、变证　凡发热、耳下腮肿，但无神志障碍，无抽搐，无睾丸肿痛或少腹疼痛者为常证，病在少阳经；若高热不退、神志不清、反复抽搐，或睾丸肿痛、少腹疼痛者为变证，病在少阳、厥阴二经。

五、预防调护

1. 冬春季为呼吸道传染病高发季节，应根据天气变化注意增减衣服，防寒保暖；为孩子提供均衡饮食；经常带孩子到户外活动，晒太阳，呼吸新鲜空气，增强体质。

2. 室内经常通风换气，保持生活、学习环境空气流通，搞好环境卫生，勤晒衣被。

3. 教育孩子保持良好的个人卫生习惯，打喷嚏、咳嗽时用手或手帕掩住口鼻，不要对着人，勤洗手、勤换衣服。

4. 尽量不带或少带孩子去人多、拥挤、空气不流通的公共场合如商场、影剧院等；

避免带孩子去医院探视病人，尤其是呼吸道传染病病人。

5. 采用特异性预防措施，及时给 8 月龄以上的孩子接种流行性腮腺炎减毒活疫苗，使孩子拥有特异性保护抗体，是最有效的预防措施。

6. 发现痄腮患儿应及时隔离治疗，至腮腺肿胀完全消退为止。流行期间幼儿园及小学校要经常检查，有接触史及腮部肿痛的可疑患儿，要进行隔离密切观察，并给板蓝根 15～30g 煎服，或用板蓝根冲剂，每次 1 包，每日 3 次，连服 3～5 日。

同步训练

简答题

1. 简述中医儿科常见病证的临床与病机特点、护理要点。

2. 简述麻疹、积滞、肺炎喘嗽、泄泻、惊风、痄腮等中医儿科常见病证的施护法则与辨证施护。

附　　录

一、实　　践

实践1　中药煎煮

【实践目的】

掌握中药煎煮法。

【物品准备】

药物（遵医嘱准备）、煎药器皿、水、过滤器、药瓶或药杯。

【实践过程】

1. 操作方法　　煎药器皿、煎煮用水、泡药、火候与时间的控制等。

2. 特殊煎煮法　　先煎、后下、包煎、另煎（另炖）、烊化（溶化）、冲服、泡服等。

【注意事项】

1. 核对医嘱，明确用药途径。

2. 打开药包，检查有无需要特殊煎煮法的中药，如有则将其取出，按要求处理。

3. 中药浸泡时间要根据药材质地而定。

4. 根据药物性质及功能，调节煎药火候与时间的控制。

5. 煎煮过程中，应有专人看守，防止药液溢出，切勿频繁掀盖搅拌。

6. 煎好的药汁装入药瓶或药杯内，加标签注明患者病区、床号、姓名、用法，注意保温。

【实践结果】

学生对中药煎煮法能熟练操作。

【考核】

根据附表2-1进行考核。

实践2 常用腧穴的定位与操作

【实践目的】

掌握常用腧穴的定位与操作。

【物品准备】

针灸挂图、针灸模型。

【实践过程】

1. 运用挂图及针灸模型熟悉常用腧穴的定位。

2. 分组对重点穴位进行准确定位。

【注意事项】

1. 熟悉临床常用腧穴的取穴方法。

2. 以体表解剖标志定位法为主，结合骨度分寸定位法、指寸定位法对常用腧穴进行定位。

【实践结果】

学生对常用腧穴能准确定位。

【考核】

根据附表2-2进行考核。

实践3 艾炷灸法

【实践目的】

掌握艾炷灸法。

【物品准备】

人体模特，艾条灸用品如治疗盘、艾炷、火柴、凡士林、棉签、镊子、弯盘，间接灸时，准备姜片、蒜片、附子饼。

【实践过程】

1. 直接灸 无瘢痕灸、瘢痕灸。

2. 间接灸 隔姜灸、隔蒜灸、隔盐灸。

【注意事项】

1. 施灸的诊室，应注意通风，保持空气清新。灸治体位应舒适、自然，便于施灸。

2. 根据患者的病情、体质、年龄和施灸部位，确定艾炷大小、壮数多少、艾灸时间。

3. 施灸后，局部出现微红灼热，属于正常现象。

4. 直接灸在灸疮化脓期间，严防感染，每天换药，去除脓液。

【实践结果】

学生对艾炷灸法能熟练操作。

【考核】

根据附表2－3进行考核。

实践4　艾条灸法

【实践目的】

掌握艾条灸法。

【物品准备】

人体模特，艾条灸用品如治疗盘、艾条、火柴、弯盘、小口瓶，必要时备浴巾、屏风等。

【实践过程】

1. 温和灸。

2. 回旋灸。

3. 雀啄灸。

【注意事项】

1. 施灸的诊室，应注意通风，保持空气清新。灸治体位应舒适、自然，便于施灸。

2. 施灸的顺序，一般应先上部、后下部；先背腰部、后胸腹部；先头身、后四肢，依次施灸。

3. 施灸后，如局部微红灼热，属正常现象。如灸后局部出现小水疱，无需处理，可自行吸收。如水疱较大时，可用无菌注射器抽去泡内液体，覆盖消毒纱布，保持干燥，防止感染。

【实践结果】

学生对艾条灸法能熟练操作。

【考核】

根据附表2－4进行考核。

实践5　拔　罐　法

【实践目的】

掌握拔罐法。

【物品准备】

人体模特，拔罐用品如治疗盘、95%酒精棉球、止血钳或长镊子、罐具（种类及大小适宜）、打火机、弯盘、毛毯、屏风、垫枕，必要时备纸片、凡士林、棉签、皮肤消毒液、无菌镊、干棉球、三棱针、梅花针、纱布、胶布等。

【实践过程】

1. 点火：闪火法、贴棉法、投火法。

2. 拔罐：坐罐法、闪罐法、走罐法、刺血拔罐法。

3. 起罐。

【注意事项】

1. 室温保持在22℃～25℃之间。

2. 拔罐时应采取适当体位，选择肌肉较厚的部位。骨骼凹凸和毛发较多处不宜拔罐。

3. 拔罐过程中要随时观察火罐吸附情况和皮肤颜色，防止烧烫伤。

4. 拔罐时动作要稳、准、快，起罐时切勿强拉。如局部皮肤出现较大水疱，可用无菌注射器抽出疱内液体，外涂龙胆紫，保持干燥，必要时用无菌纱布覆盖并固定。

5. 凡使用过的罐，均应清洁消毒处理，擦干后备用。

【实践结果】

学生对拔罐法能熟练操作。

【考核】

根据附表2－5进行考核。

实践6　穴位按摩法

【实践目的】

掌握穴位按摩法。

【物品准备】

人体模特，按摩用品如治疗盘、治疗巾、大浴巾、滑石粉、按摩乳、红花油、白酒、葱姜汁、薄荷水、便盆等。

【实践过程】

1. 运用人体模特精确地进行穴位定位。

2. 不同部位的不同手法训练：推法（一指推、二指推、平推）、拿法、按法（指按法、掌按法、叠拿法、肘按法）、摩法、擦法、揉法、摇法（摇肩、肘、腕、髋、跟、颈、腰）、捻法、搓法、抹法（指抹、掌抹）、掐法、捏法。

【注意事项】

1. 多数手法须用治疗巾铺盖治疗部位，注意保暖。

2. 操作者在治疗前修剪指甲，以免伤及皮肤。在腰、腹部进行按摩时，先嘱患者排尿。

3. 手法熟练，轻重快慢适宜，用力均匀，禁用暴力。为减少阻力，减少患者及操作者组织擦伤或增强推拿的作用，操作者手上可蘸水、滑石粉、油膏、生姜汁、酒等。

4. 治疗过程中，应随时观察患者对手法治疗的反应。

5. 每次推拿时间，一般在15～30分钟，每日或隔日1次。

【实践结果】

学生对穴位按摩法能熟练操作。

【考核】

根据附表 2 - 6 进行考核。

实践 7　刮 痧 法

【实践目的】

掌握刮痧法。

【物品准备】

人体模特，刮痧用品如治疗盘、刮痧板（或嫩竹板、硬币、瓷匙）、圆药杯、植物油（冷开水）、纱布、弯盘、清洁纸、棉签等，必要时备浴巾、屏风。

【实践过程】

1. 运用人体模特定位。

2. 不同部位的手法训练。

【注意事项】

1. 室内空气流通，忌对流风，注意保暖。

2. 根据患者的年龄、病情、部位和体位，选用合适的手法和刺激强度。

3. 刮痧过程中要随时观察病情变化。

4. 一般刮痧时间 15 ~ 20 分钟，以皮肤出现瘀斑或痧痕为度。

【实践结果】

学生对刮痧法能熟练操作。

【考核】

根据附表 2 - 7 进行考核。

实践 8　熏 洗 法

【实践目的】

掌握熏洗法。

【物品准备】

人体模特，熏洗用品如治疗盘、熏洗药液（遵医嘱准备）、盆（治疗碗、坐浴椅、坐浴盆、有孔木盖）、浴巾、橡胶单、镊子、毛巾、垫枕、水温计、弯盘、纱布、绷带、胶布，必要时备屏风、毛毯。

【实践过程】

1. 熏洗部位定位。

2. 不同部位的熏洗方法训练。

【注意事项】

1. 注意保暖、避风。室温宜在 20℃ ~ 22℃。

2. 防止烫伤，熏洗药温不宜过热，一般为 50℃ ~70℃；浸渍的温度宜 35℃ ~40℃。

3. 所用物品需清洁消毒，避免交叉感染。

4. 熏蒸一般为每日 1 次，每次 20 ~30 分钟，根据病情也可每日 2 次。

【实践结果】

学生对熏洗法能熟练操作。

【考核】

根据附表 2 -8 进行考核。

二、中医护理技术操作考核评分标准

附表 2 – 1　中药煎煮法操作考核评分标准

项目		要求	应得分		得分	说明
素质要求		仪表大方，举止端庄，态度和蔼，语言柔和恰当	5	10		
		服装、鞋帽整齐	5			
操作前准备	护士	遵医嘱要求，对患者评估全面、正确	3	20		
		洗手，戴口罩	4			
	物品	药物，煎药器皿，水，过滤器，药瓶或药杯	7			
	患者	核对患者病区、床号、姓名，解释用药的目的和方法，患者理解与配合	6			
操作流程	检查	核对医嘱，打开药包，检查有无需要先煎、后下、包煎、另煎、烊化等特殊处理的中药，如有将其取出，按要求处理	6	40		
	浸泡	将全部中药倒入药锅内（特殊药物除外），加入冷水浸泡，注意浸泡时间要根据药材质地而定	6			
	煎煮	第一煎：根据药物性质及功能调节煎药时间和火力。煎煮过程中，应有专人看守，防止药液溢出，注意不要频繁掀盖搅拌。用过滤器过滤煎好的药汁	15			
		第二煎：在药渣中放入凉水进行再煎，煎煮时间稍短于第一煎。用过滤器过滤煎好的药汁	10			
	分装	将两煎药汁混合等量分装，标明病区、姓名、床号及煎煮日期	3			
操作后	整理	清洗物品	3	15		
		整理物品，归还原处	5			
	评价	操作熟练的程度 目标达到的程度	5			
	记录	按要求记录和签名	2			
技能熟练		操作正确，熟练轻巧	5	15		
理论提问		回答全面、正确	10			
合计			100			

附表 2 – 2　常用腧穴的定位与操作评分标准

项目	分值 （满分100分）		要求	得分
评估	3		评估全面、客观准确	
操作前准备	20	4	洗手，戴口罩，环境卫生洁净	
		6	物品备齐，放置合理	
		10	患者准备：核对，解释，松开衣着，按腧穴选择合理体位，必要时遮挡，保暖	
操作过程	50	10	依据腧穴的位置，选择腧穴取穴法	
		8	掌握头面颈部腧穴的准确定位方法	
		8	掌握上肢部腧穴的准确定位方法	
		8	掌握胸腹部腧穴的准确定位方法	
		8	掌握背腰部腧穴的准确定位方法	
		8	掌握下肢部腧穴的准确定位方法	
操作后	15	8	整理床单，协助着衣，舒适卧位，清理物品	
		3	洗手	
		4	详细记录腧穴定位后的情况	
综合表现	12	6	动作熟练、准确	
		6	服装衣帽整洁，仪表大方，语言柔和恰当，态度和蔼	
考核总分				

附表 2-3　艾炷灸法评分标准

项目	分值 （满分 100 分）		要求	得分
评估	3		评估全面、客观准确	
操作前准备	20	4	洗手，戴口罩，环境卫生洁净	
		6	物品备齐，放置合理	
		10	患者准备：核对，解释，松开衣着，按腧穴选择合理体位，必要时遮挡，保暖	
操作过程	50	6	遵医嘱，选准腧穴，作标记	
		6	施灸腧穴部位涂少量凡士林	
		6	遵照医嘱，确定艾炷灸施灸方法	
		10	按腧穴位置和患者体质选择大小适宜的艾炷	
		10	点燃艾炷，燃至剩 2/5 左右时，用镊子取出余下的艾炷，更换新艾炷再灸	
		6	观察局部皮肤，以红晕而不起泡为度，防止艾灰脱落	
		6	用镊子取出艾炷，清洁局部皮肤	
操作后	15	8	整理床单，协助着衣，舒适卧位，清理物品	
		3	洗手	
		4	根据医嘱的要求，详细记录实施治疗的客观情况，并签名	
综合表现	12	6	动作熟练、准确	
		6	仪表大方，举止端庄；服装、鞋帽整齐；态度和蔼，语言柔和恰当	
考核总分				

附表 2 - 4 艾条灸法评分标准

项目	分值 （满分100分）		要求	得分
评估	3		评估全面、客观准确	
操作前准备	20	4	洗手，戴口罩，环境卫生洁净	
		6	物品备齐，放置合理	
		10	患者准备：核对，解释，松开衣着，按腧穴选择合理体位，必要时遮挡，保暖	
操作过程	50	6	遵医嘱，选准腧穴，作标记	
		10	遵照医嘱，确定艾条灸施灸方法	
		10	将点燃的艾条一端对准施灸穴位，使患者感到温热但无灼痛	
		10	根据局部皮肤及病情变化，进行各种艾条灸法施灸	
		8	观察局部皮肤，以红晕而不起泡为度，防止艾灰脱落	
		6	询问患者有无不适	
操作后	15	8	整理床单，协助着衣，舒适卧位，清理物品	
		3	洗手	
		4	根据医嘱的要求，详细记录治疗的客观情况，并签名	
综合表现	12	6	动作熟练、准确	
		6	仪表大方，举止端庄；服装、鞋帽整齐；态度和蔼，语言柔和恰当	
考核总分				

附表 2 - 5　拔罐法操作评分标准

项目	分值 （满分100分）		要求	得分
评估	3		评估全面、客观准确	
操作前准备	20	4	洗手，戴口罩	
		6	治疗盘、95%酒精棉球、止血钳或长镊子、罐具（种类及大小适宜）、打火机、弯盘、毛毯、屏风、垫枕。必要时备纸片、凡士林、棉签、皮肤消毒液、无菌镊、干棉球、三棱针、梅花针、纱布、胶布等	
		10	核对姓名、诊断，介绍并解释，患者理解与配合；体位舒适合理，暴露施灸部位，保暖	
操作流程	50	4	检查罐口有无损坏	
		3	酒精棉球干湿适当	
		10	点燃明火后，在罐内中下段环绕，未烧罐口	
		15	准确扣在已经选定的部位，罐内形成负压，吸附力强，安全熄火，点燃的明火稳妥、迅速地投入小口瓶	
		10	随时检查罐吸附情况，局部皮肤红紫的程度，皮肤有无烫伤或小水疱；留罐时间10分钟，询问患者感觉	
		8	起罐方法正确	
操作后	15	8	清理用物，归还原处，对罐的处理符合要求；整理床单，合理安排体位	
		3	洗手	
		4	根据医嘱的要求，详细记录实施治疗的客观情况，并签名	
综合表现	12	6	动作熟练、准确	
		6	仪表大方，举止端庄；服装、鞋帽整齐；态度和蔼，语言柔和恰当	
考核总分				
备注	若有皮肤烫伤，衣裤等被烧坏均为不合格			

附表 2 - 6　穴位按摩法操作评分标准

项目	分值 （满分 100 分）		要求	得分
评估	3		评估全面、客观准确	
操作前准备	20	4	洗手，戴口罩。指甲符合要求	
		6	治疗盘、治疗巾、大浴巾、滑石粉、按摩乳、红花油、白酒、葱姜汁、薄荷水、便盆等	
		10	核对姓名、诊断，介绍并解释，患者理解与配合；体位舒适合理，暴露施灸部位，保暖	
操作流程	50	15	准确选择腧穴部位及按摩手法	
		15	根据手法要求和腧穴部位的不同，正确运用按摩手法	
		10	用力均匀，禁用暴力，按摩时间合理	
		10	随时询问患者对手法的反应，及时调整或停止操作	
操作后	15	8	清理用物，归还原处，整理床单，合理安排体位	
		3	洗手	
		4	根据医嘱的要求，详细记录实施治疗的客观情况，并签名	
综合表现	12	6	动作熟练、准确	
		6	仪表大方，举止端庄；服装、鞋帽整齐；态度和蔼，语言柔和恰当	
考核总分				
备注	若损伤皮肤，扣 20 分。			

附表 2 –7　刮痧法操作评分标准

项目	分值 （满分 100 分）		要求	得分
评估	3		评估全面、客观准确	
操作前准备	20	4	洗手，戴口罩	
		6	治疗盘、刮痧板（或嫩竹板、硬币、瓷匙）、圆药杯、植物油（冷开水）、纱布、弯盘、清洁纸、棉签等，必要时备浴巾、屏风	
		10	核对姓名、诊断，介绍并解释，患者理解与配合；体位舒适合理，暴露施灸部位，保暖	
操作流程	50	5	检查刮痧板有无损坏	
		10	刮治手法运用正确	
		10	刮治方向符合要求	
		10	刮至局部皮肤出现发红或红紫色痧点，刮治时间合理	
		10	观察局部皮肤及病情变化，询问患者有无不适	
		5	刮毕，消毒局部皮肤	
操作后	15	8	清理用物，归还原处，整理床单，合理安排体位	
		3	洗手	
		4	根据医嘱的要求，详细记录实施治疗的客观情况，并签名	
综合表现	12	6	动作熟练、准确	
		6	仪表大方，举止端庄；服装、鞋帽整齐；态度和蔼，语言柔和恰当	
考核总分				
备注	若刮破皮肤，扣 20 分			

附表 2-8　熏洗法操作评分标准

项目	分值 （满分100分）		要求	得分
评估	3		评估全面、客观准确	
操作前准备	20	4	洗手，戴口罩	
		6	治疗盘、熏洗药液（遵医嘱准备）、盆（治疗碗、坐浴椅、坐浴盆、有孔木盖）、浴巾、橡胶单、镊子、毛巾、垫枕、水温计、弯盘、纱布、绷带、胶布，必要时备屏风、毛毯	
		10	核对姓名、诊断，介绍并解释，患者理解与配合；体位舒适合理，暴露熏洗部位，保暖	
操作流程	50	4	再次核对医嘱，检查熏洗物品	
		10	熏洗方法运用正确	
		6	药液温度适宜	
		5	药液量适宜	
		10	药液未沾湿患者衣裤、被单；熏洗时间适宜	
		10	观察药液温度及病情变化，询问患者有无不适	
		5	清洁局部皮肤、擦干	
操作后	15	8	清理用物，归还原处，整理床单，合理安排体位	
		3	洗手	
		4	根据医嘱的要求，详细记录实施治疗的客观情况，并签名	
综合表现	12	6	动作熟练、准确	
		6	仪表大方，举止端庄；服装、鞋帽整齐；态度和蔼，语言柔和恰当	
考核总分